阳泉市第一人民医院骨科病例精解

葛建忠　陈魁胜　主　编

薛阳静　付辛荣　副主编

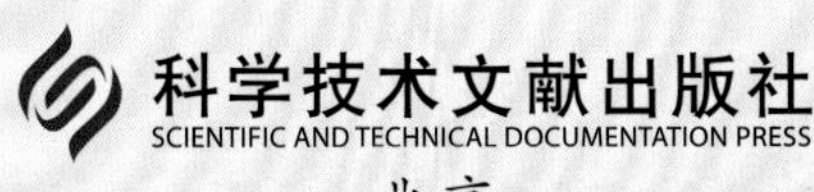

·北京·

图书在版编目（CIP）数据

阳泉市第一人民医院骨科病例精解 / 葛建忠，陈魁胜主编 .—北京：科学技术文献出版社，2024.5

ISBN 978-7-5235-0811-4

Ⅰ . ①阳…　Ⅱ . ①葛…　②陈…　Ⅲ . ①骨科学—案例　Ⅳ . ① R68

中国国家版本馆 CIP 数据核字（2023）第 184809 号

阳泉市第一人民医院骨科病例精解

策划编辑：王黛君　责任编辑：王黛君　宋嘉婧　责任校对：张　微　责任出版：张志平

出　版　者　科学技术文献出版社
地　　　址　北京市复兴路15号　邮编　100038
编　务　部　（010）58882938，58882087（传真）
发　行　部　（010）58882868，58882870（传真）
邮　购　部　（010）58882873
官 方 网 址　www.stdp.com.cn
发　行　者　科学技术文献出版社发行　全国各地新华书店经销
印　刷　者　北京地大彩印有限公司
版　　　次　2024年5月第1版　2024年5月第1次印刷
开　　　本　787 × 1092　1/16
字　　　数　236千
印　　　张　14.25
书　　　号　ISBN 978-7-5235-0811-4
定　　　价　128.00元

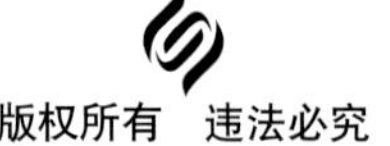

序言

随着医学的不断进步和科技的飞速发展，骨科领域作为医学的重要组成部分，日益展现出其独特的价值和重要性。《阳泉市第一人民医院骨科病例精解》汇集了近些年来我院骨科团队从辛勤劳动中获得的智慧和经验。这本病例精解中，涵盖了各类骨科疾病，包括但不限于骨折、关节疾病、脊柱疾患和软组织损伤等。旨在通过对阳泉市第一人民医院骨科精心挑选的病例的深入研究，展示近几年来我院骨科所取得的理论实践和先进技术。

这部精解的诞生得益于阳泉市第一人民医院骨科医学团队的共同努力，他们以对患者的关切和对医学的热爱为动力，将所遇到的疑难杂症和医学难题一一呈现在读者面前。每一例病例都是一个独特而珍贵的故事，既反映了医学的发展历程，也诠释了医生在临床实践中的艰辛与付出。

通过深度解析每一例病例的诊断、治疗和康复过程，旨在向读者展示骨科医学的全貌，使其更好地理解并关心骨科领域的进展。

此外，本书还突出了团队协作的重要性。在现代医学中，骨科治疗常常需要不同科室的专业人士协同工作，为患者提供全方位的医疗服务。每一例病例的成功治疗都离不开医护团队的协作与默契。

最后，我们希望这本《阳泉市第一人民医院骨科病例精解》能够为医学从业者提供有益的启示，为广大读者普及骨科知识，为未来的医学研究和实践注入新的动力。通过共同的努力，我们必将迎来更多医学的成功故事，让每一个患者都能够在骨科医学的关怀下获得更好的生活品质。

阳泉市第一人民医院党委书记
一级主任医师

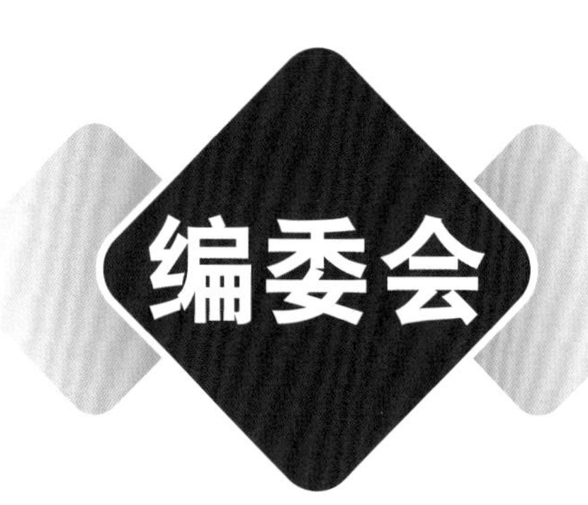

主　编：葛建忠　陈魁胜

副主编：薛阳静　付辛荣

编　委（按姓氏笔画排序）

马　健　王　凯　王　涛　王　琳　王宇彪
古锦瑞　卢锋成　付辛荣　吕晓东　祁晓刚
许　鹏　苏　斌　李兴铭　李宇新　杨　焘
励　钢　肖进飞　余晓栋　张　涛　张　璞
张芝菱　张勇威　陆　兴　陈涛涛　陈魁胜
赵　贺　郝喜荣　贺建军　高靖宇　梁　盾
梁长生　葛建忠　董　昕　鲁永健　薛阳静
魏　涛

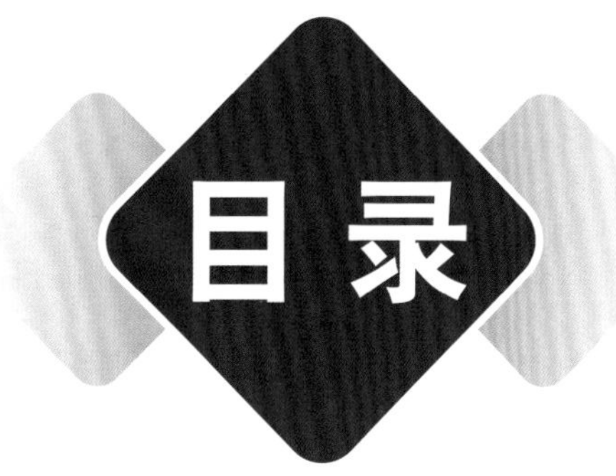

目录

第一章

1 关节疾病

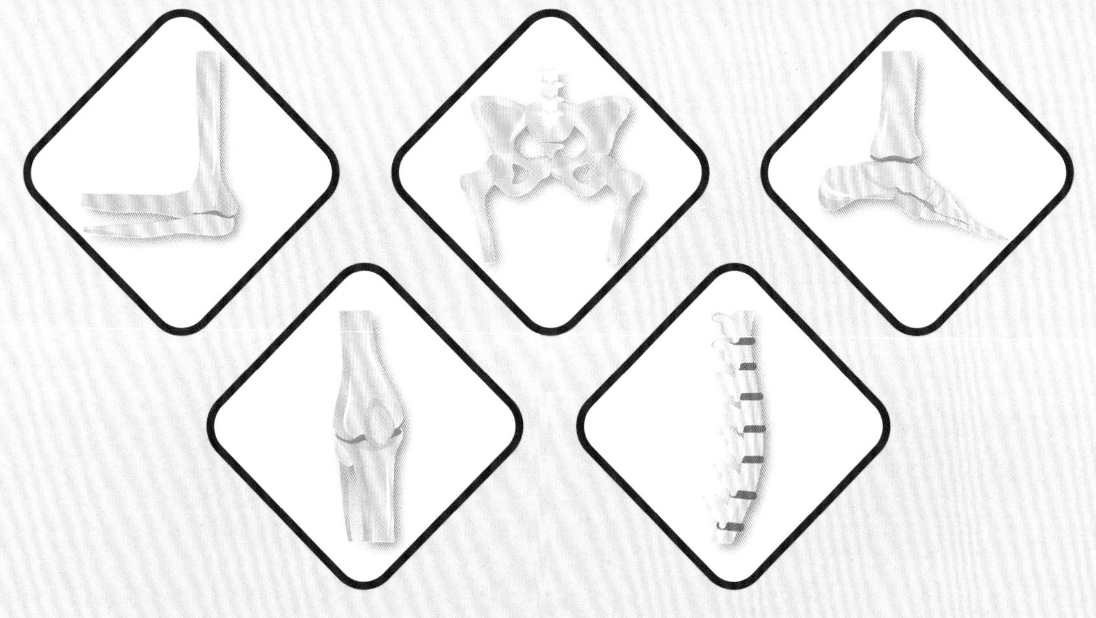

第一节 肩关节

01 半肩关节置换术治疗肱骨近端粉碎性骨折1例

【病历摘要】

患者，女性，69岁。摔伤致右肩部疼痛、肿胀、活动受限3小时。

【现病史】患者于3小时前走路不慎摔伤，致右肩部疼痛、肿胀、活动受限，被家属送往我院急诊。行X线片检查示右侧肱骨近端粉碎性骨折，断端明显错位。为求进一步治疗，收入我科。患者自受伤以来，精神可，未进食，大小便正常。

【既往史】高血压病史3年，口服硝苯地平缓释片1片/日，血压控制可，最高达145/95 mmHg，否认糖尿病、心脏病史。否认肝炎、结核病史。预防接种史不详。6年前因食管癌行内镜食管剥离术。无食物、药物过敏史。

【入院查体】脊柱未见明显畸形，各棘突无压痛及叩击痛。右肩部软组织肿胀，右肩关节可见方肩畸形，右上臂近端压痛阳性，可触及明显骨擦感，右肩关节活动受限，右手掌自感稍有麻木，右上肢末梢血运可。其余肢体未见明显异常，病理征阴性。

【术前化验】红细胞沉降率12 mm/h，超敏C-反应蛋白2.53 mg/L，糖化血红蛋白6.1%，D-二聚体定量（超敏）38 ng/mL，白细胞数13.73×10^9/L，中性粒细胞百分比72.2%，血红蛋白139 g/L，血小板数 246×10^9/L，空腹血糖4.22 mmol/L。

【入院诊断】右肱骨近端骨折（Neer四部分骨折）；右肩关节脱位；高血压；食管癌术后。

【治疗与转归】入院后完善术前检查、化验，在全身麻醉下行右侧人工半肩关节置换、肩袖修补术，术后用肩关节外展支具固定，对症治疗。术后第3日拔除引流管，复查X线，术后第4日患者疼痛基本好转，术后第9日患者康复出院。术后6个月复查，患者可正常前屈上举，后伸30°，外展120°，体侧内旋20°。

术前、术后X线片及患者恢复情况见图1-1-1～图1-1-6。

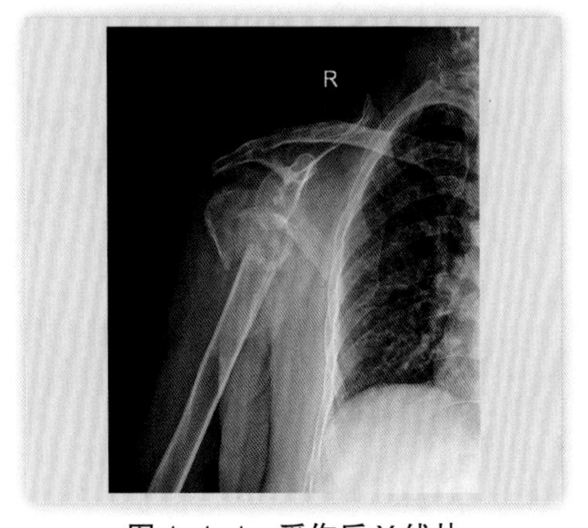

图 1-1-1 受伤后 X 线片

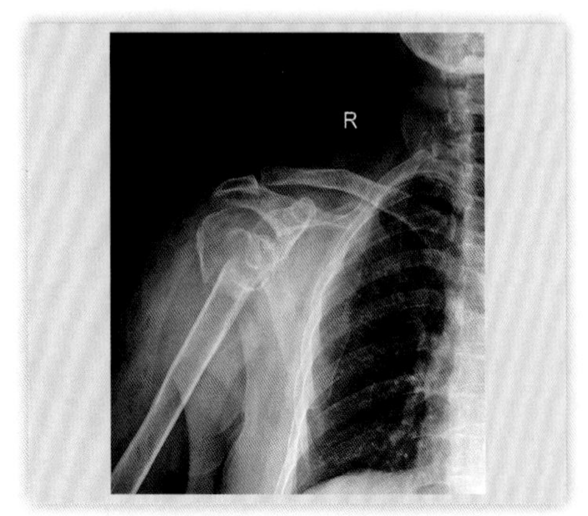

图 1-1-2 手法复位后，骨折端仍移位明显

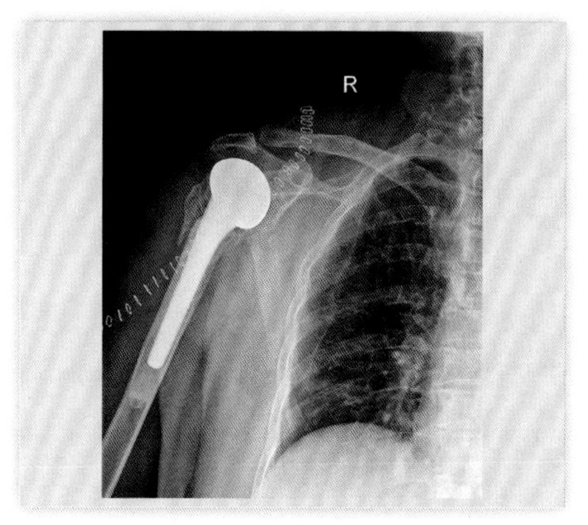

图 1-1-3 人工半肩关节置换术后

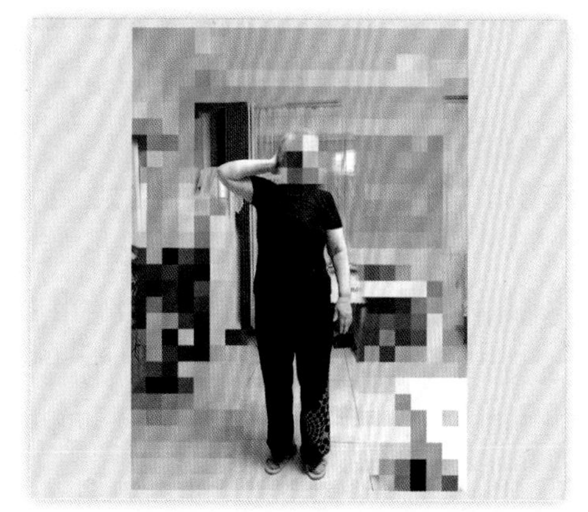

图 1-1-4 术后 8 个月生活照片，患侧手可触及头后方

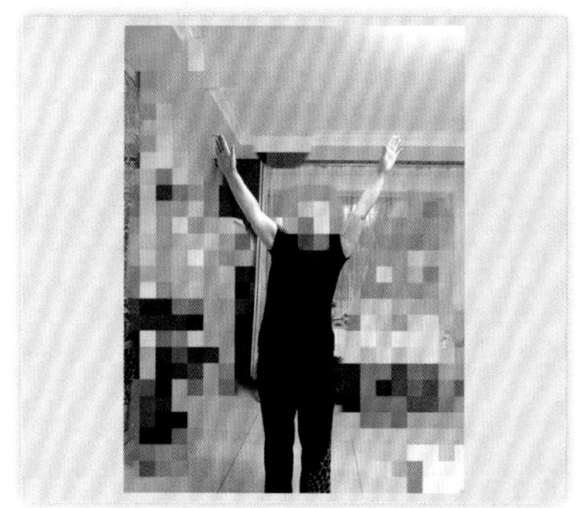

图 1-1-5 患侧可前屈上举与对侧基本对称

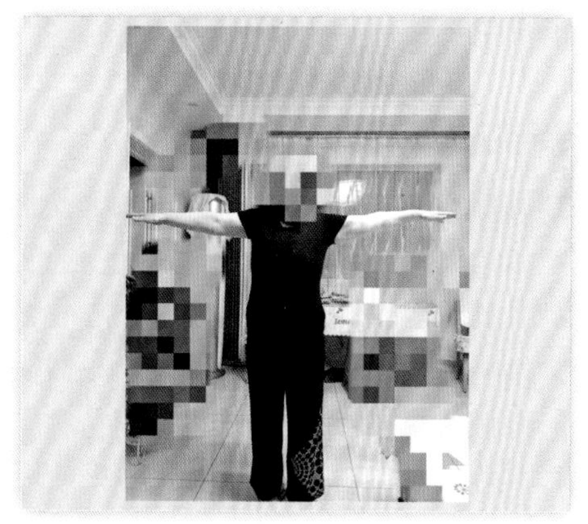

图 1-1-6 患侧可平举上抬，外展 90°，与对侧基本对称

手术记录：接患者入室，麻醉成功后留置尿管，取沙滩椅位，术区常规消毒、铺单。取前内侧弧形切口，长约20 cm，依序切开皮肤、皮下、筋膜，显露并保护头静脉，沿三角肌和胸大肌间隙进入分离，松解，显露肩关节，切开关节囊，切断肱二头肌腱，断端用不可吸收线缝合标记，见右肱骨大小结节、外科颈粉碎性骨折，部分肩袖撕裂，取出肱骨头及碎骨块，保留大小结节，修整肱骨残端，远端用髓腔扩大器由小到大扩大髓腔，近端用髓腔扩大器扩大髓腔并定位，后倾角度为20°。假体试模测试后，冲洗髓腔及创面，髓腔塞封闭髓腔远端，调制骨水泥，髓腔内打入骨水泥，选用115#肱骨柄、42#肱骨头，后倾角度为20°，插入假体，敲击紧扣，去除多余骨水泥，维持加压直至骨水泥凝固。复位关节并检查，确定活动正常，无明显脱位、撞击后，缝合肩袖、大小结节，固定肱二头肌腱，缝合关节囊，再次检查确定肩关节活动正常，无脱位及松动，C臂机透视假体位置满意，冲洗后留置一引流管，逐层缝合切口，钉皮机钉皮，无菌敷料包扎，患肢前臂吊带悬吊，术毕。

【病例分析】

肱骨近端骨折在临床中十分常见，据统计占全身骨折的 4 % ~ 5 %，仅次于桡骨远端骨折和髋部骨折，多见于老年骨质疏松症患者，女性发病率明显高于男性。临床上通常将Neer分型中的三、四部分骨折统称为复杂肱骨近端骨折，此类骨折患者通常都合并骨质疏松，而疏松的骨质无法提供有效的螺钉把持力，这常常使得传统的钢板螺钉内固定技术无法实施。随着关节置换技术的发展，人们逐渐探索出了应用半肩关节置换术来治疗复杂肱骨近端骨折的方法。

老年复杂肱骨近端骨折可选择的治疗方式包括保守治疗、髓内钉固定、钢板螺钉内固定及肩关节置换等。保守治疗主要是针对存在手术禁忌或拒绝手术的患者。在应用髓内钉固定治疗老年复杂肱骨近端骨折方面，第 3 代髓内钉技术可以带来一定的疗效。在钢板螺钉内固定治疗中，解剖锁定板因其更强的稳定性、更强的螺钉抗拔性、更大程度的保护断端血运及利于修复肩袖等优点而得到了更多的应用。即便如此，对于那些严重粉碎的复杂肱骨近端骨折，钢板螺钉内固定仍然存在复位固定欠佳、断端不愈合、螺钉松动等风险，常常无法行内固定或在一期内固定后失效，因此半肩置换就是一个很好的选择。应用半肩关节置换术治疗老年复杂肱骨近端骨折成功与否与诸多因素相关，如患者年龄、术前肩袖及大结节等的损伤情况、有无腋神经或臂丛神经等损伤、手术完成的效果、术后康复锻炼的依从性等。假体的准确放置、肱骨长度的恢复、大小结节与假体之间的有效固定是手术成败的关键因素。

【病例点评】

复杂肱骨近端骨折的治疗是创伤骨折治疗的难点，尤其是骨折合并骨质疏松的老年人，髓内钉固定和钢板螺钉内固定多容易失效。肱骨近端骨折的治疗目标是减轻疼痛，恢复肩关节功能，提高患者生活质量。该患者为女性，69岁，属于Neer四部分骨折合并骨质疏松症，选用半肩关节置换获得了良好的效果。半肩关节置换术的适应证：Neer四部分骨折伴或不伴脱位；骨折粉碎严重且伴有骨质疏松的Neer三部分骨折伴或不伴脱位；65岁以上老年人肱骨头压缩性骨折，累及关节面＞40%以上；65岁以上老年人肱骨头劈裂性骨折，或经内固定不能复位或无法获得良好稳定性的解剖颈骨折。对于年龄小于50岁，骨质条件较好的复杂肱骨近端骨折患者应慎重选择一期半肩关节置换术。

通过合适的假体置入可以为上述无法恢复肱骨头的患者重建结构和功能，减轻其病痛，改善其生活质量。假体的大小关系到肱骨长度的恢复、肩关节的稳定等方面。肱骨长度恢复欠佳较常见，可造成术后患肩外展无力等，严重影响功能。在假体放置中，其前后倾角至关重要，过于前倾或后倾均可致肩关节脱位或肩袖功能的丧失。后倾不足是常见的错误，会导致三角肌、肩胛下肌、肩关节囊的损伤，存在前脱位风险。20° ~ 30° 的后倾角可以获得满意的疗效。肩关节的功能恢复除了依赖于机械结构的重建，肩袖等软组织的恢复也是至关重要的，大小结节与肱骨和假体之间的有效固定是恢复肩袖旋转功能的关键。

综上所述，半肩关节置换术治疗老年复杂肱骨近端骨折可以有效地恢复患肩关节功能。手术适应证的严格把握、术前评估、术中的谨慎操作及术后规范康复锻炼中的每一个环节都将影响着最终的疗效。其中，术中合适的假体选择及放置、肱骨长度的恢复，以及大小结节的固定是手术成败的关键。

02 组配式假体治疗肱骨近端转移瘤1例

【病历摘要】

患者，男性，64岁。左肩关节疼痛2月余，加重伴活动受限1月余。

【现病史】患者于2月余前无明显诱因出现左肩关节疼痛，伴活动受限，休息后症状未见明显缓解，口服镇痛药物效果不佳，遂就诊于我院。行ECT骨扫描回报：左侧肱骨上段骨盐异常代谢，建议进一步检查。行左肩关节磁共振成像回报：左侧肱骨骨转移瘤，邻近软组织受损。近1个月以来患者自感左肩疼痛加重，伴活动受限，夜间无法正常睡眠。

【既往史】否认肝炎、结核病史，有高血压10余年，给予苯磺酸左氨氯地平片口服每日1片维持，血压控制良好。

【个人史】吸烟50余年，4包/日，戒烟11年余。

【入院查体】左肩关节未见明显畸形，无明显红肿，皮肤未见明显破溃。左肩关节周围压痛（+），左上肢纵行叩痛（+）。左肩关节因疼痛活动受限。末梢感觉及循环可，桡动脉可触及。

【术前化验】血红蛋白111 g/L。

【入院诊断】左肱骨近端肿瘤；肺癌。

【治疗与转归】术中取左上臂上三角肌、胸大肌肌间入路，取前外侧纵行切口长约12 cm，逐层进入，显露肱骨近端，见肱骨近端内侧骨缺损，局部软组织浸润，左侧肩袖破裂，通过磁共振成像显示骨转移瘤范围切除肱骨近端及部分软组织。选择合适的肱骨近端组配式假体试模，髓腔远端置入远端塞，置入适量骨水泥，安装肱骨近端假体。水泥凝固后活动肩关节，见假体位置满意。修补破裂肩袖，将肩袖固定于肱骨近端假体，周围软组织固定于肩关节假体补片，取部分自体肱二头肌长头腱置入关节囊缺损处。术后指导患者逐步外展、外旋肩关节。

术前、术中、术后影像学检查及相关情况见图1–1–7。

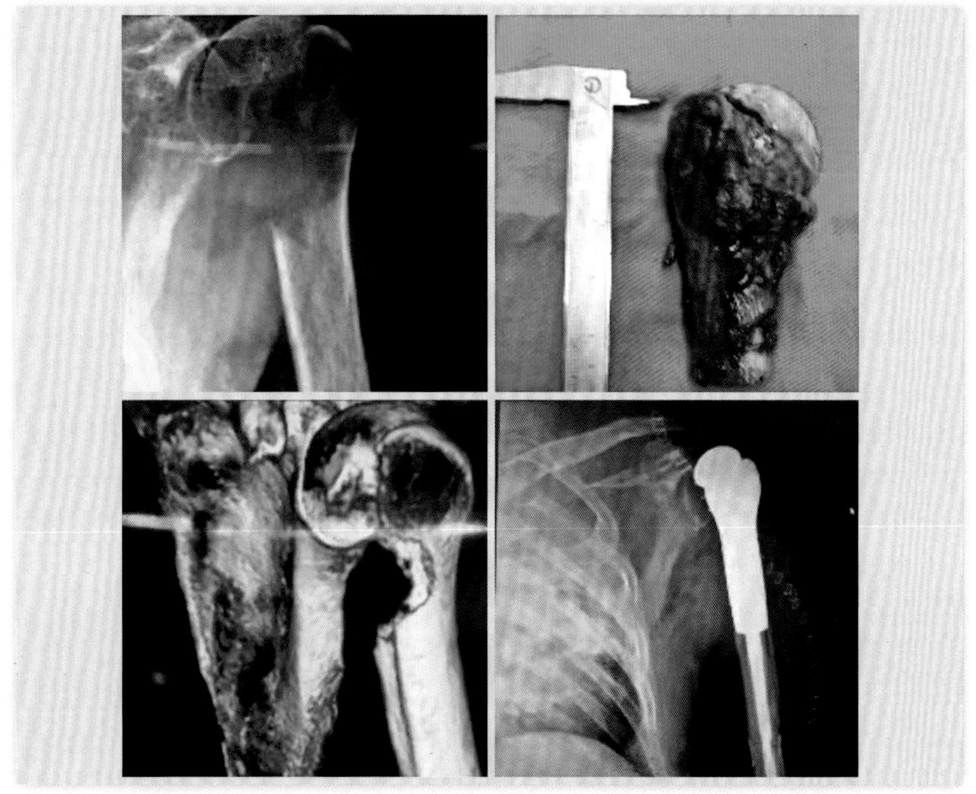

图 1–1–7 术前 CT 示肱骨近端有严重骨破坏，术中切取肿瘤病灶骨，术后假体安装良好

【病例分析】

肱骨近端是常见的骨肿瘤发病部位之一，也是肩带区骨肿瘤最常见的发病部位。因为盂肱关节为不稳定的解剖结构，需要通过关节周围复杂的静态稳定系统（肩胛骨、锁骨、肱骨、关节囊及韧带等）和动态稳定系统（三角肌、肩袖）来维持功能，所以肱骨近端恶性肿瘤的患者保肢重建治疗具有极大挑战性。Malawer根据手术切除范围将肩带区肿瘤手术分为6型：关节内的肱骨近端切除（Ⅰ型）、部分肩胛骨切除（Ⅱ型）、关节内的全肩胛骨切除（Ⅲ型）、关节外的全肩胛骨和肱骨头切除（Ⅳ型）、关节外的肱骨及肩胛盂切除（Ⅴ型）和关节外的肱骨及全肩胛骨切除（Ⅵ型）。该手术分型不依赖于重建方式，并且强调了关节外切除（Ⅳ~Ⅵ型）对于肿瘤可能侵犯关节的病例的重要性。肱骨近端恶性肿瘤切除手术常见的重建方式包括解剖型肱骨近端假体置换（proximal humeral prosthesis replacement，PHP）、肱骨假体—异体骨复合体重建、生物学重建、反式全肩关节置换等。

肱骨近端恶性肿瘤切除后的骨缺损与重建一直是困扰骨肿瘤科医生的难题。常用的生物学重建方式包括同种异体骨关节移植、瘤骨灭活后回植内固定、同侧锁骨翻转重建、腓骨移植重建等。

反式全肩关节置换手术最初主要用于肩袖缺损的严重骨关节炎或类风湿关节炎的治疗，其特殊的生物力学结构提供了不同的肩关节活动机制，即不依赖肩袖完整性，仅依靠三角肌的力量即可使肩关节具有良好的外展、前屈及上举能力；但其术后具有较高的并发症发生率，包括关节不稳及脱位、肩峰骨折、感染、血肿、神经损伤等。

【病例点评】

肱骨近端恶性肿瘤的手术切除范围及重建方式取决于病灶的大小、位置和病理类型，是否可获得清晰的手术边界，以及执刀医生的经验，其中获得阴性的手术边界是首先要考虑的，这与患者的生存率相关。

假体置换是常用的肱骨近端肿瘤保肢方案，对于肱骨近端肿瘤行肱骨近端关节内切除、假体置换的患者，若其腋神经、肩袖肌群、三角肌功能健全，且选择应用合成网片进行软组织重建，则其术后的肩关节功能、肩关节主动活动度、肩关节稳定性要优于未应用合成网片进行重建的患者。

解剖型肱骨近端假体置换是目前治疗肱骨近端恶性肿瘤最常用的方法之一。该手术可以重建肱骨的骨缺损部位和关节面，提供即刻稳定性，具有手术简单、术后短期效果好等优点。手术主要并发症包括关节脱位或不稳；单纯使用PHP重建的术后短期效果较好，但患者肩关节功能受限明显。为改善肩关节稳定性和功能，我们采用“网片包裹假体固定于周围软组织”的术式，可以修复肩关节软组织结构，增加关节稳定性。

第二节 髋关节

03 股骨粗隆间粉碎性骨折关节置换1例

【病历摘要】

患者，女性，81岁。摔倒致左髋部疼痛、肿胀伴活动受限12小时。

【现病史】患者于12小时前在家中不慎滑倒，左髋部着地，致左髋部疼痛伴活动受限，无法站立行走，不伴头晕、头痛、呕心、呕吐等症状。休息后症状无法缓解。行X线片检查回报：左股骨转子间骨折。

【入院查体】神志清楚，言语流利，对答切题，脊柱外观未见明显畸形，诸棘突无明显压痛及叩痛。左下肢短缩外旋畸形，左髋部肿胀明显，挤压痛阳性，可及骨擦感，左髋关节活动受限。左足背动脉搏动良好，足各趾末梢循环良好。左膝关节活动尚可，左下肢皮肤感觉好。余肢体（–），生理反射存在，病理征（–）。

【术前化验】白细胞数8.65 × 10^9/L，中性粒细胞百分比71.3%，血红蛋白111 g/L，血小板数203 × 10^9/L，空腹血糖6.17 mmol/L，红细胞沉降率70 mm/h，D-二聚体定量（超敏）2057 ng/mL。

【入院诊断】左股骨粗隆间粉碎性骨折（C3型）；胆囊术后；高血压；右肱骨远端骨折内固定术后。

【治疗与转归】入院后完善术前检查、化验，在腰硬联合麻醉下行左髋人工股骨头置换术、转子间骨折切开复位钢丝固定术。术后对症支持治疗，术后48小时拔除引流管，指导患者行功能锻炼，术后6周患者可扶持助行器行走，术后3个月可完全负重。

术前、术后影像学表现见图1–2–1 ~ 图1–2–6。

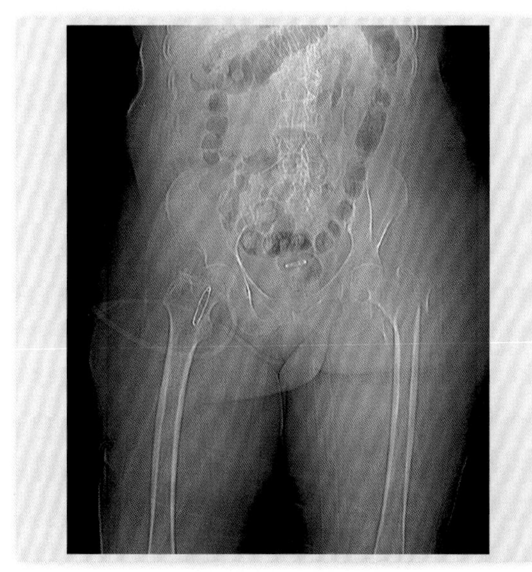

图 1–2–1 术前 X 线片

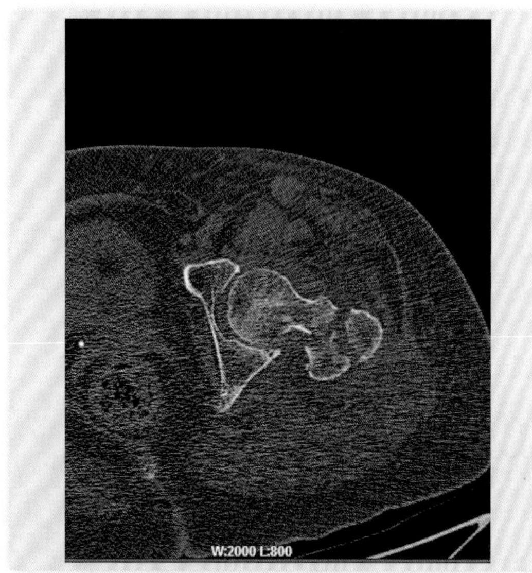

图 1–2–2 术前 CT 显示粗隆部粉碎性骨折

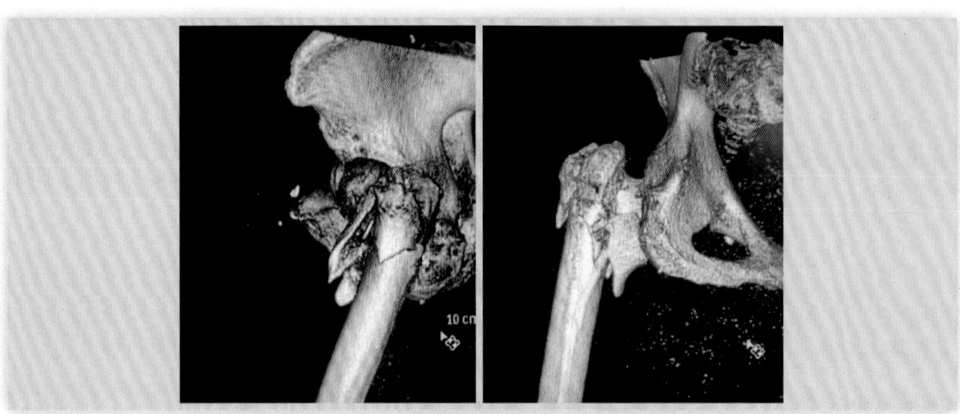

图 1-2-3 CT 重建显示股骨粗隆间粉碎性骨折

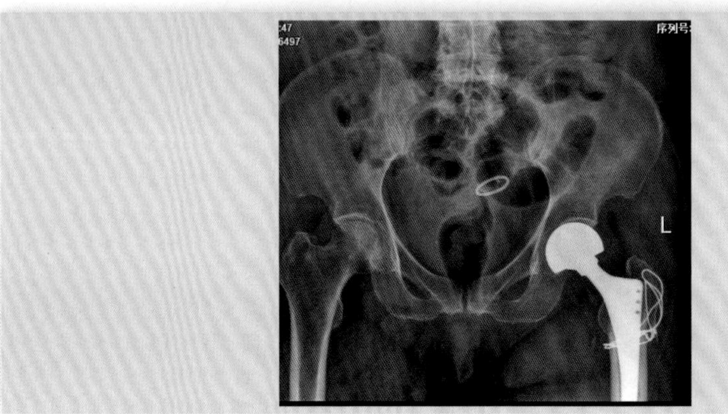

图 1-2-4 关节置换后骨盆 X 线片

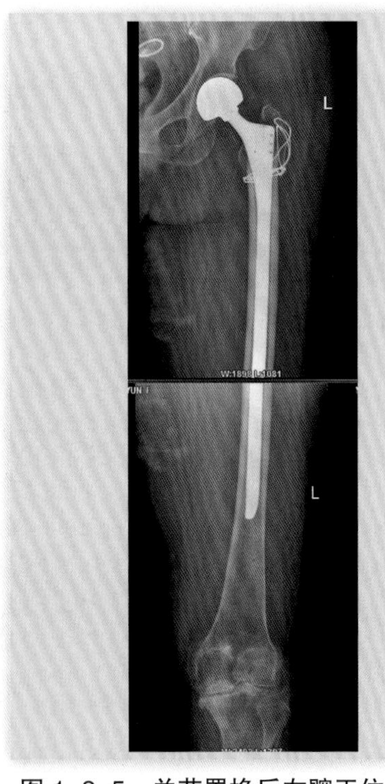

图 1-2-5 关节置换后左髋正位 X 线片

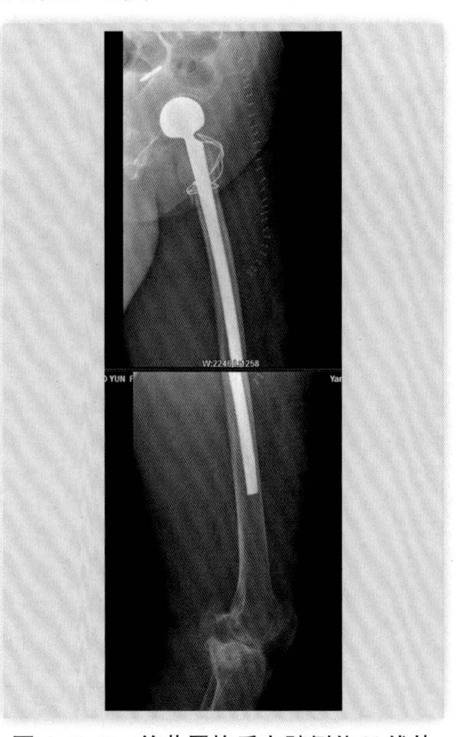

图 1-2-6 关节置换后左髋侧位 X 线片

【病例分析】

股骨粗隆间骨折约占成人骨折的3.4%，是老年人常见的髋部骨折之一，死亡率为14.9%～21.20%。常表现为剧烈疼痛，严重影响患者生活质量，由于保守治疗病死率、致残率高于手术治疗，因此采取积极的手术治疗已成为目前的常用方法。临床上对于股骨粗隆间骨折的手术治疗方案众多，如LISS（微创内固定系统）接骨板、PFNA（防旋髓内钉）内固定、髋关节置换等，各种方法均存在不同类型的问题，如手术操作烦琐、创伤大、骨折未良好复位、术后关节僵硬、治疗费用较高等，因此需综合分析比对各手术方案的优缺点，考察患者实际情况和医院条件选择。

半髋关节置换术是治疗高龄不稳定股骨粗隆间骨折的常见术式，其中骨水泥型与生物型假体是手术常用的两种材料，与生物型假体相比，骨水泥假体可以获得即刻稳定，允许患者早期下地，但手术时间较长，且存在骨水泥中毒的风险。而非水泥假体则有利于更好的生物固定，且具有更好的手术安全性。有文献报道使用广泛羟基磷灰石涂层的非骨水泥远端稳定的双极半髋假体，是治疗老年不稳定性股骨粗隆间骨折较好的选择，它可取得良好的术后效果，并最大限度恢复髋关节功能。

【病例点评】

股骨粗隆间骨折是临床上老年骨质疏松患者常见的并发症，多发于髋部外伤，对于高龄不稳定股骨粗隆间骨折是否行人工关节置换仍存在争议，对于Evans-Jensen分型Ⅰ型和Ⅱ型的稳定股骨粗隆间骨折，内固定治疗效果确切，可作为首选术式，但对于高龄同时合并骨质疏松症的患者，骨折不愈合、内固定切割股骨头、内固定失效的风险较高。因此，对于高龄、骨质疏松的不稳定股骨粗隆间骨折更适合选择人工关节置换术。长期卧床同样会影响患者的预后，出现压疮、坠积性肺炎、深静脉血栓等并发症，因此患者发生创伤后应及时对全身状况进行评估，在不增加手术风险的前提下尽快手术。

综上所述，对于行半髋关节置换术的高龄不稳定股骨粗隆间骨折患者，骨水泥型和生物型假体均有较好的疗效，患者术后即可获得良好的髋关节稳定性并行髋关节活动，以及在部分负重下进行髋关节功能锻炼，从而减少术后并发症，达到快速康复的治疗目的。但在股骨假体柄的选择上，目前仍有较大争议，骨水泥型假体可通过骨水泥的牢固结合，提供术后的即刻稳定作用，但对于合并多种内科疾病的高龄患者，可能出现骨水泥中毒反应。选用非水泥股骨假体柄时应根据股骨近端髓腔的形态、骨折波及的范围来选择，从而获得良好的临床疗效。

04 左髋关节术后假体周围骨折内固定1例

【病历摘要】

患者，男性，74岁。摔伤致左大腿疼痛、肿胀、畸形、活动受限1天。

【现病史】患者于1天前在家中行走时不慎摔倒致左大腿外伤，当时自觉患处疼痛，局部肿胀，活动受限。无头晕、头痛、心慌、气紧、恶心、呕吐、腹痛、腹胀等。在家休息后，自觉疼痛未缓解。X线检查示骨盆形态规整，左髋关节置换术后改变。左股骨上段斜行骨折，断端轻度错位。

【入院查体】神志清楚，言语流利，脊柱呈生理性弯曲，各棘突及椎旁组织未触及明显压痛及叩击痛，左大腿中上段软组织肿胀、畸形，可及骨擦感，压痛（+），大腿活动受限，小腿皮肤感觉好，足趾活动好，末梢血运尚可。生理反射存在，病理征（-）。

【术前化验】白细胞数9.46 × 10^9/L，中性粒细胞百分比65.7%，血红蛋白114 g/L，血小板数273 × 10^9/L，空腹血糖7.61 mmol/L，红细胞沉降率18 mm/h，超敏C-反应蛋白31.73 mg/L，D-二聚体定量（超敏）647 ng/mL。

【入院诊断】左髋关节术后假体周围骨折。

【治疗与转归】入院后完善术前检查、化验，在腰硬联合麻醉下行左侧股骨柄取出、断端复位、股骨加长柄置入术，术后对症支持治疗，术后第2日拔除引流管，指导患者行功能锻炼，术后6周患者扶持助行器可逐渐负重行走，术后3个月可完全负重。

术前、术后影像学检查见图1-2-7 ~ 图1-2-12。

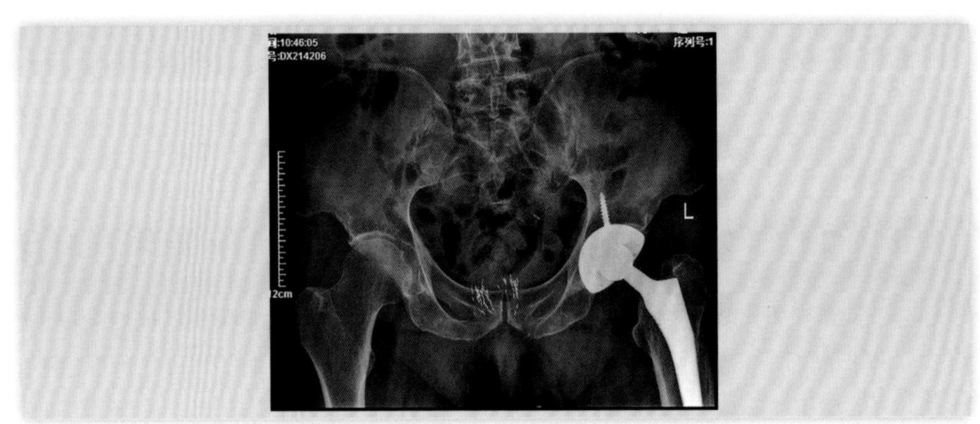

图 1-2-7　骨盆正位片显示左股骨假体周围斜形骨折

【病例分析】

股骨假体周围骨折在初次髋关节置换术后发生率为0.1% ~ 2.1%，它对患者身体健康及日常生活造成巨大影响，给患者家庭和社会带来沉重经济负担。因此，正确认识股骨假体周围骨折并采取适当的方式治疗尤为重要。其主要治疗难点在于：患者骨量差、骨质疏松、骨质丢失；解剖结构破坏；需要同时处理关节假体和骨折。在治疗股骨假体周围骨折的过程中，往往因股骨假体的存在使得传统方法的固定难度增加，同时老年患者的骨量减少也使其很难获得相对稳定的固定，导致术后患肢功能障碍率、死亡率高。治疗方法一般集中在内固定的选择、是否需要切开复位内固定或翻修、是否需要同种异体骨移植等，但早期手术、早期康复、早期负重锻炼已成为降低死亡率的主要共识。其主要治疗目标是骨折的早期愈合，恢复股骨长度及力线、恢复骨折前功能和维持骨量。

现今临床上存在的分型系统大多基于Duncan等在1995年提出的温哥华股骨假体周围骨折分型，该分型方法主要根据骨折位置、假体稳定性和骨量将股骨分为3个解剖部分，即股骨转子区、股骨干（包括假体尖端及稍远区域）、假体远端。①温哥华A型骨折：如果没有位移，通常为非手术治疗配合康复；术中出现的转子骨折，如果位移明显，常采用钛缆和钩板固定；术后出现的大小转子骨折，如位移较大则需要手术，以尽量避免力学不稳定和外展力的削弱。

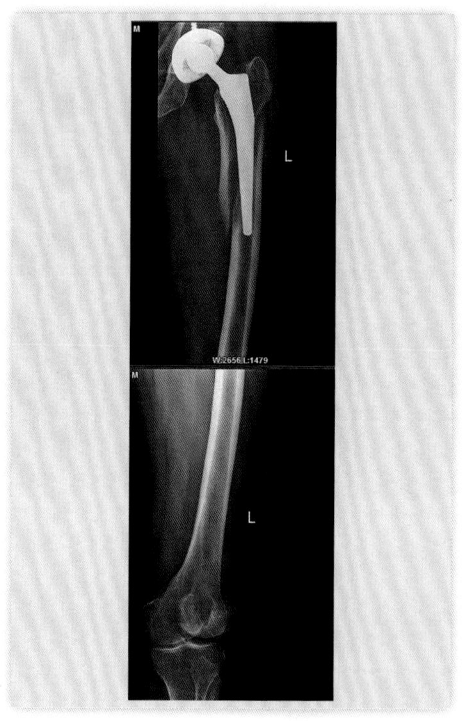

图 1-2-8　术前左股骨正位片

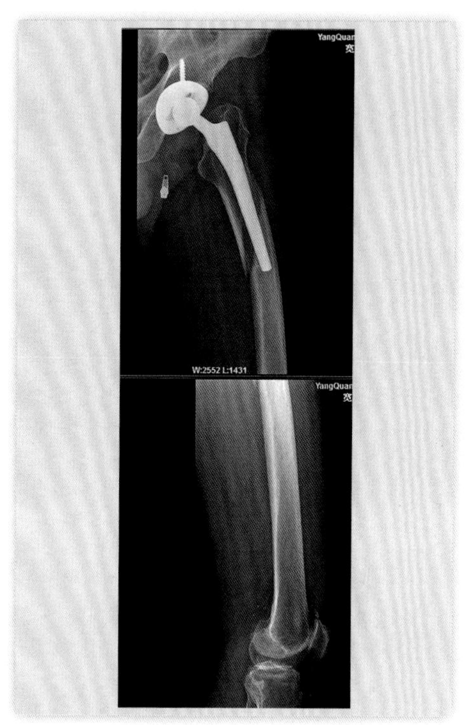

图 1-2-9　术前左股骨侧位片

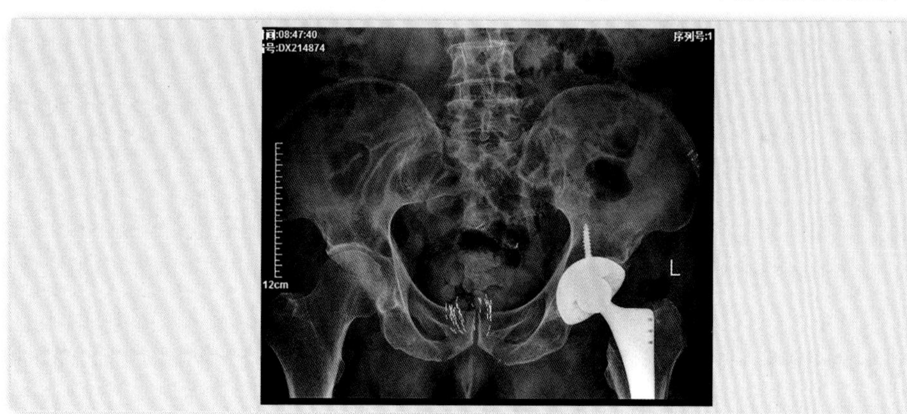

图 1-2-10　更换加长柄术后骨盆正位片

②温哥华B型骨折：温哥华B1型骨折属于假体稳定骨折，传统方法多为手术直接暴露骨折部位，使用传统接骨板达到解剖复位、固定和骨折一期愈合。现代骨科随着锁定加压接骨板的应用，彻底改变了假体骨折的临床疗效，在固定效果良好的前提下，它还提供了优于传统接骨板的轴向稳定性。温哥华B2型骨折累及假体柄周围或假体远端股骨柄，但假体松动的特点导致手术时需要同时进行复位和假体翻修，单独行接骨可能影响治疗效果，导致术后骨不连、进行性骨量丢失等，故传统治疗方法多采用长柄假体翻修。温哥华B3型骨折假体有松动伴随严重的骨量丢失，内固定的失败率较高，关节翻修治疗达成共识。大多数病例可以使用锥形部件或长柄全涂层假体进治疗，同时股骨同种异体移植物复合物和股骨近端置换已被推荐用于温哥华B3型骨折。具体的手术方式也应结合骨缺损的程度而定。③温哥华C型骨折：这类假体骨折累

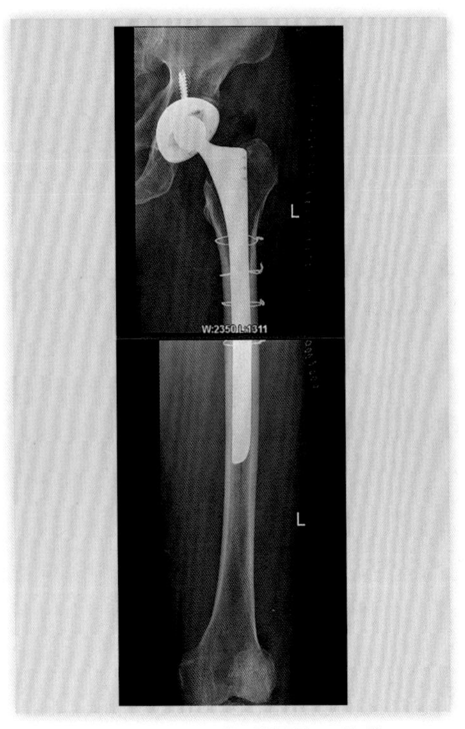

图 1-2-11 术后股骨正位片

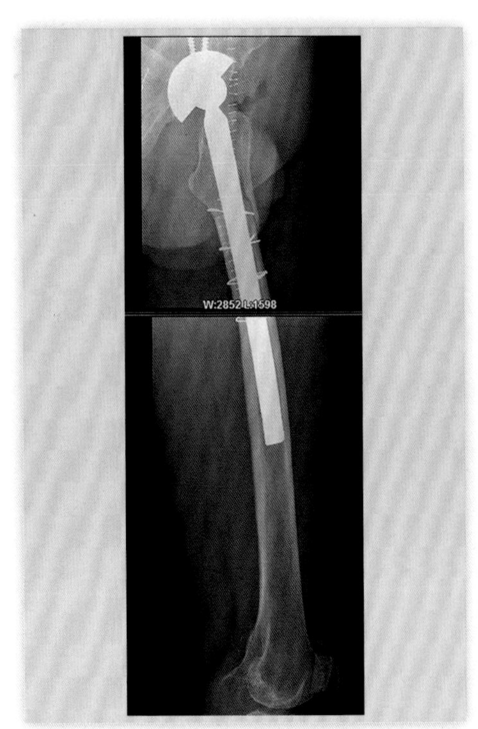

图 1-2-12 术后股骨侧位片

及假体柄远端股骨，但远端距离在实践操作上很难精确定义，其治疗策略也应精细制订才能达到预期效果。通常远端骨干或干骺端骨折可以按照现在国际内固定研究学会的治疗原则固定，不需要处理股骨柄。如果术中发现假体伴有松动，则根据实际情况在处理骨折的同时进行假体翻修。

总之，人工髋关节置换术后假体周围骨折的发病率将越来越高，其治疗方法与经验也在不断增多。相对于其他骨折类疾病来说，假体周围骨折固定难度大，又因患者多为伴有多种疾病的老年人，致使其综合情况更为复杂。因此，临床医生在改进治疗方法、仔细全面评估患者状况、做好详尽术前准备的同时，也应通过术后长期的随访研究，加深对假体周围骨折的认识，最终改善假体周围治疗的临床效果。

【病例点评】

近年来，随着人工关节技术的发展，髋关节置换手术量越来越多，术后并发症也随之增多，其中股骨假体周围骨折因危害程度较高，严重影响患者日常生活，而受到骨科医师的高度重视。如何应对股骨假体周围骨折，提高患者生活质量，成为骨科医师探讨的技术难点。股骨假体周围骨折的治疗既要考虑骨折的稳定性，也要考虑假体的稳定性，因此要对患者的骨量准确判断。在治疗骨折的同时积极治疗患者原有的内科疾病，减少患者卧床时间，正确指导患者进行床上功能锻炼，为患者下床训练积极准备，才能取得良好的治疗效果。

假体周围骨折需要考虑以下几点：骨折部位（涉及假体支撑或位于假体远端）；假体固定方式（骨-假体界面在骨折发生前是否稳定且伤后是否仍然稳定）；是否有足以支撑假体的骨量及骨强度（是否足以实施骨折固定，或无须额外进行大面积重建的翻修手术）。该病例为股骨假体远端骨折，股骨侧已不稳定，但髋臼侧仍然稳定，所以可以采用股骨侧假体远端固定的方法。在复位股骨断端后，取出原先的股骨假体，而后采用钢丝环扎固定，置入股骨远端固定假体。

股骨假体周围骨折是髋关节手术严重的并发症之一，临床医生需要全面评估患者情况、正确诊断骨折的分型、预估术中术后可能发生的情况及采取应对措施，才能获得满意的治疗效果。

05 DDH全髋关节置换1例

【病历摘要】

患者，男性，47岁。双髋关节疼痛伴活动受限10年，加重半年。

【现病史】患者于10年前无明显诱因出现右髋部疼痛、活动受限等不适。未到医院就诊，自行在家休养，症状无明显好转。后左髋关节亦出现疼痛不适症状，仍未在意，自行对症治疗，效果欠佳。半年前，双髋部疼痛症状明显加重，严重影响生活质量，予以对症治疗无效，遂就诊于当地医院，拍摄X线片示双股骨头缺血性坏死、双侧髋臼发育不良，建议患者手术治疗。为求治疗，患者就诊于我院，门诊以双侧股骨头无菌性坏死收住入院。患者自入院以来，精神食欲好，小便正常，大便暂无。

【既往史】平素体健。无特殊疾病史，否认肝炎、结核病史。预防接种史不详。否认手术、外伤史。否认输血史及输注血液制品史。无食物、药物过敏史。

【入院查体】脊柱生理弯曲存在，未及明显压痛、叩击痛。双髋部未见明显肿胀，双髋关节前方压痛，双下肢等长。“4”字试验（+），髋关节活动受限。双膝关节无明显肿胀，无活动受限。双膝关节活动度：屈曲120°，伸直0°。双下肢未及明显皮肤感觉减退，末梢循环好。

【术前化验】红细胞沉降率4 mm/h，超敏C-反应蛋白2.08 mg/L，D-二聚体定量130 ng/mL，白细胞数3.40×10^9/L，中性粒细胞百分比58.8%，血红蛋白130 g/L，血小板数323×10^9/L，空腹血糖5.07 mmol/L。

【入院诊断】双侧髋臼发育不良；双侧股骨头无菌性坏死。

【治疗与转归】入院后完善术前检查、化验，在腰硬联合麻醉下行右侧人工全髋关节置换术，术后对症治疗。术后第2日拔除引流管，复查X线。术后第3日扶助行器下地活动，术后第8日患者康复出院。术后3个月复查，右髋部也无疼痛，活动自如。

术前、术后影像学表现见图1–2–13～图1–2–16。

【病例分析】

发育性髋关节发育不良（developmental dysplasia of the hip，DDH），原称为先天性髋关节脱位，是指出生时髋关节发育缺陷，并在以后继续恶化，引起股骨头脱位，软骨退变，继发骨性关节炎的一组疾病。Crowe等根据X线片测量股骨头移位的距离与股骨头及骨盆高度的比例，将髋关节发育不良分为四型。Ⅰ型：股骨头移位占股骨头高度不到50%或骨盆高度不到10%；Ⅱ型：股骨头移位占股骨头高度的50%～75%，或骨盆高度的10%～15%；Ⅲ型：股骨

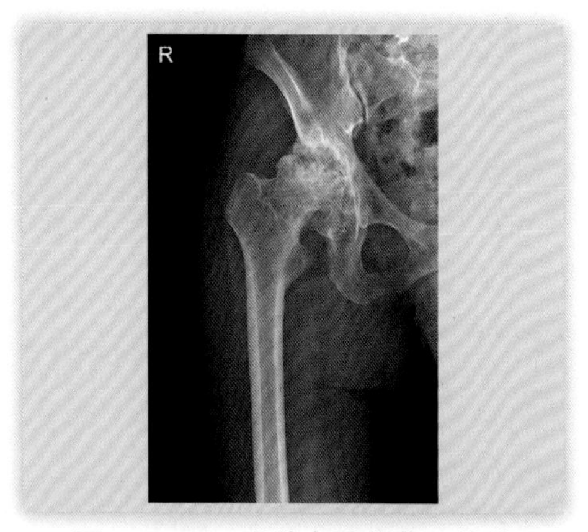

图 1-2-13　术前右髋关节正位片

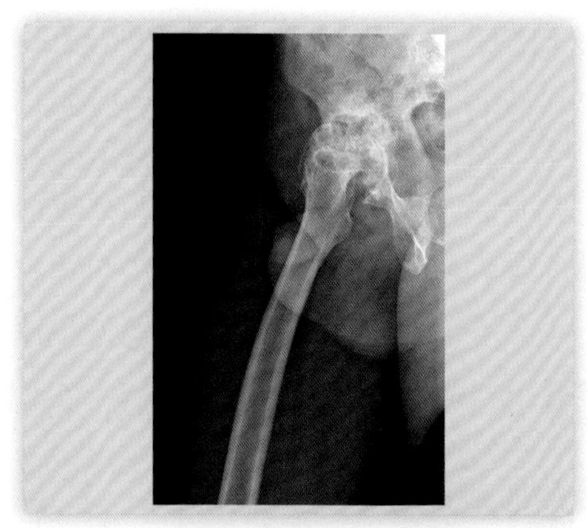

图 1-2-14　术前右髋关节侧位片

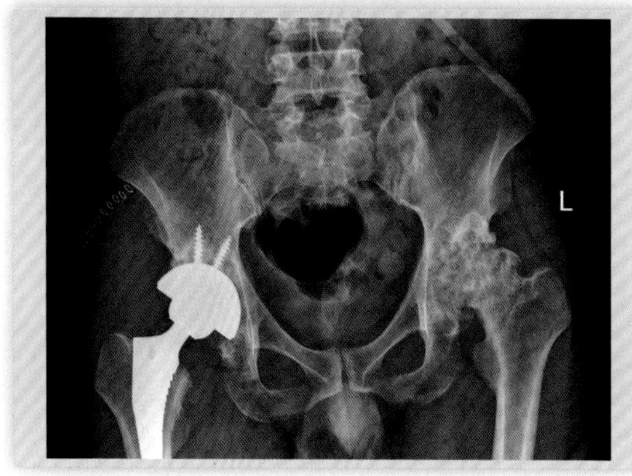

图 1-2-15　术后骨盆正位片

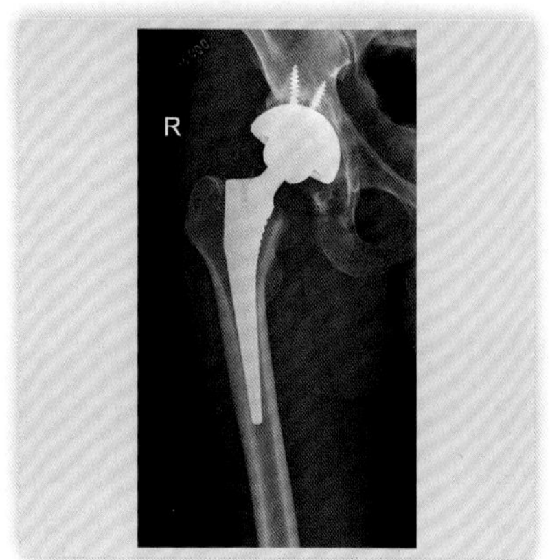

图 1-2-16　术后右髋关节正位片

头移位占股骨头高度的75%～100%，或骨盆高度的15%～20%；Ⅳ型：骨头移位超过股骨头高度的100%，或骨盆高度的20%。

对于DDH终末期成人患者，全髋关节置换（total hip arthroplasty，THA）是治疗的有效方法之一。THA治疗的关键环节是髋关节旋转中心、股骨、髋臼骨床的重建，对于CroweⅠ型、Ⅱ型患者，加深髋臼即可安放假体，操作简单。对于CroweⅢ型和Ⅳ型患者需要彻底清除纤维组织、髋内容物，使用内陷或加深技术、自体植骨增加骨量才能覆盖假体，保证假体的正常活动功能，提高膝关节功能，防止出现髋关节松动或脱位现象。对于股骨发育畸形的患者需要去除畸形的股骨后调节股骨前倾角至正常范围，才能完成股骨重建。股骨变形狭小的患者利用直柄假体进行纠正，并用X线明确假体安放效果才能完成固定。THA恢复了患者正常的髋关节功能和患肢长度，减轻了患者的痛苦，特别是CroweⅠ型、Ⅱ型患者损伤程度较轻，术后恢复效果更明显。对于复杂严重的DDH患者，由于其解剖结构相对复杂，可以术前制定相应模型，这样能够让医生术前模拟手术操作，完善术前准备，让手术变得简单化。

【病例点评】

DDH是一种原因不明的先天性髋关节疾病，其主要病理学机制是由于髋关节的异常发育，引起异常接触应力，导致了其生物力学的改变，以及髋关节的正常结构改变。病变主要累及髋臼、股骨头及周围的韧带及肌肉组织，表现在髋臼变得浅平，并伴有相应区域的骨质缺损、硬化，股骨头与髋臼不称，股骨近端的畸形发育。本例患者双侧髋关节变得浅平，前壁变得浅薄，而后壁较厚，上缘有斜坡状变化，同时伴有骨硬化改变，年龄47岁，曾行保守治疗效果不佳，因此我们为其施行全髋关节置换术。

由于DDH患者髋关节解剖变异较大，施行THA术时，将面临髋臼重建、股骨近端骨髓腔处理、周围软组织处理三大难题。联合前倾角（combined anteversion angle，CA）是DDH患者行THA成功与否的参考指标之一，它指髋臼杯与股骨柄假体前倾角之和，一般认为合理的范围是30°～60°，这样既能保证活动范围较大，又能避免撞击及脱位；如果超出上述范围，脱位风险将增加。对于髋臼的重建，确定髋臼的旋转中心显得尤为重要。臼杯位于髋关节旋转中心，这是影响髋关节使用寿命的重要因素，可避免术后假体在非生理应力状态下的研磨，提高假体的使用寿命及促进术后髋关节功能改善。对于DDH骨关节炎终末期患者，可通过清除骨赘，复原髋臼和Harris窝的原有形态，进而确定髋臼中心，选择合适的髋臼和股骨假体，维持正常的联合前倾角，继而保障髋关节的稳定性。

06 骨盆重度倾斜并发髋关节骨性关节炎1例

【病历摘要】

患者，男性，72岁。右髋部疼痛不适伴下肢麻木不适10余年，加重1年。

【现病史】患者于10余年前出现右髋部疼痛，多发生在活动中，未予重视及治疗。近1年来自诉右髋部疼痛明显加重，且伴有右下肢麻木不适，严重影响日常生活。

【既往史】幼儿时曾摔伤左膝关节。出现左下肢发育障碍，短缩畸形，跛行至今。

【入院查体】神志清楚，言语流利，对答切题。脊柱外观畸形，腰骶部压痛及叩击痛（+），无双下肢放射痛。髋部畸形，站立时骨盆呈左低右高倾斜，夹角约30°。左侧臀肌较右侧萎缩，左下肢肌肉较右侧轻度萎缩，左髋关节活动尚可，左膝关节僵直畸形，屈伸受限，皮肤瘢痕愈合，左下肢较右下肢短缩7～8 cm。右髋部皮肤颜色正常，皮温不高，腹股沟压痛（+），右侧髋关节“4”字试验（+），右大腿前内侧压痛（+），右小腿前方及足跟部感觉麻木，右侧股四头肌肌力Ⅳ级，胫骨前肌肌力Ⅳ级，跗长伸肌肌力Ⅳ级，双侧直腿抬高试验（–），除左膝关节外生理反射存在，病理征（–）。

【术前化验】白细胞数4.25×10^9/L，中性粒细胞百分比38.7%，血红蛋白138 g/L，血小板数176×10^9/L，空腹血糖4.95 mmol/L，红细胞沉降率60 mm/h，超敏C-反应蛋白1.65 mg/L，D-二聚体定量（超敏）586 ng/mL。

【入院诊断】右髋关节骨性关节炎；重度骨盆倾斜；左下肢短缩畸形。

【治疗与转归】入院后完善术前检查、化验，在腰硬联合麻醉下行右侧人工全髋关节置换术，清理髋臼周围骨赘，大约前倾20°、外展35°磨挫髋臼，股骨柄前倾15°，复位关节后屈膝、屈髋、内旋没有后方不稳定，后伸、外旋没有前方不稳定。安装假体缝合切口。术后对症支持治疗，术后第2日拔除引流管。指导患者行功能锻炼，术后1周穿定制左下肢内增高鞋（增高约6 cm），扶助下地，适当负重行走锻炼，6周后完全负重。

术前、术后影像学检查见图1–2–17～图1–2–20。

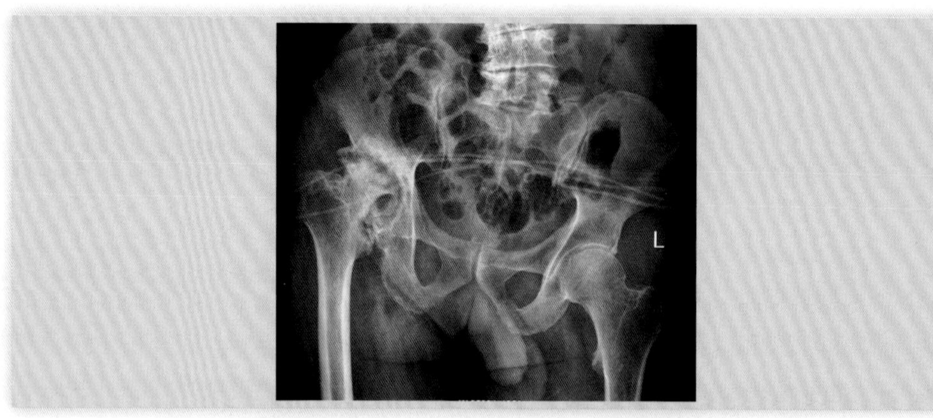

图 1-2-17 术前骨盆正位片示右髋关节间隙消失，骨盆倾斜

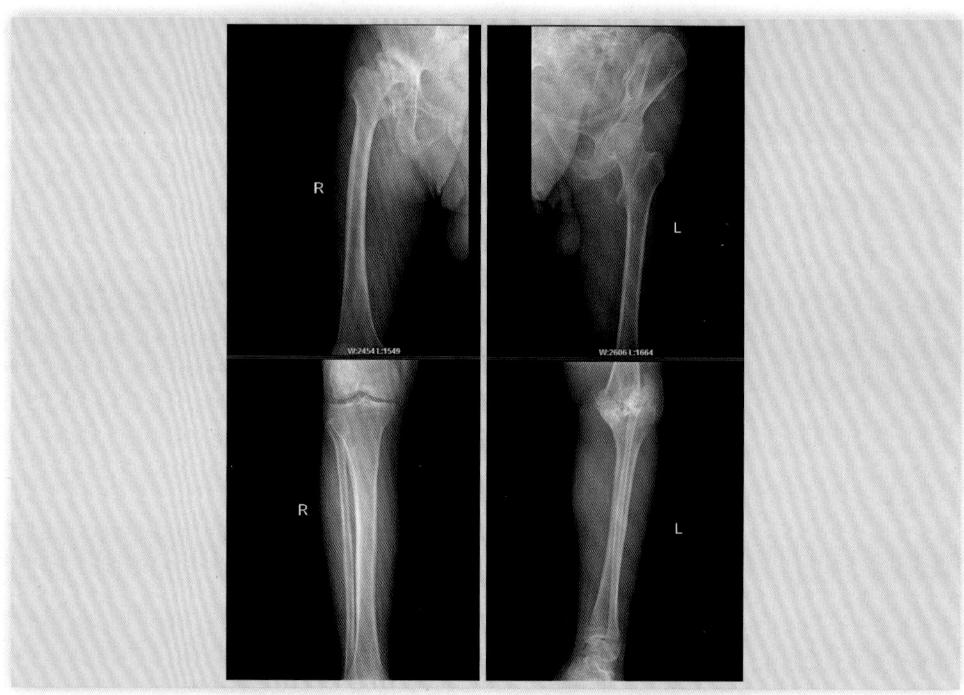

图 1-2-18 双下肢全长正位片示左膝骨性关节炎，间隙消失

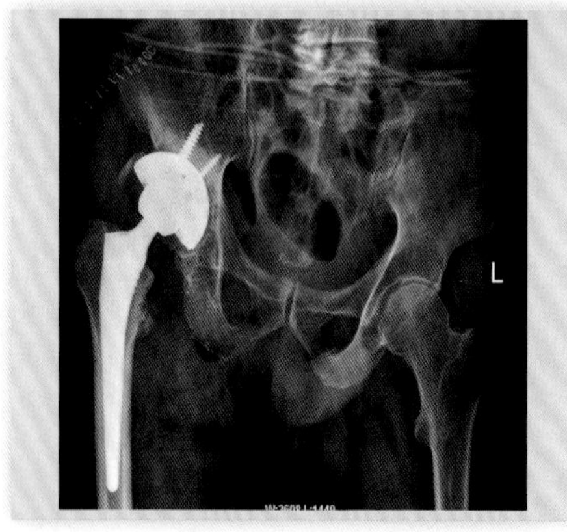

图 1-2-19 术后骨盆正位片示假体位置良好

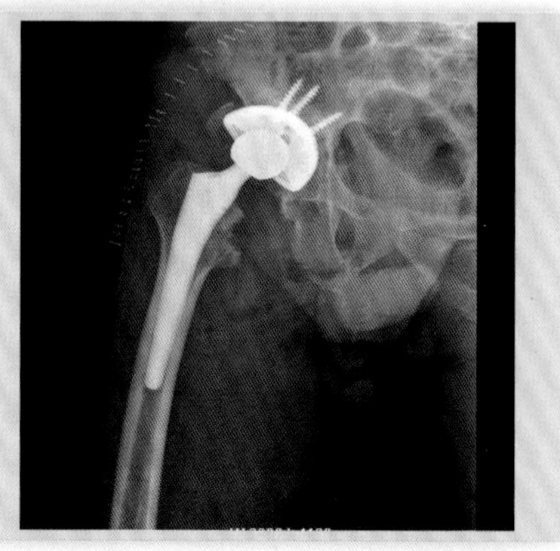

图 1-2-20 术后右髋关节斜位片示假体位置良好

【病例分析】

骨盆倾斜的病因有发育性和继发性两种，继发性的常见于外伤。骨盆倾斜可合并旋转畸形。倾斜有矢状位的前后倾斜，但多指冠状位的左右倾斜。骨盆的倾斜程度越严重，其引起的并发症越多、越严重，比如髋关节炎、脊柱侧凸，以及肌力软组织不平衡等一系列并发症。根据其发生的病因，及时给予干预和治疗往往能够减轻症状，降低软性结构病变到骨性结构病变的发生率，避免更严重的后果。

髋关节骨性关节炎髋臼旋转中心移位高度<5 cm的患者可不行股骨截骨，通过术中软组织的松解达到复位的目的，尽可能保留股骨骨量。在行股骨颈截骨时，对股骨头移位高度<4 cm者，因复位难度不大可保留一定股骨距截骨，但范围不应超过1 cm。移位高度>4 cm者应紧贴小转子上方行股骨颈截骨，不但可以减短患肢延长度，减小软组织松解度，也可以纠正因股骨颈前倾角过大导致的股骨近端假体置入困难。对于移位高度>5 cm者，若术中发现即使进行充分的软组织松解股骨复位仍较困难，建议行股骨转子下截骨，有助于股骨复位、假体安放，减少髋关节周围软组织过度牵拉导致的神经血管损伤。但充分的软组织松解能有效地减少术中截骨长度，仍是必须的。过度截骨会造成患肢长度矫正不足，从而加重跛行、骨盆倾斜、腰椎侧凸等，因此截骨长度应尽可能的缩短，具体长度需视术中股骨复位难度而定。而对于某些腰椎侧弯已僵硬，侧弯已不可恢复的特殊患者，股骨截骨长度可近似于术中髋关节复位后的测量双下肢长度差。术后肢体恢复绝对长度，大部分患者因骨盆倾斜、脊柱侧凸的代偿而感觉患肢过长，而柔韧性好的脊柱将逐步恢复侧弯来矫正双下肢长度差，术后骨盆倾斜得到改善甚至恢复平衡，双下肢长度基本固定，步态恢复正常。上移合并外移的情况使髋关节应力增加，增加了假体磨损、松动的风险，所以术中要尽量使髋臼假体上移15 mm以内，而且要保证外展角在合理范围内，特别是不能太大，因为上移太多和外展角太大都将导致加速出现聚乙烯内衬磨损及骨溶解。所以，按照目前的标准最好外展角维持在45° 左右，髋臼适度上移维持在15 mm以内，从力学上减少假体失效的风险。

双下肢不等长引起临床症状的阈值存在争议，多数学者认为正常人群中双下肢长度差大于20 mm具有临床意义并能引起继发改变，如骨盆倾斜、髋骨关节炎。

【病例点评】

本例患者幼儿时期摔伤膝关节，骨骺损伤严重，未采取任何治疗措施，致使左下肢发育障碍，严重短缩，较健侧短缩接近7 ~ 8 cm。本次就诊时不仅有严重的髋关节炎，还有脊柱侧凸引起的下肢神经症状。手术中发现髋臼中心上移，髋臼壁变硬变薄，髋臼变形损伤较严重，将髋臼旋转中心尽可能放置在真臼范围内；骨性包容较差，术中给予植骨，髋臼的骨性包容达到70%；外展角偏小，约40°；内收肌群紧张，均给予适当松解。相对于患侧，健侧肢体较长，亦可以行转子下截骨，可能有较理想的治疗效果，但考虑本患者年龄较大，并且存在着骨愈合较慢的风险，与患者沟通后其不同意采用此手术方案。术前根据双下肢长度差异，提前定制辅助增高支具，本病例定制的是内增高鞋，术前就试穿，进行适应性锻炼。术后扶拐，延迟负重下地。

术后患者短缩肢体尽量垫高，负重站立，X线检查证实骨盆倾斜度无明显改善，提示患者已衍变为骨性结构病变，但右髋骨疼痛消失，且下肢跛行及麻木不适感明显减轻，生活质量提高。术后应对患者进行规律的随访，指导功能锻炼。

07 老年患者髋部骨折内固定失效后全髋关节置换翻修1例

【病历摘要】

患者，女性，77岁。左髋部疼痛伴活动受限1个月。

【现病史】患者于11个月前因“左股骨粗隆间骨折”在我院行闭合复位髓内钉内固定术。术后未行规律复查，近1个月来因左髋部疼痛、行走困难，来院复查显示左股骨粗隆间骨折术后不愈合，内固定失效。

【既往史】高血压病、脑梗死病史7年余，目前口服左旋氨氯地平治疗，自诉血压控制好。脑梗死未残留肢体及语言功能障碍。

【入院查体】左下肢短缩畸形，左髋部无明显肿胀，压痛阳性，左髋关节活动受限。左足背动脉搏动良好，左足各趾末梢循环良好。

【入院诊断】左股骨粗隆间骨折术后内固定失效。

【治疗与转归】完善术前必要辅助检查，后行左股骨内固定取出术和左人工全髋关节置换术，患者术后1周出院，恢复良好。术后4个月复查，患者髋关节功能满意，步态正常。

术前、术后影像学检查见图1-2-21～图1-2-23。

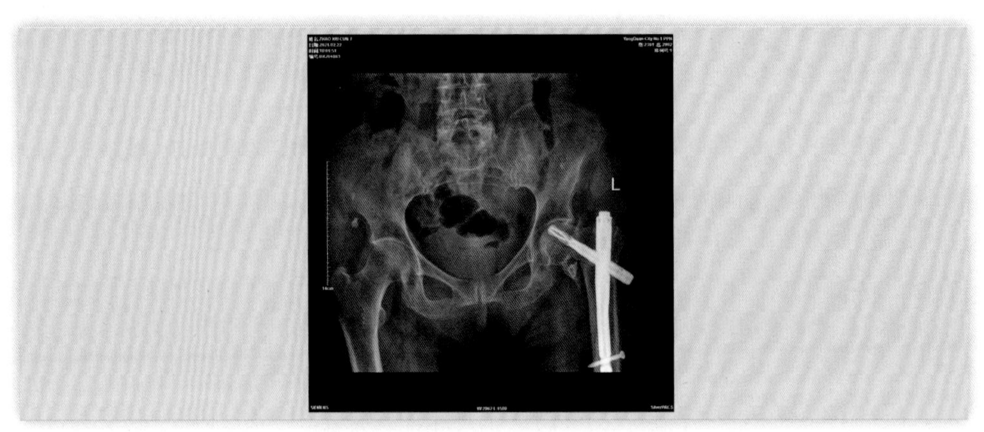

图 1-2-21　术前骨盆正位片示左髋髓内针固定后内翻畸形

【病例分析】

在股骨近端骨折术后需再次手术的发生率为6.9%，其中最常见的原因为固定失败和感染。本例患者术后11个月复查，发现股骨髓内钉螺旋刀片切割，内固定失效，且股骨颈干角完全丢失，股骨颈及股骨转子间骨量丢失。而重新使用内固定翻修，不愈合率和内固定失效率较初次手术更高，且术后患者需要长时间卧床，对老年患者的康复尤为不利。所以综合考虑，采用人工全髋关节翻修，股骨侧采用加长股骨翻修柄，以期达到远端固定来弥补股骨转子间骨量丢失所致股骨柄近端不稳定可能出现的假体松动问题。术后患者48小时左右即可离床活动，借助助行器下地行走。

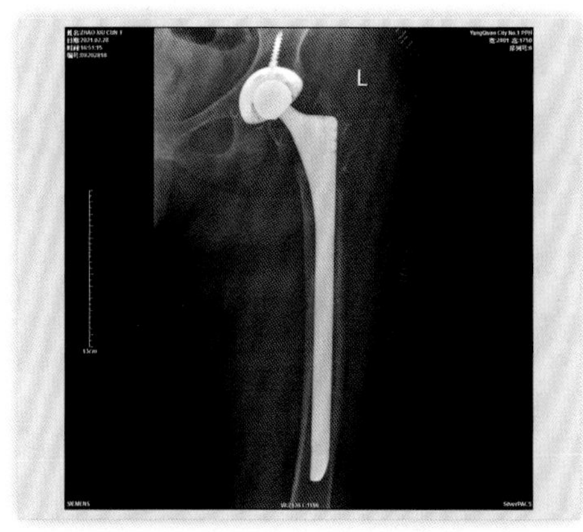
图 1-2-22 术后左髋正位片示假体位置良好

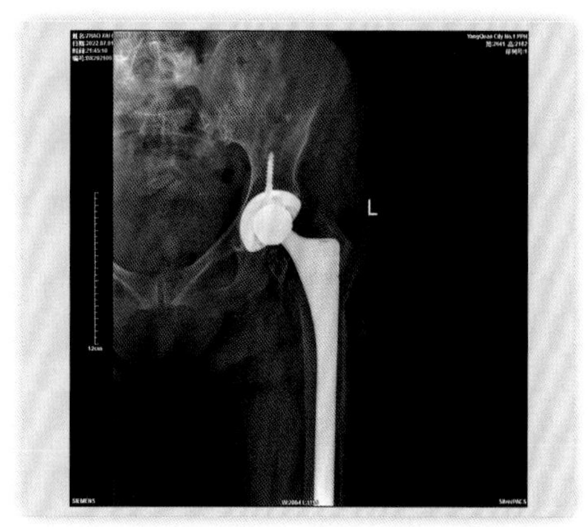
图 1-2-23 术后 4 个月正位片示左股骨大粗隆处骨缺损愈合良好

人工髋关节是目前最为接近仿生的人工关节，相较于人工膝关节最大限度地保留了患者的关节功能，且术后功能锻炼较其他人工关节更为简单。特别是对于老年患者来说，早期离床活动能最大限度地减少卧床并发症的发生，这一优势也是使用内固定二次翻修所不能比拟的。

【病例点评】

髋部骨折发病率逐年升高，在老年女性中最为常见。股骨近端骨折患者平均年龄大于75岁，且常合并老年痴呆、高血压、糖尿病等内科疾病，使得其临床处理较为棘手，疼痛管理困难。尽管目前手术技术和内科治疗等均有明显改善，但伤后1年死亡率仍高达18.8%～22.8%，年龄越大，死亡风险越高。文献报道中常见的需要二次手术的术后并发症包括骨不连、股骨头缺血性骨坏死、内固定切出、Z效应、内植物断裂或松动，以及植入物周围骨折等。拉力螺钉或其他头-颈内植物切出是髋关节内或关节外骨折术后最常见的并发症之一，髓内系统和髓外系统均可见。内固定的切出被认为与尖顶距（tip apex distance，TAD）有关，TAD是指在正、侧位片上螺钉尖部到股骨头中心的距离之和，并将按比例还原为真实距离。理想的TAD值不宜超过25 mm，超过该范围，内固定切出的风险随TAD值的增大而增加。当TAD超过45 mm时，切出风险将增加至60%。最近一项系统回顾分析中指出，TAD＞25 mm患者危险比值高达12.71，内固定切出患者与未切出患者TAD相差5.54 mm。

可能是内固定物植入位置欠佳、骨质疏松、过早负重等多种原因共同导致了本例患者的内固定失败，翻修时应认真分析内固定失败的原因，综合考虑患者的年龄、日常社区活动能力及骨折的类型，为患者制订个性化的治疗方案。同时在术中不可忽略的一点是确定是否存在潜在的低毒性的感染，术中应取内固定材料周围不少于3个点的标本行冰冻病理检验，最大限度地降低人工关节置换术后感染的风险。

08 小腿缺如伴股骨颈骨折治疗1例

【病例摘要】

患者，男性，62岁。右髋部外伤疼痛伴活动受限1个月。

【现病史】患者于1个月前不慎摔倒，当即感右髋部疼痛，在家平卧休息1个月不能缓解，来我院就诊，X线提示右股骨颈骨折。为求治疗，收治入院。患者发病以来，精神食欲欠佳，大小便正常。

【个人史】有吸烟史20余年，每日1包。患有糖尿病10余年，因右侧糖尿病足坏死给予右小腿中上段截肢治疗。受伤前可佩戴假肢行走，功能尚可，日常生活基本能自理。

【入院查体】右小腿中段以下缺失，可见截肢残端，皮肤完整，无明显红肿。右髋部肿胀，大粗隆及腹股沟区压痛阳性，右大腿前屈、短缩畸形，轴向叩击痛（+）。

【入院诊断】右股骨颈骨折（Garden Ⅳ型）；右小腿截肢术后；糖尿病。

【治疗与转归】入院完善检查，控制血糖平稳后，查无明显手术禁忌证，于腰硬联合麻醉下行右侧人工股骨头置换术。手术采用后外侧手术入路，见股骨颈基底部骨折，常规取出骨折的股骨头后，前倾15° 安置股骨柄。术后X线片显示假体位置满意。术后予抗感染、抗凝、降血糖及抗骨质疏松治疗。术后第2天指导患者行髋关节屈伸、内收外展功能锻炼，术后第1周开始扶拐适应性站立、行走，术后第14天出院。术后1.5个月复查时，患者可以扶单拐佩戴假肢行走。

术前、术后影像学表现见图1-2-24。

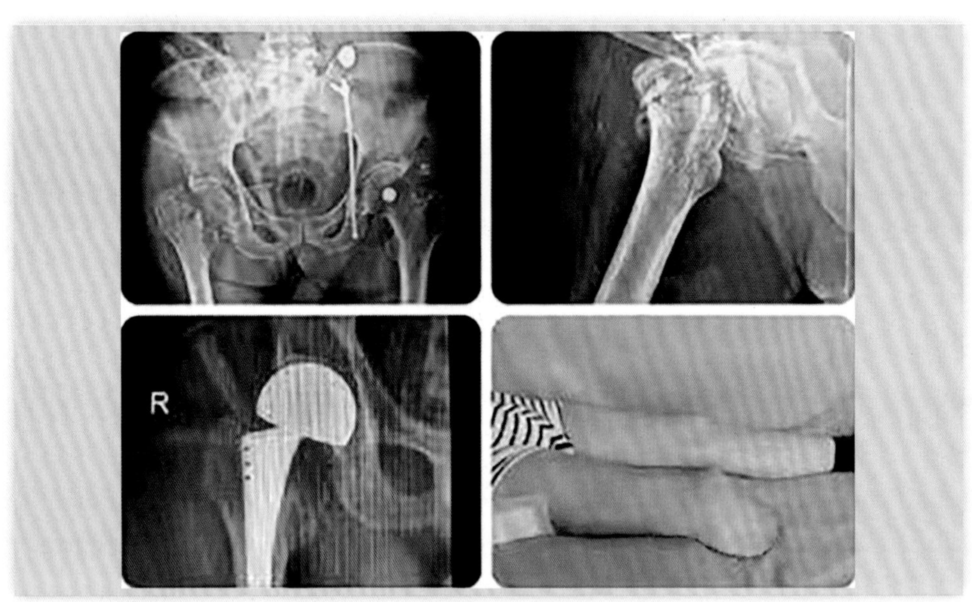

图 1-2-24　患者术前和术后 X 线片

【病例分析】

股骨颈是髋部骨折的好发部位，下肢截肢人群患侧肢体由于骨质疏松以及下肢肌群功能退化，股骨颈骨折的发生风险更高。股骨颈骨折由于血液供应差，容易发生骨折不愈合及股骨头坏死，保守治疗及内固定手术的效果并不理想。同时，患者还可因长期卧床而发生肺部感染、压力性溃疡等并发症，严重时可引起患者的死亡。人工股骨头置换术及全髋关节置换术均是解决股骨颈骨折后骨折不愈合及股骨头坏死的有效方法。

人工股骨头置换术与全髋关节置换术治疗老年移位股骨颈骨折患者的髋关节功能优良率和住院时间相当，但人工股骨头置换术的手术时间短于全髋关节置换术，术后引流量、术中出血量均少于全髋关节置换术，而全髋关节置换术的并发症发生率低于双极人工股骨头置换术，临床可根据患者具体情况选择合适方法。该患者有糖尿病病史10余年，体质较差，髋部肌肉相对松弛，使用人工股骨头置换术正是从手术耐受性和假体稳定性方面进行分析选择的。

【病例点评】

一些特殊患者，因各种原因致下肢不同部位截肢，下肢安放假肢的同时髋关节周围肌肉退变导致反应迟钝，不能有效地保护髋部，容易发生外伤致股骨颈骨折。全髋关节置换术及人工股骨头置换术是有效治疗股骨颈骨折的手术方式，尤其对于这些已经截肢的股骨颈骨折患者，可以尽早恢复关节功能，减少护理困难，提高患者生活质量，使他们更早地回归社会，有利于他们身心的恢复。

下肢截肢后股骨颈骨折行人工股骨头置换术及全髋关节置换术的适应证：①有移位的老年患者（年龄≥65岁）股骨颈头下型或Garden Ⅳ型骨折；②对生活质量有一定要求。禁忌证：①基础疾病多，无法耐受手术；②髋关节有活动性感染；③有严重精神疾病等无法配合术后康复者；④髋关节外展肌力不足或丧失。术中，由于肢体截肢短缩，抬高患肢消毒时应该严格执行无菌操作原则，由专门医师洗手、穿衣、消毒戴无菌手套并且用双手抬高患肢，避免消毒过程中肢体与手打滑而出现意外。术后，患者在侧卧位时由于无足部的保护，肢体容易出现过度内收、内旋，应注意用适当物品，如枕头等给予保护。同时，应该让患者早期下地活动，合理进行肌力训练以使肌力早日恢复，减少因佩戴假体造成的下肢应力改变对关节假体受力造成的影响。该类患者因合并严重的骨质疏松，假体周围骨量明显减少，给手术的近期及远期效果带来负面影响，为了降低假体周围及其他部位再骨折风险，提高假体远期生存率，术后必须进行积极的抗骨质疏松治疗。

09 复杂人工髋关节假体翻修术1例

【病历摘要】

患者，男性，49岁。左髋关节置换术后疼痛不适半年。

【现病史】患者2011年因左髋臼骨折就诊于阳泉市某医院，完善相关辅助检查及手术治疗，因髋关节疼痛就诊于阳煤集团某医院，行左髋关节置换术。术后患者康复出院，近半年左髋关节疼痛不适，逐渐加重。为求进一步治疗，就诊于我院，住入我科。患者自发病以来，精神、食欲可，大小便正常。

【入院查体】左髋部外侧可见愈合瘢痕，左髋关节活动受限，“4”字试验阳性，左髋关节以远无肿胀，足背动脉搏动好，末梢循环好。各生理反射存在，病理反射未引出，余查体未见明显异常。

【入院诊断】左髋关节假体松动。

【术前化验】红细胞沉降率2 mm/h，超敏C-反应蛋白1.47 mg/L。

【治疗与转归】本例采用椎管内麻醉，患者取右侧卧位，碘酊消毒脱碘，铺无菌单，于左髋部按原切口做一长约25 cm切口，逐层切开皮肤及皮下组织，暴露钛板及骨水泥假体，完整取出，彻底清除髋臼及股骨髓腔内骨水泥，可见骨质疏松、骨皮质变薄、股骨中上段骨折，用钢丝固定，髋臼前壁缺损给予植骨，锉髋臼及股骨髓腔，安装假体试模，无脱位。彻底冲洗，安装58型全髋臼（68）、160型股骨柄（14）、JS型内衬、TB型球头。股骨骨折钢丝固定复位，钛板及螺钉固定，直视下位置满意，冲洗切口，放置两条引流管皮外引出固定，逐层缝合，无菌敷料包扎，术毕。术中麻醉满意，送患者安返病房。术后复查假体位置良好，钢板位置良好。

术前、术后影像学表现见图1-2-25 ~ 图1-2-27。

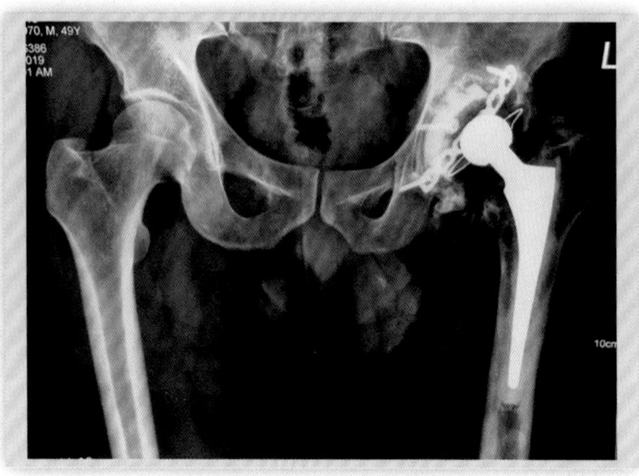

图 1-2-25 骨盆正位片示髋臼侧假体有透亮区可疑松动，髋臼钢板螺钉内固定术后

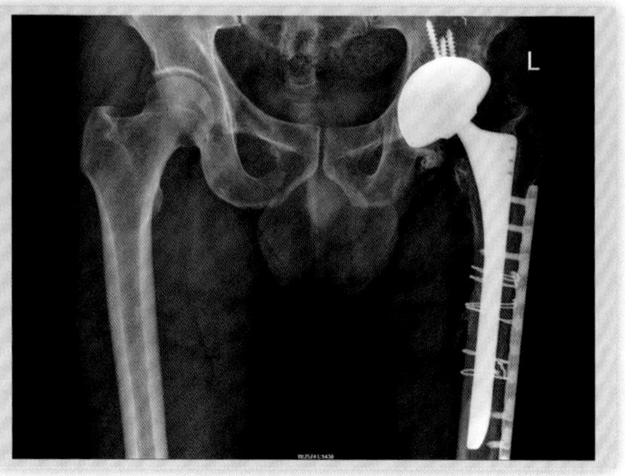

图 1-2-26 术后骨盆正位片示左侧髋臼及股骨假体位置良好，股骨钢板捆扎内固定术后

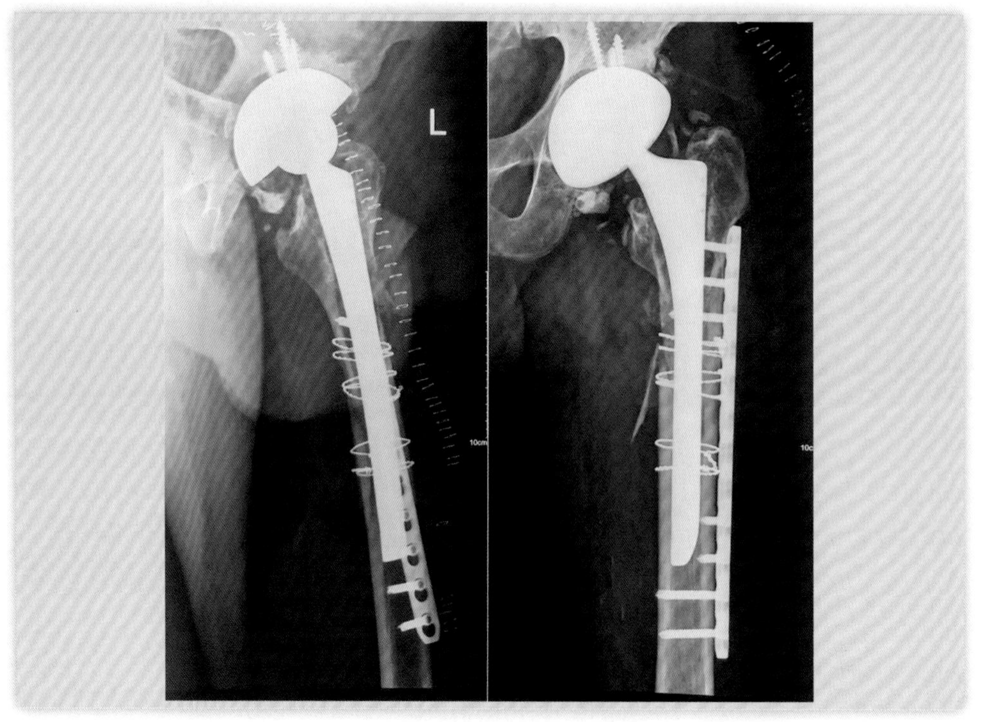

图 1-2-27 术后左髋部正侧位片示股骨假体位置良好

【病例分析】

全髋关节初次置换后经过一段时间的使用出现了置换后的假体松动、感染，或者其他原因导致髋关节假体不能够使用，在这种情况下，更换新的假体的手术就叫全髋关节翻修术。翻

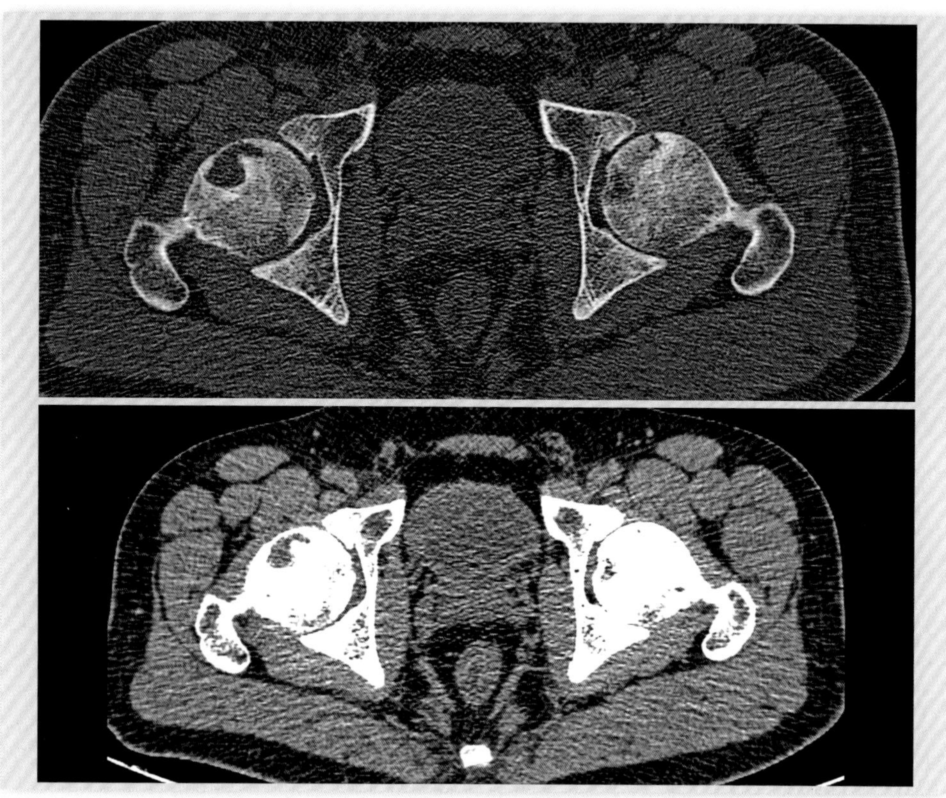

图 1-2-30　CT 示双侧股骨头内可见骨缺损区，提示股骨头坏死

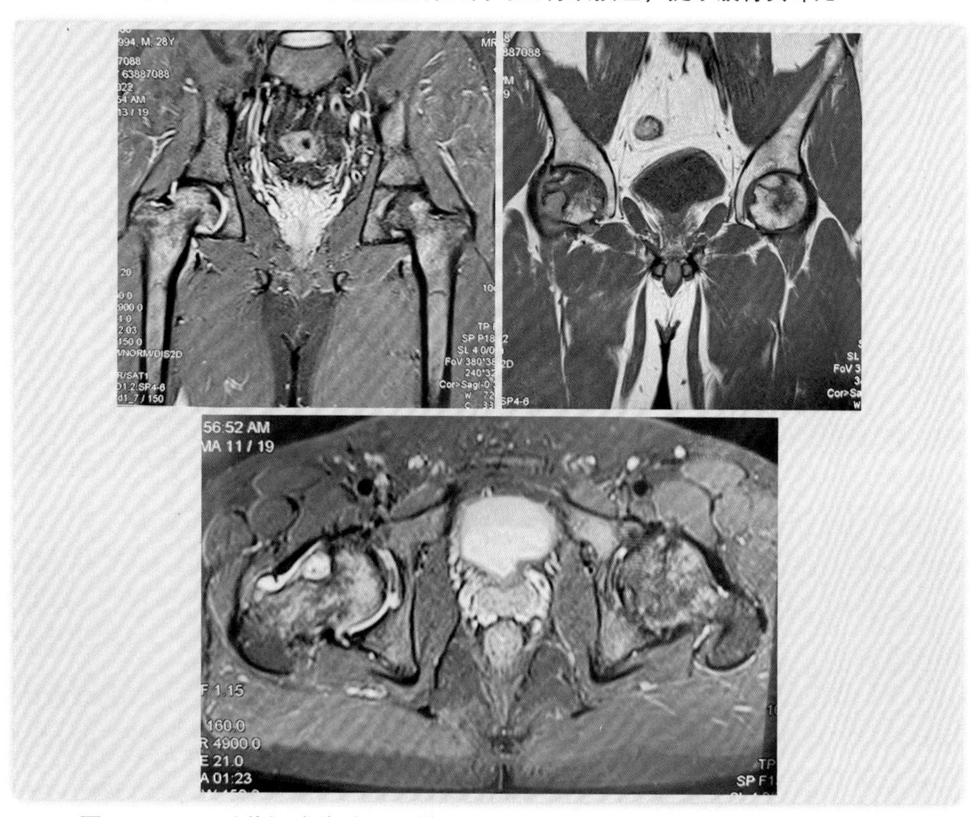

图 1-2-31　磁共振成像（股骨横断面和冠状面）示双侧股骨头内有信号改变

管损伤，股骨头失去营养最终导致骨变性、坏死，骨小梁断裂、塌陷，发生髋关节功能障碍。临床上有较高的发病率，且多见于青壮年患者，属于骨关节常见且难治性疾病。

在ONFH早期如果不进行有效干预治疗，大部分患者一般经过1～4年都会发展到股骨头塌陷，继而不得不进行人工关节髋关节置换术。因为人工全髋关节使用寿命有限，患者换髋以后会面临二次换髋和翻修，给患者及家庭身心和经济上产生了沉重的负担。在早期，即股骨头尚未发生变形塌陷之前，如能行积极有效的治疗，可以缓解患者的疼痛症状，并尽可能地延迟股骨头塌陷的发生，从而推迟人工全髋关节的置换时间，将具有显著的社会和经济效益。因此，早期应采取积极有效的治疗方法来缓解或改变自然进程，最终达到保存患者自体股骨头或延缓行人工关节置换的目的。

本例患者右侧股骨头缺血坏死较重，范围较大，采用股骨头髓芯减压术、（同种异体骨+富血小板血浆）打压植骨术、重建棒植入术，而左侧股骨头坏死相对较轻，采用髓芯减压术，手术采用椎管内麻醉，麻醉满意后，患者平卧于牵引床上，右髋部常规消毒，铺无菌手术单，取右髋外侧切口，长约3 cm，于C臂机监视下将一枚克氏针钻入股骨头骨坏死区，行股骨头下髓芯减压，建立工作通道，用刮勺刮除坏死骨及硬化骨，冲洗囊腔，抽血制备富血小板血浆凝胶约2 mL，与同种异体骨充分混匀后，逐步植入股骨头坏死区，打压植骨，C臂机透视见坏死区已全部填充。再次冲洗，放置引流管，皮外固定，逐层缝合，无菌敷料覆盖。于左髋部常规消毒铺无菌手术单，C臂机监视下将一枚克氏针钻入股骨头骨坏死区，并以钻头扩髓，行股骨头下髓芯减压，冲洗，术毕。手术中麻醉满意，术程顺利，术后安返病房。

【病例点评】

股骨头缺血性坏死是骨科致残率较高的疑难性疾病，虽然全髋关节置换被认为是最经典、最成熟、效果最持久的手术方式，但它只适用于一小部分年龄较大的股骨头坏死晚期患者，早期股骨头缺血性坏死的主要治疗目标是控制疼痛、保留股骨头、延缓病情进展，微创手术保髋的治疗方法为广大的Ⅰ～Ⅱ期和塌陷小于2 mm、股骨头软骨面保持良好的ARCOⅢa期患者打开了一扇“治疗之窗”，甚至也为不愿或不能接受关节置换的高龄患者提供了新的治疗方案，其治疗效果也得到了广泛的认可。髓芯减压、打压植骨就是微创手术中较为常用的手术方式，我们用该方法治疗的股骨头缺血性坏死患者都取得了非常好的临床效果。

髓芯减压是指依据骨坏死部位、范围，选取1～3枚克氏针于大转子下方2 cm处沿股骨颈钻入股骨头坏死病灶内，选取位置最好的一枚作为导针，采用8～10 mm的环钻钻孔或采取小直径多孔道减压；用逐渐扩张的铰刀刮除死骨，再用刮勺多方向搔刮去除残余坏死骨，达到彻底减压、去除死骨的目的。打压植骨是指在髓芯减压的基础上清除病灶死骨，将自体骨、同种异体骨或人工骨颗粒打压植入病灶区，减压的骨髓通道再植入一枚自体骨条、同种异体腓骨条或人工骨条，就像为脆弱的股骨头增加了一条“主心骨”。骨条长度、直径要适宜，要尽量完全填充减压通道。

髓芯减压、打压植骨治疗股骨头坏死的优点：①髓芯减压、打压植骨是经典的微创手术，患者髋部外侧仅有一处2 cm左右的手术切口，术后恢复快，可早期行功能锻炼。②骨坏死的发病机制一般被认为是骨内压升高导致股骨头内血管的血管外压升高，血液供应被阻断。早期的髓芯减压治疗会降低股骨头内部的压力，从而减轻疼痛、恢复血液供应。③死骨清除彻底，则植骨不易留死角，能有效填充股骨头软骨下的骨缺损，修复轻度塌陷的股骨头外形，更利于诱导新生骨生长及股骨头内部血供重建。④髓芯减压、打压植骨手术过程中对髋关节囊无损伤，能最大限度地保留髋周血运，且降低髋关节感染的风险，又能很好地避免因关节囊修复形成瘢痕、粘连而出现的髋关节功能障碍。⑤打压植骨后髓芯减压通道植入骨条，为股骨头增加一条“主心骨”，可重建股骨头内部骨支撑。特别是针对坏死区域集中在股骨头外侧柱的坏死类型，通过植入骨条可以重建股骨头外侧柱，恢复其承重能力，更有效地防止股骨头塌陷。⑥同种异体腓骨段植入减压通道后可大大缩短骨髓通道愈合时间，为预防股骨颈骨折的发生起到重要作用。

髓芯减压、打压植骨疗效虽好，但并不适用于所有的股骨头缺血性坏死类型。我们认为股骨头外形完好的ARCO Ⅰ ~ Ⅱ期和塌陷小于2 mm的ARCO Ⅲa期股骨头坏死适用于髓芯减压、打压植骨。特别是对于因骨髓高压而出现剧烈疼痛、活动受限的患者，髓芯减压、打压植骨可以起到立竿见影的治疗效果。针对坏死面积小于15%且坏死区域集中于非负重区的ARCO Ⅰa期股骨头坏死患者，以及其他不愿接受该微创手术的患者，我们可以选择保守治疗或介入治疗等方案。

11 肿瘤假体合并人工股骨头置换治疗股骨近端骨肿瘤1例

【病历摘要】

患者，男性，59岁。自觉左大腿根部疼痛5个月。

【现病史】患者于2021年5月自觉左大腿根部行走时有抽搐感，当时无明显疼痛不适。6月左大腿根部出现疼痛感，睡觉时左大腿外侧受压时感到疼痛。左大腿逐渐感困憋，疼痛，影响行走，无意识障碍，无肢体麻木。患者于门诊行股骨X线检查：左股骨近端骨肿瘤。患者为进一步治疗，入住我科。

【既往史】既往有糖尿病病史，甘舒霖R胰岛素治疗，10 U，3次/日；2014年5月因右肾肿瘤于山西某医院行右肾切除术。

【术前化验】红细胞沉降率10 mm/h。全血细胞分析：白细胞数5.99×10^9/L、中性粒细胞百分比56.0%。D-二聚体定量（超敏）70 ng/mL。

【入院查体】脊柱生理弯曲存在，左下肢无畸形，左大腿近端外侧叩痛阳性，轴向叩击痛阴性，髋关节及膝关节功能活动好，下肢肌力V级，感觉未见异常，末梢循环好。骨盆挤压试验（-），“4”字试验（-）。

术前股骨近端正侧位X线检查：股骨近端肿瘤，呈卵圆形，波及转子间及小粗隆下方，骨皮质破坏、变薄。

磁共振成像检查：股骨平扫示股骨近端髓腔内不规则形稍长T1、长T2异常信号肿块，边界清，信号不均，压脂序列呈混杂高信号，局部骨皮质破损，病灶突入邻近软组织。左侧股骨近端骨肿瘤伴邻近软组织受侵，考虑左股骨近端骨肿瘤可能较大。

CT检查：股骨平扫+重建+骨三维成像示左侧股骨近段肿瘤，股骨破坏、不连续。

术前病理检查结果：转移性透明细胞癌。

【入院诊断】股骨近端骨肿瘤；2型糖尿病。

【治疗与转归】手术名称：左侧股骨近端瘤段切除术+左侧人工股骨头置换术+左下肢肌腱松解、切断、重建术。术后复查X线可见股骨头假体位置好，无脱位，假体稳定于股骨髓腔内，力线满意，肢体长度恢复。术后患者左下肢切口愈合好，下肢疼痛消失，髋关节功能恢复，加强下肢肌力训练和肢体功能锻炼，可逐步下床进行功能活动。

术前、术后影像学表现见图1-2-32 ~ 图1-2-36。

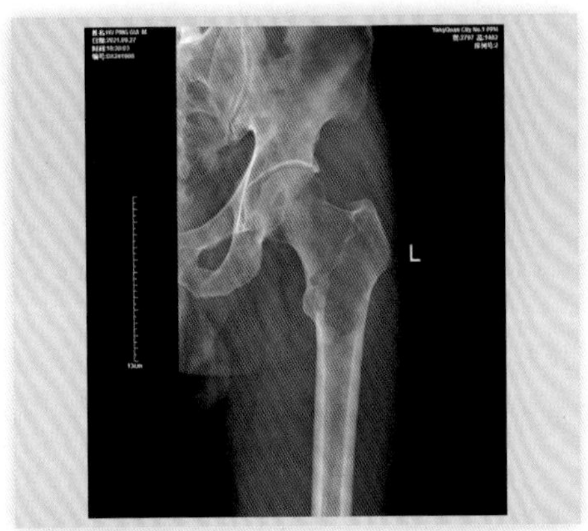

图 1-2-32　左髋正位片示左股骨粗隆下有骨破坏区

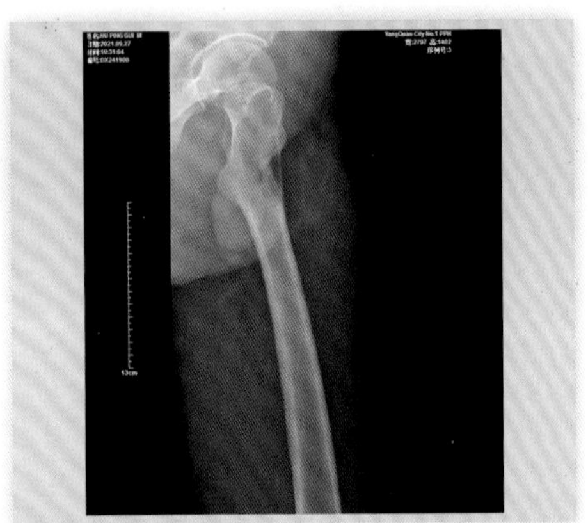

图 1-2-33　左股骨侧位片示粗隆下有骨破坏区

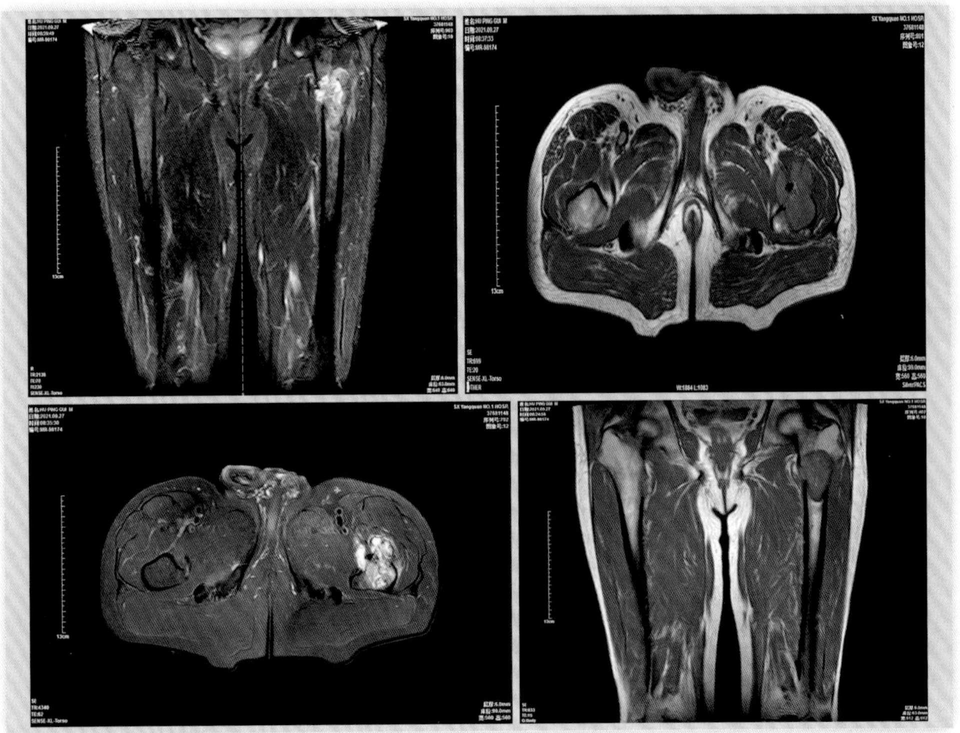

图 1-2-34　磁共振成像横断位和冠状位片示左股骨粗隆下有信号改变，病变突破骨皮质

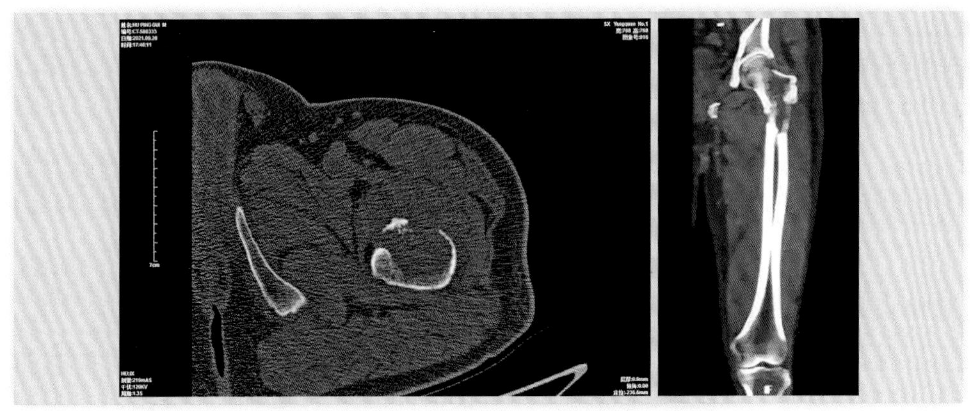

图 1-2-35　CT 示左粗隆下方骨皮质破坏

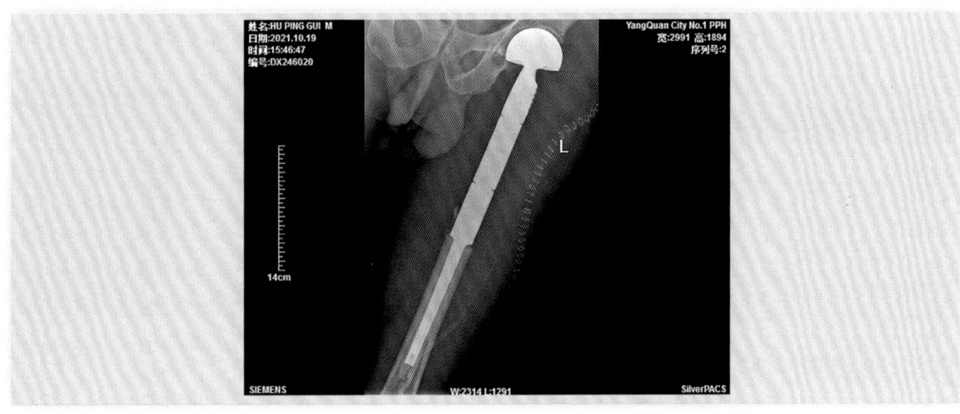

图 1-2-36　X 线片示肿瘤切除后股骨近端假体置换良好

【病例分析】

手术过程及方法：该患者肿瘤位于股骨大粗隆及小转子下方，肿瘤突破皮质，侵犯周围软组织，肿瘤范围相对局限。术前通过测量股骨X线及CT肿瘤范围，评估截骨范围，术中透视定位确定截骨长度。为了更好地进行软组织覆盖及固定，术中可以在假体周围围绕补片，更有利于软组织生长固定。

于髋后外侧做弧形切口至股骨前外侧，切开皮肤、皮下组织，切除股骨穿刺针通道周围软组织，由股外侧肌与股直肌间隙进入，依次显露并游离阔筋膜张肌、股中间肌，向股骨近端分离显露，沿股骨粗隆间分离至小转子处切断髂腰肌，向近端显露臀大肌及股骨粗隆，于股骨粗隆止点处切断臀大肌、臀中肌、臀小肌及外旋肌群，保护坐骨神经、避免损伤，游离股骨外侧至粗隆下17 cm处，切除部分股外侧肌及股中间肌，由股中间肌与股内侧肌间隙进入，沿股骨内侧面向上游离，切断部分股内收肌，包括部分股大收肌及股长收肌。游离出小转子及关节囊，切开关节囊，显露股骨颈，彻底游离股骨中上段，并于距股骨粗隆顶点17 cm处截骨，使股骨头脱位，切断股骨头圆韧带，将股骨中上段连同部分股中间肌一并取出。

安装肿瘤假体：测量股骨头大小为54 mm，以髓腔锉对股骨截骨远端逐步扩髓致13 mm，安装股骨头假体试模、垫块及髓针，复位髋关节，试屈曲、外展及中立位活动，无阻挡及脱位现象。再次使股骨头脱位，取出试模，彻底冲洗髓腔，体外安装并锁定直径为13 mm股骨髓内针、合适垫块及微槽面135型股骨柄，股骨假体外侧包裹补片缝合固定，调配骨水泥，注入髓腔，安装股骨假体及髓针，确定股骨颈前倾角大小。待假体稳定后，安装股骨头假体，复位髋关节，再次试行活动见假体位置满意，无脱位现象。

软组织重建预覆盖：缝合关节囊，将切断的外旋肌群、臀小肌、臀中肌及臀大肌重建并固定于股骨粗隆，将股内收肌缝合固定于股骨假体内侧，将髂腰肌固定于假体小转子处，逐层缝合至皮下。术中取股骨截骨远端髓腔组织做术中冰冻，术后股骨病损组织送病理检查。

【病例点评】

股骨上段及中段是骨肿瘤的好发部位。肿瘤假体的出现可以使大多数骨肿瘤患者实施保肢手术，它不仅能满足广泛切除肿瘤的要求，还能通过手术重建肢体功能，为假体植入和内固定创造条件。手术中应注意既要在最大程度上扩大切除肿瘤，又要保留软组织功能及连续性，对于受侵犯的软组织，尽量整块肌肉切除，避免术中再次污染，造成医源性播散。而假体植入时，要充分考虑肌肉、韧带的附着和功能重建，以及良好的软组织覆盖。肿瘤假体适应证比较广泛，能最大限度地保留患者肢体功能，从而提高患者整体生活质量。

第三节 膝关节

12 牛津单髁治疗剥脱性骨软骨炎1例

【病历摘要】

患者，男性，54岁。左膝关节疼痛、活动受限2月余，加重2周余。

【现病史】患者于2个多月前无明显诱因出现左膝关节疼痛不适，尤以左膝内侧为重，伴有左膝关节屈伸活动受限症状，下地时负重明显加重，休息未见明显缓解，当时未在意，后就诊于我院门诊，曾给予镇痛药物、外用药物治疗，效果不明显。近2周来，左膝关节夜间疼痛加重，屈伸活动受限，严重影响日常生活。为求进一步治疗，收住我科。

【入院查体】脊柱呈生理性弯曲，各棘突及椎旁组织无压痛及叩痛。左膝关节外观未见明显畸形，左膝关节无明显肿胀，髌骨内侧压痛（+），膝关节间隙内侧压痛（+），主动活动受限，被动活动范围0～100°，浮髌试验（–），抽屉试验（–），Lachman试验（–），侧方应力试验（–），Apley研磨试验（+），过伸过屈试验（–），墨菲征（+）。双下肢皮肤针刺觉正常，肌力正常，生理反射正常，病理反射未引出。

【术前化验】白细胞数7.96×10^9/L，中性粒细胞百分比53.8%，血红蛋白149 g/L，血小板数298×10^9/L，空腹血糖4.23 mmol/L，红细胞沉降率4 mm/h，超敏C-反应蛋白1.27 mg/L，D-二聚体定量（超敏）68 ng/mL。

【影像学检查】膝关节磁共振成像检查：左股骨远端内侧髁可见软骨病变，骨髓水肿；左膝关节关节腔及髌上囊积液；左膝关节半月板变性，内侧半月板疝出；左膝关节周围软组织水肿，滑膜炎。

【入院诊断】左膝剥脱性骨软骨炎；左膝关节半月板损伤；左膝滑膜炎。

【治疗与转归】入院后完善术前检查、化验，在腰硬联合麻醉下行左膝关节单髁置换术+膝关节内侧半月板切除术+游离体取出术。术后对症支持治疗，术后第2日拔除引流管，指导患者行功能锻炼，术后1周患者可扶持助行器行走，术后6周可完全负重行走。

术前、术后影像学表现见图1-3-1～图1-3-4。

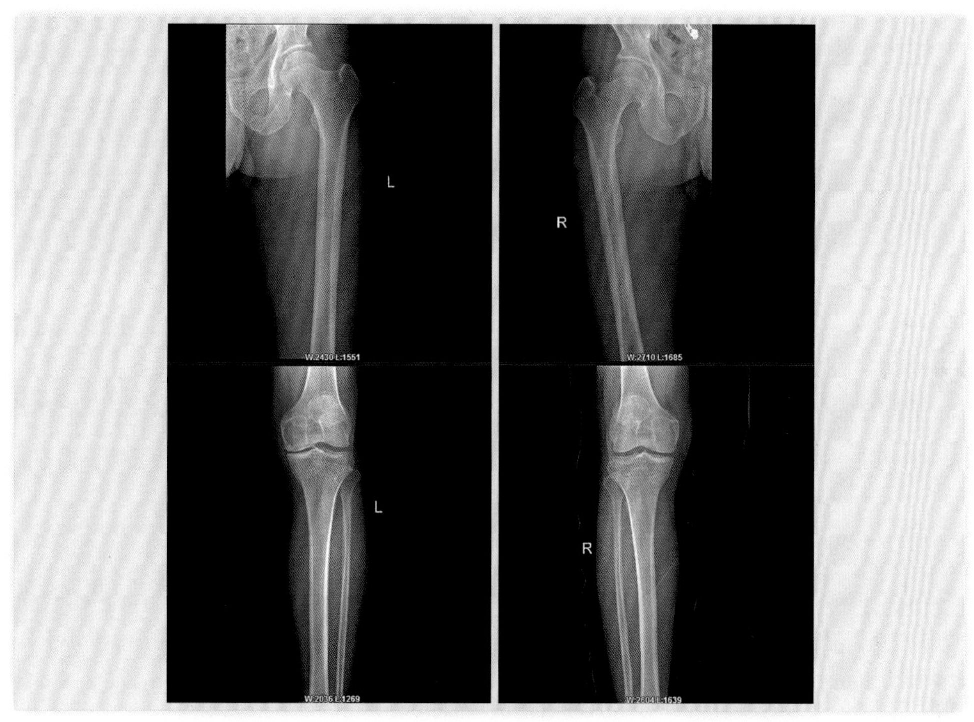

图 1-3-1　术前双下肢全长片

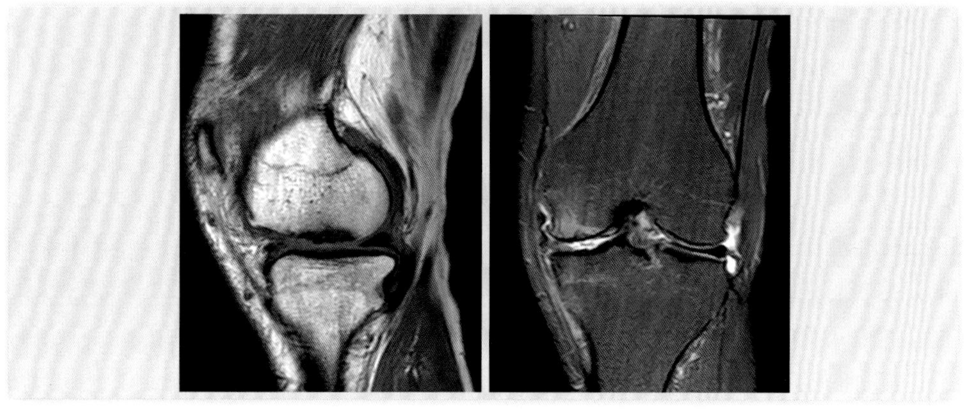

图 1-3-2　磁共振成像示左股骨内侧髁软骨破坏

【病例分析】

剥脱性骨软骨炎（osteochondritis dissecans，OCD）是由各种原因导致的关节软骨及其软骨下骨质与周围正常骨质分离、脱落的一种关节疾病，其中膝关节的发病率最高。临床上按照股骨远侧骨骺的成熟程度分为青少年型（juvenile osteochondritis dissecans，JOCD）和成人型

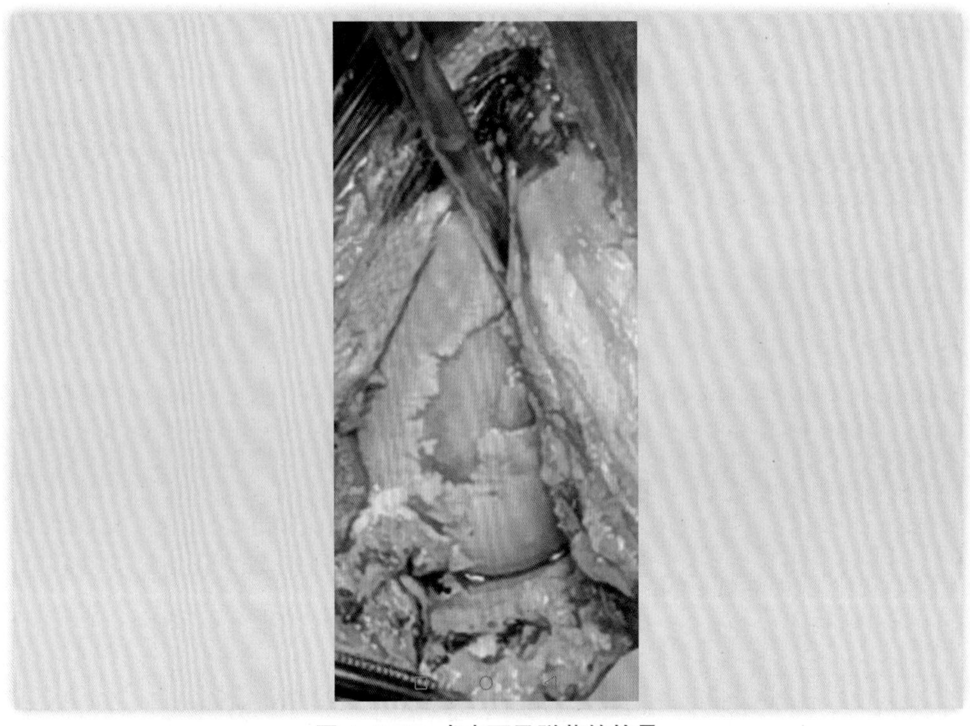

图 1-3-3 术中可见脱落的软骨

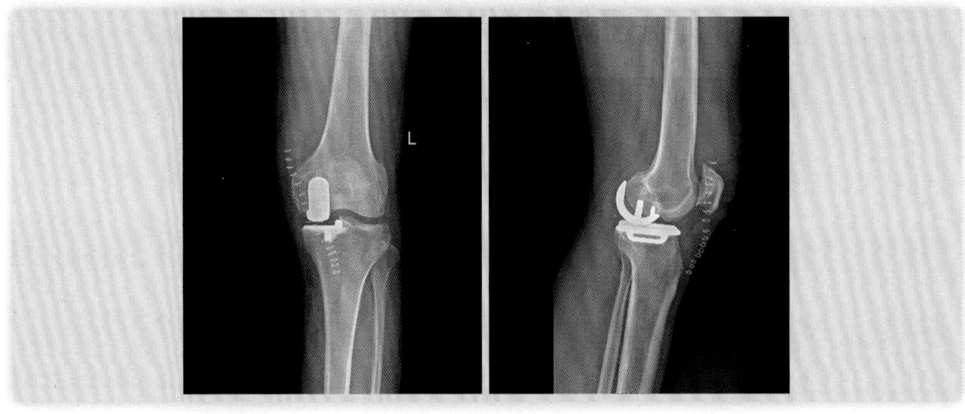

图 1-3-4 术后膝关节正侧位片示假体位置良好

（adult osteochondritis dissecans，AOCD），其中JOCD多为稳定型，以非手术治疗或多孔减压治疗为主，AOCD多为不稳定型，关节软骨及软骨下骨已经碎裂游离，应以自体软骨移植、骨移植为主，而对于病损面积较大或伴有退行性膝关节骨性关节炎的患者，以上治疗方案效果往往不理想，需进行关节置换。单髁置换术（unicompartmental knee arthroplasty，UKA）是治疗膝关节单间室退变常见的治疗方案之一，近年来随着假体设计的优化、手术器械及技术的改进，UKA在OCD治疗方面也取得了良好的临床效果。与全膝关节置换相比，UKA不仅保留了骨量有利于后期的翻修，而且可以保留前后交叉韧带，因此UKA术后对膝关节的稳定性和运动轨迹的影响较小。影像学测量观察到UKA术后膝关节屈曲最大时胫骨内旋角度为13.2°，而全膝关节置换则为6°。因此，UKA术后患者膝关节运动水平要优于采用全膝关节置换术的患者。在膝关节内外侧间室中，由于下肢力线与人体中线存在3°的夹角，从而导致内侧间室负重要大于外侧间室，内侧间室骨病变发生率远高于外侧间室，因而人们较少讨论外侧单髁关节置换。

其治疗膝关节内侧间室病变具有如下优点：①切口小，截骨量少，保留前交叉韧带，术后患者关节本体感觉强；②手术时间较短，术中、术后出血量少，无须输血；③术后关节功能恢复快，可以让患者更早地痊愈和获得更高的生活质量。

【病例点评】

OCD是临床较为常见的关节疾病之一，在全身大关节中，以膝关节病变最常见，其中股骨内侧髁约占85%，股骨外侧髁约占10%，滑车区和髌骨发病率不足5%。OCD治疗方案较多，如多孔减压、骨移植、关节置换等，应根据患者年龄、病变部位、病变程度、骨块的稳定性进行选择。

内侧UKA的最佳手术指征：①症状源于膝关节内侧间室，且疼痛明显，保守治疗效果不佳；②膝关节活动度≥90°；③膝关节稳定，内外侧副韧带、前后交叉韧带功能完整；④内翻畸形≤15°，并可被动矫正；⑤固定屈曲挛缩≤15°；⑥放射学检查证实为内侧间室病变，负重前后位X线片示内侧间室“骨对骨”；侧位X线片示胫骨内侧平台后部及股骨内侧髁后部的关节面完整；外翻应力位X线片示外侧间室间隙正常（≥5 mm）。

内侧UKA的禁忌证主要包括：①膝关节急性感染或反复感染；②炎性关节病；③外侧间室负重区全层软骨缺失；④髌股关节外侧严重磨损呈沟槽样改变、半脱位；⑤神经肌肉系统病变，股四头肌肌力障碍等；⑥患者一般情况差，因心肺功能衰竭等不能耐受手术。

本病例采用UKA治疗OCD说明内侧单髁置换可作为成人膝关节OCD的选择方案之一，具有创伤小、恢复快、膝关节功能影响小的优点。

13 后交叉韧带保留型假体膝关节置换1例

【病历摘要】

患者，男性，79岁。左膝关节疼痛、活动受限半年。

【现病史】患者半年前无明显诱因出现左膝关节疼痛不适，伴活动受限，未在意，之后疼痛加重，为求诊治就诊于我院，行左膝X线检查示左膝骨性关节炎。经保守治疗效果差，为进一步诊治收住我科。自发病以来，患者精神、睡眠差，饮食可，大小便正常。

【既往史】否认高血压病、糖尿病、心脏病病史，半年前因腰椎椎管狭窄症就诊于我院，行腰椎后路手术治疗，术后恢复好。否认肝炎、结核病史。否认输血史及输注血液制品史。无食物、药物过敏史。

【入院查体】脊柱未见明显畸形，腰部正中可见长约20 cm手术切口愈合瘢痕，各棘突无压痛及叩击痛。左膝关节未见明显肿胀，屈曲15°畸形，关节屈曲活动达100°、伸直15°，内侧间隙压痛（+），髌骨研磨试验（+），侧方应力试验（–），抽屉试验（–），左下肢感觉正常，末梢血运可，其余肢体未见明显异常，病理征（–）。

【术前化验】红细胞沉降率2 mm/h，超敏C-反应蛋白1.04 mg/L，糖化血红蛋白5.60%，D-二聚体定量（超敏）187 ng/mL，白细胞数3.74×10^9/L，中性粒细胞百分比59.3%，血红蛋白151 g/L，血小板数233×10^9/L，空腹血糖5.16 mmol/L。

【入院诊断】左膝骨性关节炎；腰椎管狭窄术后。

【术后化验】术后3天：红细胞沉降率9 mm/h，超敏C-反应蛋白22.97 mg/L。

术后6天：红细胞沉降率12 mm/h，超敏C-反应蛋白15.82 mg/L。

【治疗与转归】入院后完善术前检查、化验，在全身麻醉下行左侧人工膝关节置换术，术后对症治疗。术后第2日拔除引流管，术后第3日患者扶持助行器下地行走，嘱其锻炼股四头肌及进行关节屈伸练习。

术前、术后影像学表现见图1-3-5、图1-3-6。

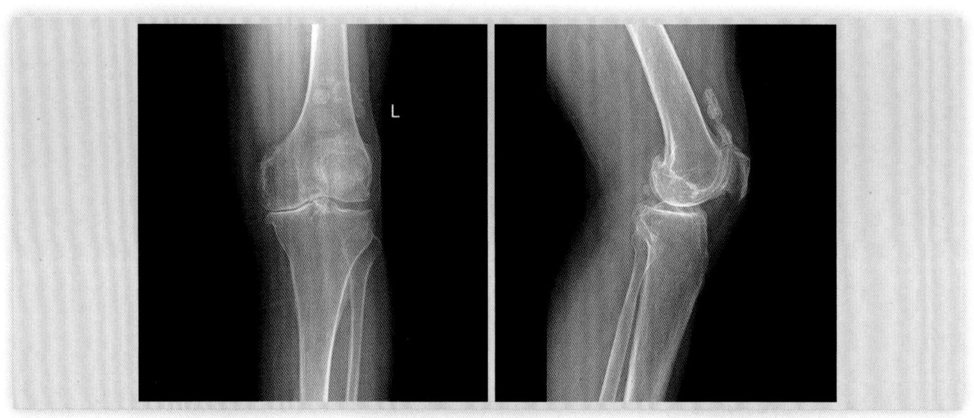

图 1-3-5　术前膝关节正侧位片示膝关节骨质增生

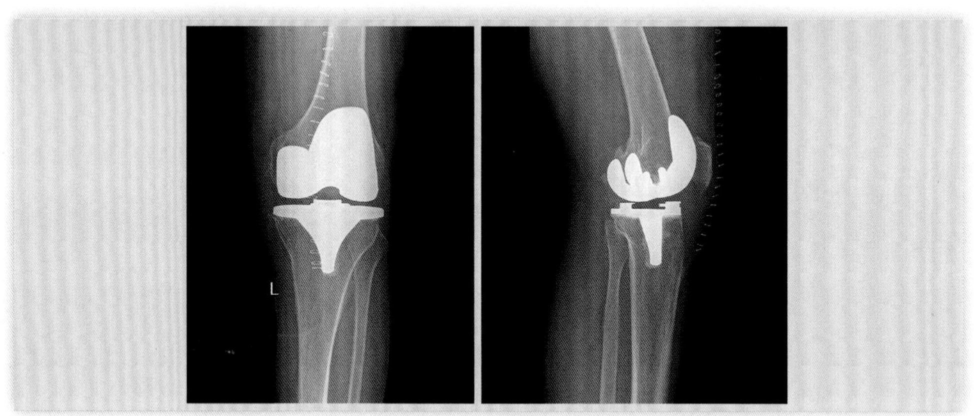

图 1-3-6　术后膝关节正侧位片示假体位置良好

【病例分析】

随着人口老龄化及生活水平的提高，膝关节骨关节炎（osteoarthritis，OA）的发病率在逐年上升，对于大部分晚期的OA患者而言，全膝关节表面置换术（total knee arthroplasty，TKA）成为一种有效治疗手段。目前TKA可采用的假体种类较多，大致可分为以下两类：①后方稳定型（posterior stabilizing，PS）假体是全膝关节置换术的主流设计和选择，但其具有术后本体感觉降低及患肢上下楼梯能力较差等问题；②后交叉韧带保留型（cruciate retaining，CR）假体，其能更好地恢复膝关节正常生理活动机制，同时由于保留了正常的股骨后滚运动，可使术后膝关节步态更趋于正常。自20世纪70年代现代膝关节假体投入临床使用以来，关于CR和PS假体的争论从未休止。目前我国临床上使用的假体以PS假体为主流选择，由于CR假体操作的相对复杂性，其使用的比例相对较小。

PS假体是通过胫骨垫中央的凸起和相应的股骨髁间凹槽替代后交叉韧带（posterior cruciate ligament，PCL）的功能，而CR假体不必行髁间成形，故其出血量较少。保留的PCL维持了假体植入后的后方稳定性，因而允许胫骨关节面趋向于大曲率的低限制设计而获得更大的关节活动度，但PCL的保留可能使屈曲挛缩畸形难以纠正。对于严重屈曲挛缩畸形的患者，单纯靠松解挛缩的侧副韧带往往不能有效矫正畸形，因此不考虑首选CR假体。应用CR假体行TKA，术后的稳定性更多地依赖于维持膝关节稳定的韧带结构的完整性和膝关节周围软组织的平衡。在我国行TKA的患者多存在关节畸形，软组织存在不同程度的挛缩。CR假体安装时要求也较高，只有在术中很好地清除骨赘、松解平衡软组织及恢复良好的下肢力线，才能维持膝关节功能、减少聚乙烯磨损及延长假体使用时间。

【病例点评】

OA是临床上常见的骨科疾病，早期的OA患者可通过保守治疗减轻疼痛，在病情的终末期，TKA能够有效地缓解疼痛、改善活动功能、提高患者生活质量，已被公认为治疗重度OA最为有效的方法。PCL是膝关节内非常重要的韧带，具有限制胫骨过度后移、限制伸膝位侧方活动及膝关节旋转活动等作用。CR假体通过保留PCL，可更好地恢复膝关节正常生理活动机制，更好地保留膝关节的本体感觉，同时由于保留了正常的股骨后滚运动，可使术后膝关节的活动范围更大、步态更趋于正常，在膝关节稳定性方面亦更好；保留PCL还可以吸收假体界面的剪切力，减少假体松动率，使CR假体长期生存率高于PS假体。通过PCL本体感受器控制股骨髁的滚动，尽可能地重建屈膝时的股骨后滚机制，可以增加膝关节屈曲度，提供更加稳定的膝关节功能。而切除PCL会导致膝关节稳定性下降，控制关节运动的能力降低。

本病例术后膝关节下肢力线基本恢复正常，膝关节活动度均在100°以上，且疼痛有显著缓解，生活质量得到提高。做此类手术需要注意以下几点：①在术前拍下肢全长片，全面了解股骨解剖轴、胫骨解剖轴，测量出股骨解剖轴与经股骨髁连线所成的夹角和胫骨解剖轴与经胫骨髁连线构成的夹角，便于术前选择好假体类型，术中确定截骨平面。②在手术过程中需要注意保护PCL的止点，在胫骨截骨时可以通过在PCL的止点前放置骨刀保护PCL，或者是在PCL的止点处遗留一部分骨量。

14 膝关节置换术后感染翻修1例

【病历摘要】

患者，男性，57岁。左膝关节置换术后局部疼痛不适1年，假体取出旷置后1个月。

【现病史】患者1年前因双膝骨性关节炎就诊阳泉市某医院，行双侧人工表面膝关节置换术，术后右侧恢复良好，左侧持续肿胀、疼痛，先后两次住院给予抗感染治疗，效果差。后患者为求诊治就诊于我院，化验红细胞沉降率61 mm/h，超敏C-反应蛋白40.34 mg/L。考虑左膝关节置换术后假体感染，建议患者控制感染、旷置后行膝关节翻修术。1个月前患者就诊于我科行左膝关节旷置术，术中见关节内侧有约10 mL的脓液。细菌培养为表皮葡萄球菌。药敏试验：替加环素、庆大霉素、利奈唑胺、利福平、万古霉素敏感。选用注射用盐酸万古霉素、盐酸左氧氟沙星氯化钠注射液、口服利福平抗感染6周治疗。红细胞沉降率、C-反应蛋白化验正常。再次住院拟行膝关节翻修术。患者自发病以来精神、食欲、睡眠差，小便正常，大便不畅。

【既往史】患有糖尿病30余年，使用胰岛素治疗，血糖控制可。曾有贫血病史。否认高血压病、心脏病。否认肝炎、结核病史。预防接种史不详。否认外伤史。无食物、药物过敏史。

【入院查体】左膝关节可见约15 cm切口，瘢痕愈合可，较对侧明显肿胀，皮肤未见明显发红、破溃。局部皮温较对侧高。左膝关节屈曲受限，伸直10°，屈曲80°。左膝末梢循环可，足背动脉可触及。

【术前化验】

旷置术前化验：红细胞沉降率61 mm/h，超敏C-反应蛋白40.34 mg/L。细菌培养：表皮葡萄球菌。药敏试验：替加环素、庆大霉素、利奈唑胺、利福平、万古霉素敏感。

旷置术后10天化验：红细胞沉降率54 mm/h，超敏C-反应蛋白18.92 mg/L。

旷置术后20天化验：红细胞沉降率26 mm/h，超敏C-反应蛋白4.16 mg/L。

翻修术前化验：红细胞沉降率14 mm/h，超敏C-反应蛋白3.50 mg/L，糖化血红蛋白6.40%，D-二聚体定量（超敏）492 ng/mL，白细胞数5.25×10^9/L，中性粒细胞百分比46.8%，血红蛋白117 g/L，血小板数200×10^9/L，空腹血糖7.52 mmol/L。

【入院诊断】左膝关节旷置术后；右膝关节表面置换术后；糖尿病；贫血。

【术后化验】术后5天：红细胞沉降率52 mm/h，超敏C-反应蛋白26.72 mg/L。

术后20天：红细胞沉降率16 mm/h，超敏C-反应蛋白5.21 mg/L。

术后30天：红细胞沉降率12 mm/h，超敏C-反应蛋白5.49 mg/L。

【治疗与转归】入院后完善术前检查、化验，在全身麻醉下取出骨水泥间隔器，见关节内组织新鲜，无明显骨缺损，先恢复胫骨高度、屈曲间隙及伸直间隙，安置膝关节翻修假体，术后对症治疗。见关节内引流液少于20 mL/24 h，于术后第5日拔除引流管，继续抗感染治疗（使用注射用盐酸万古霉素、盐酸左氧氟沙星氯化钠注射液1个月，口服利福平3个月、头孢地尼2个月），术后第5日患者开始扶持助行器下地活动，术后第21日拆除切口缝线，患者扶持助行器已负重，术后6周患者康复出院。

术前、术后影像学表现见图1-3-7～图1-3-9。

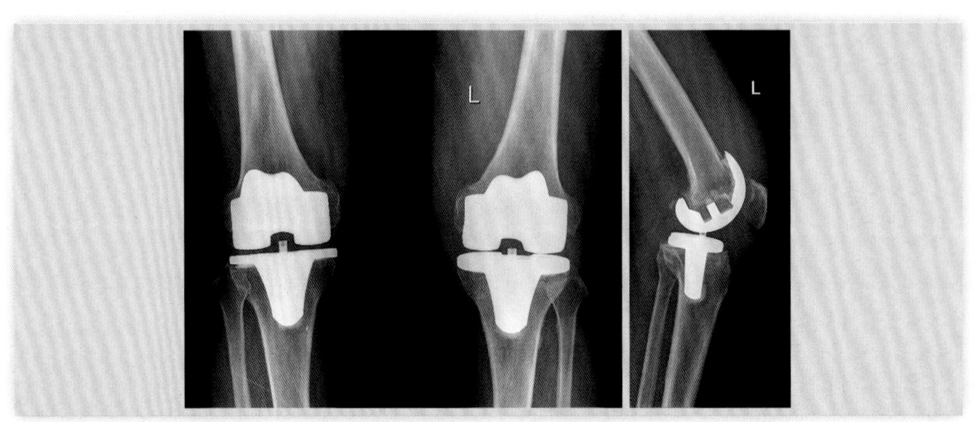

图 1-3-7　左膝关节旷置前正侧位片

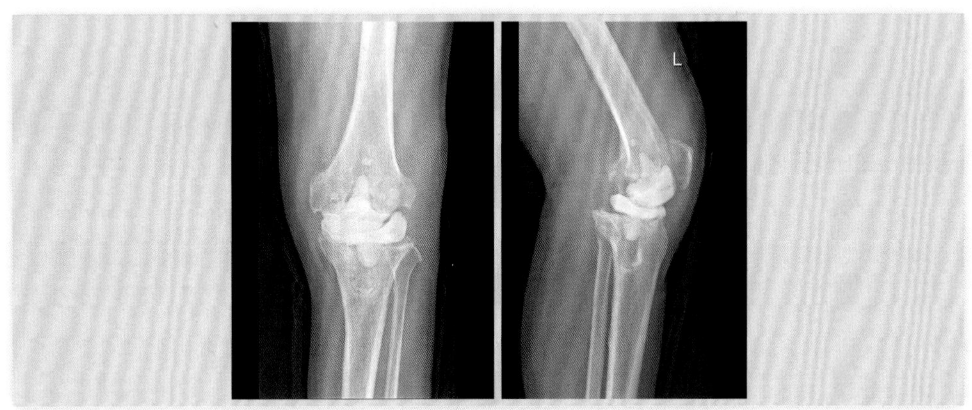

图 1-3-8 左膝关节间隔器旷置术后正侧位片

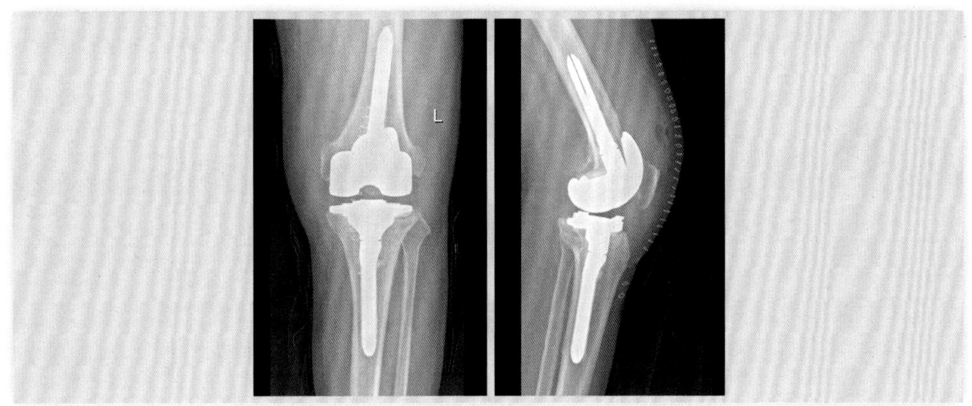

图 1-3-9 左膝关节翻修术后正侧位片

【病例分析】

人工全膝关节置换术目前已成为人们广泛接受的治疗方法，该技术能够缓解疼痛，最大限度地改善关节功能，随着假体、手术器械的改进及外科手术技术的提升，其成功率也越来越高。然而，手术部位感染（surgical site infection，SSI）仍是膝关节置换术失败的主要原因之一，SSI不仅会延长住院时间、增加患者经济负担，还可能造成关节功能的丧失，增加患者病死率。全膝关节置换术SSI发生与众多因素相关，多因素Logistic回归分析显示，手术持续时间长、引流、医院级别低等因素是全膝关节置换术SSI发生的独立危险因素。手术时间延长会造成更多组织干燥，切口周围随汗腺排出的细菌数量逐渐增多，切口和各种手术器械暴露污染概率增大，患者易发生低体温，进而导致切口感染的风险增加。然而影响手术时长的因素并不是单一的，有患者本身病情的原因，如大量瘢痕、大肿瘤、肥胖、手术部位暴露困难等因素，也有手术复杂程度和手术医生经验技术方面的因素。因此，术前应制订详细的手术计划和方案，做好手术时间延长的应对措施，如手术时间大于3小时应及时追加抗菌药物，注重患者术中的保温，定时释放拉钩，防止压迫引起组织缺血等。术后引流是为了将手术部位不能自行吸收的渗血、渗液及时引流排出，降低细菌在假体组织形成生物膜的发生率，从而促进组织愈合，减少切口感染的发生。但若引流天数过长则易造成引流管与周围黏膜组织反复接触产生局部炎症，还可能成为逆行性感染的途径。此外，医生的手术技巧性不高、娴熟程度不够，手术先进技术更新较慢，也会在一定程度上增加手术感染的风险。

人工关节感染（periprosthetic joint infection，PJI）发生后需联合外科干预及抗菌药物治疗，常用手术方式包括保留假体的清创灌洗术、一期翻修、二期翻修以及关节融合、截肢等。二期翻修由Insall等于1983年首次提出并应用于临床，是目前治疗人工关节置换术后慢性和延迟感染的首选方式。2013年PJI费城国际共识指出在满足以下条件时推荐使用二期翻修：①慢性感染；②存在全身性感染（脓毒血症）；③术前细菌培养阴性或术前培养出难治性、耐药性病原体；④真菌感染；⑤存在与关节腔相同的窦道；⑥软组织缺损或失活，无法进行良好假体覆盖。

该术式能够最大限度地清除感染、降低感染复发风险，治愈率可达80%~100%。

【病例点评】

人工全膝关节置换术（total knee arthroplasty，TKA）作为治疗膝关节终末期疾病的有效手段，在我国已得到广泛开展，TKA术后假体周围感染PJI的发生率为1%~2%，虽然罕见，但却是灾难性的并发症，通常需要进行翻修手术，手术过程复杂，时间长，并伴有进一步的并发症及死亡率。

对PJI进行合理、准确分型是选择治疗方案的前提，Tsukayama分类标准是临床广泛使用的分类标准，可指导治疗方案的制订。该分类标准主要根据感染发生时间分类，分为4型，具体标准：患者无任何感染征象，在翻修术中至少有两个样本培养出同一种致病菌（Ⅰ型）、术后早期感染包括浅表和深部感染（术后4周内，Ⅱ型）、急性血源性感染（Ⅲ型）及晚期慢性感染（Ⅳ型）。其中，Ⅱ型与Ⅲ型感染合称为急性PJI。

二期翻修治疗流程包括2个阶段。第一阶段，手术暴露术腔后移除关节假体、骨水泥及所有可更换的部件。采集多个假体周围组织、脓液等标本进行细菌培养及组织病理学检查，彻底清创并反复冲洗术腔，放置负载抗生素的骨水泥间隔器，留取标本后静脉使用抗生素。若术前已检出致病菌，则根据致病菌药敏试验结果选择特异性抗生素；术前致病菌未明确时，先经验性使用抗生素，待培养结果明确后再根据药敏试验结果及时调整。在抗感染治疗期间，定期检测C-反应蛋白、红细胞沉降率等炎性指标以及密切观察患者感染症状、体征。明确感染因素已经根除，综合评定感染控制后，确定二期假体再植时机。目前，对于假体再植时机尚无统一标准。有学者认为应在第1阶段骨水泥间隔器置入后应用抗生素4~6周，然后停药2~8周观察感染是否彻底根除，根据观察结果确定二次假体植入时机。但也有研究表明，两次手术间隔超过6个月不仅不会提高感染控制率，还会降低患者生活质量。间隔器我们选用骨水泥–骨水泥界面型间隔器，该类型间隔器控制感染的效果与非关节型间隔器类似。关节型间隔器的主要优点是术后患侧关节存在一定的活动度，有助于肢体功能恢复以及维持伸膝装置长度和弹性，防止股四头肌缩短以及关节囊增厚、挛缩，便于二期手术暴露，降低假体再植难度，也可改善二期假体再植后关节最终运动范围。第二阶段，手术取出间隔器，彻底清创并反复冲洗术腔，根据患者情况选择合适的关节假体植入。本例患者第一次假体取出后，细菌培养：表皮葡萄球菌。药敏试验：替加环素、庆大霉素、利奈唑胺、利福平、万古霉素敏感。选用注射用盐酸万古霉素、盐酸左氧氟沙星氯化钠注射液，口服利福平抗感染治疗。第二次假体置入后在上述抗生素的基础上加用头孢地尼口服。该患者在二期翻修时未发现明显感染及骨缺损，为了保持关节稳定，我们采用带延长杆的翻修假体，术后给予严密缝合，患者获得了良好的功能恢复。

15 膝骨性关节炎合并重度膝内翻膝关节置换1例

【病历摘要】

患者，女性，76岁。双膝关节疼痛不适10余年，加重1年。

【现病史】患者10年前无明显诱因出现双膝关节疼痛不适，未在意，也未经任何治疗，疼痛症状持续加重，伴双膝内翻畸形加重，近一年以来疼痛明显加重，影响活动，为求诊治就诊于我院门诊，考虑双膝骨性关节炎。为进一步治疗，收住我科。患者自发病以来，精神、食欲、睡眠可，大小便正常。

【既往史】高血压病病史10年，平素口服北京0号降压药，血压控制不平稳，已调整药物。否认糖尿病，心脏病病史。否认肝炎、结核病史。预防接种史不详。否认手术、外伤史。否认输血史及输注血液制品史。无食物、药物过敏史。

【入院查体】双膝关节皮温正常，未见明显肿胀，双膝关节内翻畸形，压痛阳性，以内侧为重，左膝关节屈伸活动20°～90°，内翻28°，右膝关节屈伸活动30°～90°，内翻30°，双膝髌骨研磨试验阳性，内外侧翻应力试验阴性，双下肢感觉未见异常，末梢循环良好。

【术前化验】红细胞沉降率4 mm/h，超敏C-反应蛋白0.41 mg/L，糖化血红蛋白5.90%，D-二聚体定量（超敏）209 ng/mL，白细胞数5.81×10^9/L，中性粒细胞百分比70.1 %，血红蛋白129 g/L，血小板数131×10^9/L，空腹血糖5.07 mmol/L。

【入院诊断】双膝骨性关节炎；双侧重度膝内翻；高血压病。

【治疗与转归】入院后完善相关检查，在腰硬联合麻醉下行左侧膝关节表面置换术。选左髌骨内侧入路，咬除髌骨周围增生骨质，松解髌骨外侧韧带，外翻髌骨，清理增生骨质，松解内侧副韧带。切除髌上囊滑膜，定位胫骨力线，截除9 mm高度的骨质。于后交叉韧带前方1 cm处钻孔并扩大，插入股骨髓腔内定位杆，测量选用12 L股骨假体，对股骨进行5个面截骨。用撑开器暴露胫股间隙，去除增生的骨赘及多余的软组织，测量并使伸屈间隙相等。胫骨平台骨质缺损经缩容截骨后，缺损小于5 mm，选择普通假体。冲洗术野，外翻髌骨，清理其表面，周围去神经化。安装12 L股骨假体、8#胫骨假体、8#衬垫，检查软组织平衡，冲洗术野，在关节腔内放置引流管，缝合髌骨内侧支持带、皮下及皮肤。术后常规予抗凝、对症治疗。

1周后在腰硬联合麻醉下行右侧膝关节表面置换术。选右膝髌骨内侧入路，切开髌腱内侧及内侧支持带，咬除髌骨周围增生骨质，松解髌骨外侧韧带，外翻髌骨，清理增生骨质，松解内侧副韧带。切除髌上囊滑膜，定位胫骨力线，截除9 mm高度骨质。于后交叉韧带前方1 cm处钻孔并扩大，插入股骨髓腔内定位杆，测量选用4#股骨假体，对股骨进行5个面截骨。患者胫骨平台内侧缺损较多，测量显示缺损超过10 mm，选择髁限制型假体（LCCK假体）。

使用模具行平台内侧截骨，胫骨髓腔扩髓，去除增生的骨赘及多余的软组织，进行试模测试、测量并使伸屈间隙相等。冲洗术野，外翻髌骨，清理其表面，周围去神经化。安装4#股骨假体、E号胫骨假体、10 mm垫块、14 mm衬垫，检查软组织平衡，冲洗术野，在关节腔内放置引流管，缝合髌骨内侧支持带、皮下及皮肤。术中操作顺利，麻醉满意，术后患者安返病房。

术后切口愈合良好，患者可下床活动，行功能锻炼，无特殊不适，复查X线显示双膝关节假体位置良好。

术前、术后影像学表现见图1-3-10 ~ 图1-3-14。

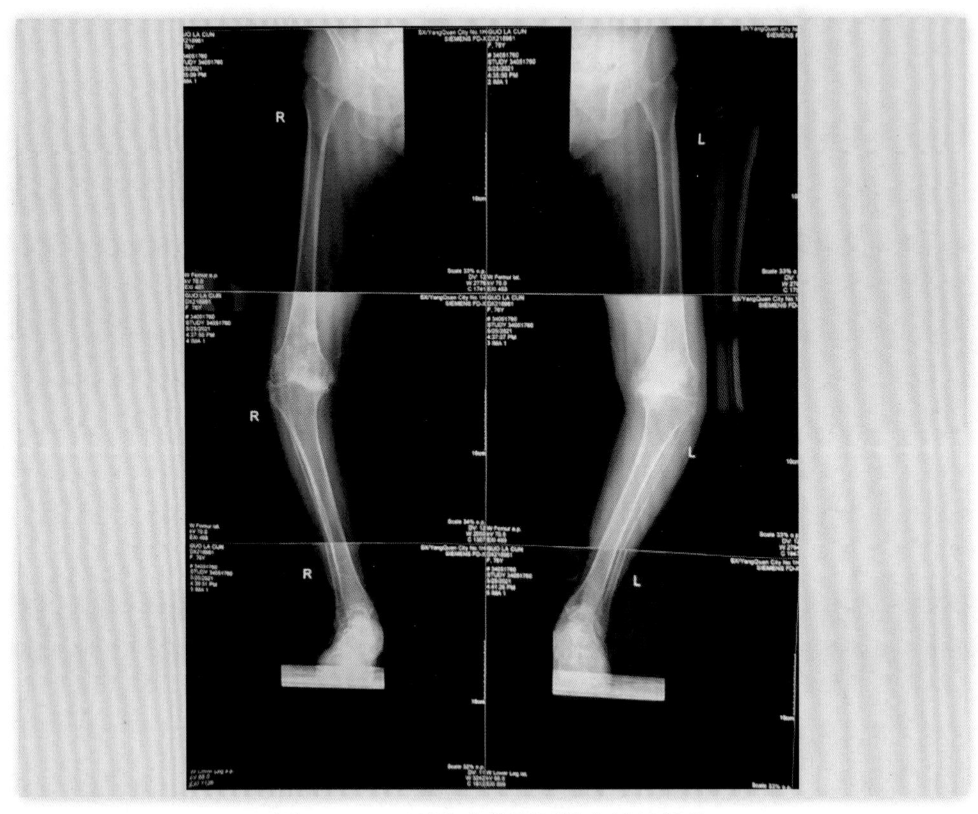

图 1-3-10　双膝术前双下肢全长 X 线片

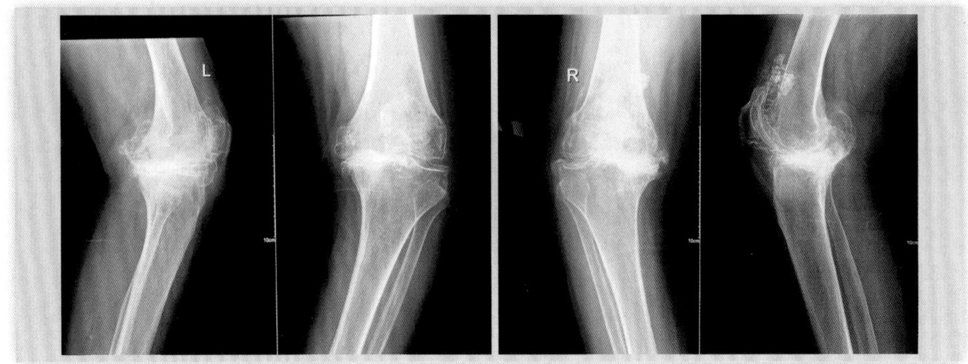

图 1-3-11　双膝术前正侧位片

【病例分析】

膝骨关节炎是关节外科最常见的疾病之一，膝关节内翻屈曲畸形是膝关节骨关节炎晚期的主要表现之一，临床上依据内翻程度分为轻度内翻和重度内翻。根据测量本例患者右膝的内翻角度为30°，左膝的内翻角度为28°，已经达到重度膝内翻畸形的标准。重度膝内翻畸形患者下肢力线严重内翻，内侧膝关节间隙常出现严重狭窄，胫骨内侧平台明显骨赘增生，甚至胫

白色凹陷部分为胫骨平台
缺损，深度大于 10 毫米

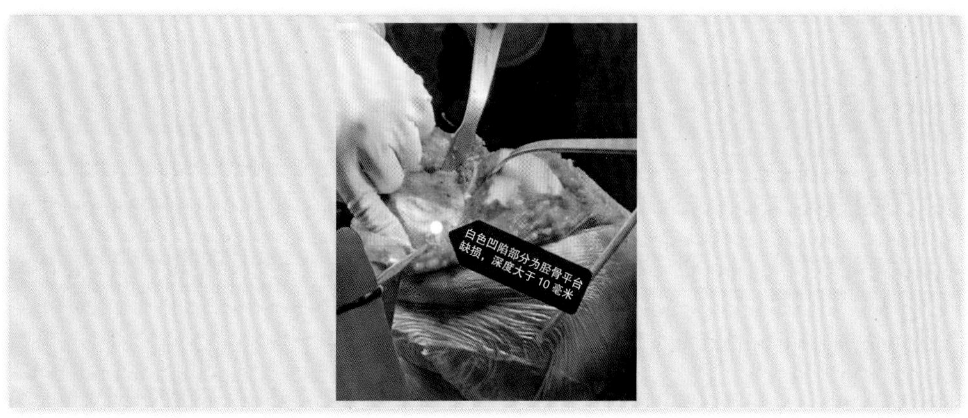

图 1-3-12　术中可见胫骨平台有缺损

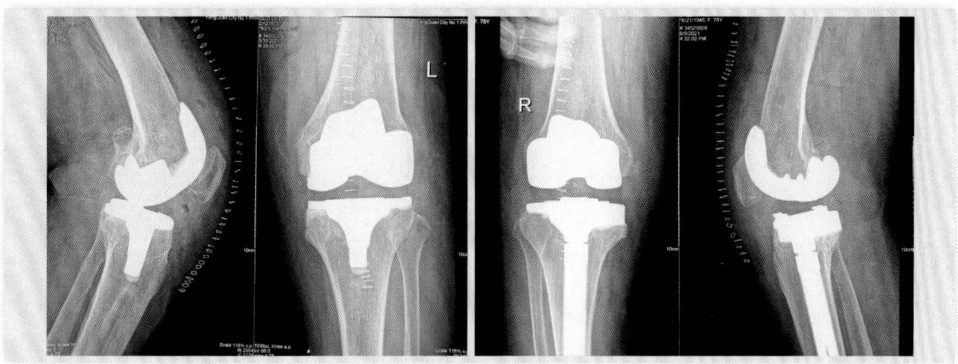

图 1-3-13　双膝术后 X 线片

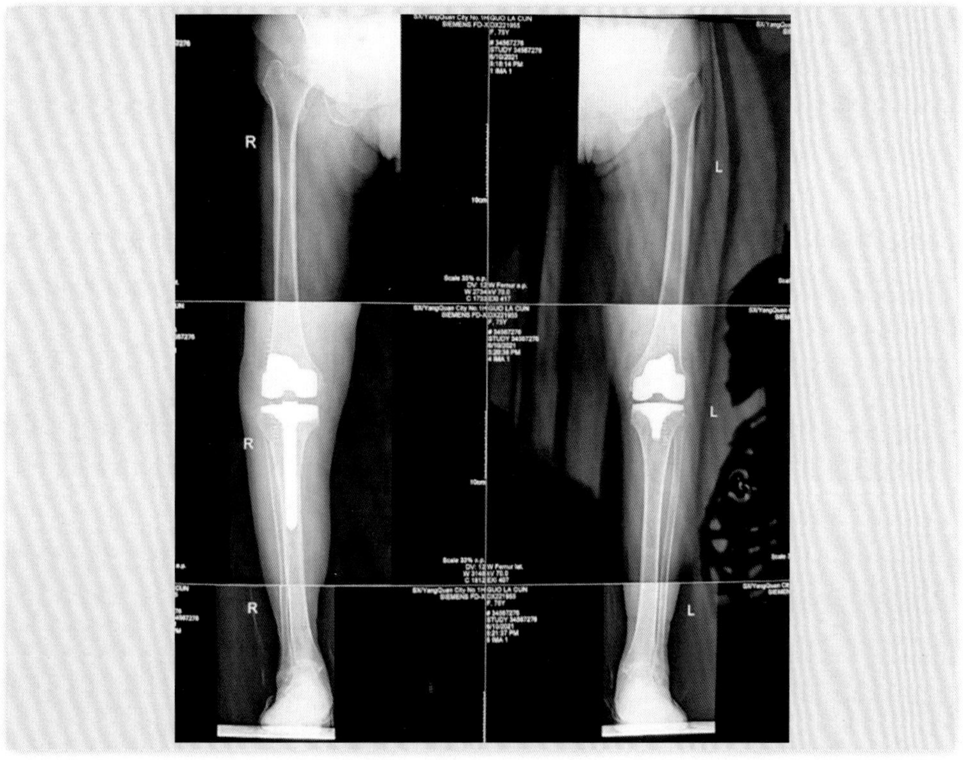

图 1-3-14　双下肢术后全长 X 线片

骨内侧平台或股骨内侧髁骨缺损，患者往往存在严重的膝关节疼痛，关节功能明显障碍。人工全膝关节置换术（total knee arthroplasty，TKA）是恢复患者关节功能、缓解关节疼痛的有效方法。

对于患有双侧膝关节骨关节炎的患者来说，单侧的TKA无法获得满意的功能恢复。双侧TKA方案又可分为同期双侧全膝关节置换和分期双侧全膝关节置换。综合目前的文献及临床证据，对于晚期双膝骨关节炎，同期双侧关节置换以及分期双侧关节置换均可达到良好的手术效果。而本例患者高龄，76岁，且合并一种内科基础疾病（高血压），同时行双侧膝关节置术换风险较大，故选择了分期膝关节置换术。

【病例点评】

膝关节重度膝内翻的全膝关节置换手术较为复杂，术中操作技巧等会对手术效果及预后产生显著影响，因此需要有经验的医师进行操作，且术前要充分评估患者的身体情况，制订详细的术前计划以精准地截骨及掌握软组织平衡技巧。TKA术中软组织不平衡可能导致力线不正、假体松动及术后膝关节功能较差等情况，临床上常通过截骨、松解及重建达到软组织平衡的目的。关节骨组织截除量对手术效果具有显著的影响，一般情况下应注意“宁少勿多，一次完成”，尽量给予精确的个体化截骨。截骨太多可能会引起关节囊松弛薄弱以及膝关节不稳定；截骨太少会导致膝关节周围组织紧张，膝关节疼痛，使患者日常活动受到严重影响。重度膝内翻畸形通常截骨后仍存在内侧间隙紧张，需要通过广泛地松解内后侧软组织来达到内外侧软组织平衡，包括袖套式剥离内侧骨膜、关节囊、内侧副韧带深层，以及松解后斜韧带、鹅足、内侧副韧带浅层等，必要时可结合“拉花”技术，在关节线水平多点穿刺。但是过度松解可能导致内侧软组织连续性中断，造成内侧不稳，需使用更厚的垫片或者使用限制性假体来达到膝关节的稳定平衡。

临床对于具体的胫骨平台内侧骨缺损，需要根据患者的实际情况进行个体化修复，其最终目的仍然是有效修复骨缺损、重建胫骨平台，为假体提供有效和稳定的支撑。对于胫骨内侧平台严重骨缺损，可根据AORI分型采用不同的方法治疗，例如骨水泥填充技术、螺钉栽桩骨水泥技术、金属垫块技术、加延长杆等，这些方法各有优缺点，故临床治疗时需把握骨缺损重建的指征。对于缺损深度＜5 mm的骨缺损，应用骨水泥进行修补，骨水泥技术的优势在于它的通用性及对于缺损大小形状的完整适应性，常应用于小范围的骨缺损。对于缺损深度＞5 mm的包容性缺损，推荐应用自体骨移植修补缺损，此技术的优势在于移植的骨块与原有骨质远期可相互长入，结合牢靠，可保证中远期的稳定性。对于缺损深度＞5 mm的非包容性缺损，选择骨水泥加螺钉方式。本例患者膝内翻畸形较严重，右膝内侧截骨后缺损＞10 mm，且累及面积较大，采用金属垫块组合式胫骨平台假体进行膝关节置换，选用胫骨平台延长杆与内侧金属垫块做假体以分散力学负荷，且增加假体的稳定性。同时，金属垫块组合式胫骨平台假体骨缺损部分可减少平台塌陷。

16 双侧膝关节置换术后假体周围骨折1例

【病历摘要】

患者，女性，62岁。双膝关节置换术后20余天，双膝扭伤疼痛不适1小时。

【现病史】患者2017年2月26日因“双膝关节炎”在我科行“双膝关节表面置换术”。2017年3月21日晚9时在家中行走时不慎扭伤双膝关节致疼痛活动受限，不伴有双下肢麻木、无力，自行卧床休息疼痛无明显缓解，在我院拍片提示双股骨髁上骨折，断端错位。为求诊治，收入我院。

【既往史】高血压病3级，口服硝苯地平缓释片（得高宁）维持；有糖尿病病史，口服阿卡波糖治疗，血糖控制基本正常；骨质疏松，低蛋白血症。

【入院查体】体温36.6 ℃，脉搏82次/分，呼吸20次/分，血压140/90 mmHg，身高155 cm，体重60 kg。脊柱呈生理弯曲，无明显棘突压痛、椎体叩击痛。双膝肿胀，畸形，活动受限，可及骨擦感、骨擦音，压痛阳性。左下肢感觉功能尚好，足背动脉搏动好，末梢循环好。

【入院诊断】双侧膝关节置换术后假体周围骨折。

【治疗与转归】积极完善入院相关检查及术前准备，于2017年3月26日行双股骨髁上切开、复位，自体髂骨植骨，锁定钢板内固定术治疗。术后给予输血，输蛋白，止痛消肿，预防感染，预防应激性溃疡，改善肺功能，促进骨折愈合、预防下肢深静脉血栓、维持体液及能量平衡，促进局部循环，促进切口愈合等药物对症支持治疗。患者术后恢复良好。

术前、术后影像学表现见图1-3-15 ~ 图1-3-19。

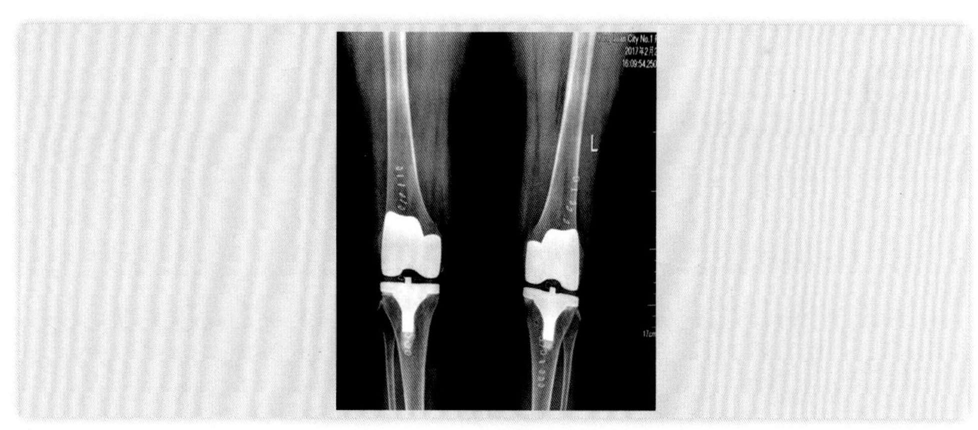

图 1-3-15 双膝关节置换后 X 线片

【病例分析】

膝关节置换术后并发症较多，其中膝关节假体周围骨折是膝关节置换术后一个比较严重的并发症。骨折可发生在手术后早期，也可发生在手术后晚期。有时由于术中操作不当也会出现术中假体周围骨折。

手术后早期和术中发生的膝关节假体周围骨折多与患者有比较严重的骨质疏松和术者操作力量过大有关，一个轻微外力即可导致假体周围骨折。膝关节置换术后的假体周围骨折，尤其

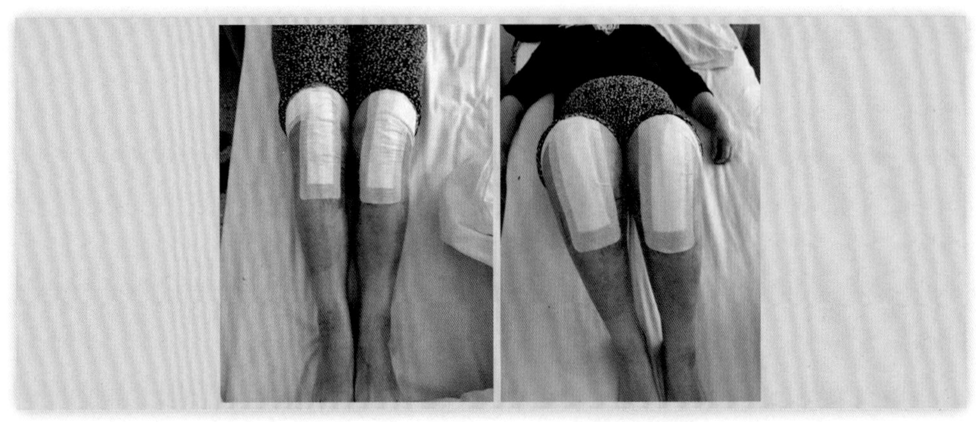

图 1-3-16　双膝关节置换术后外观照

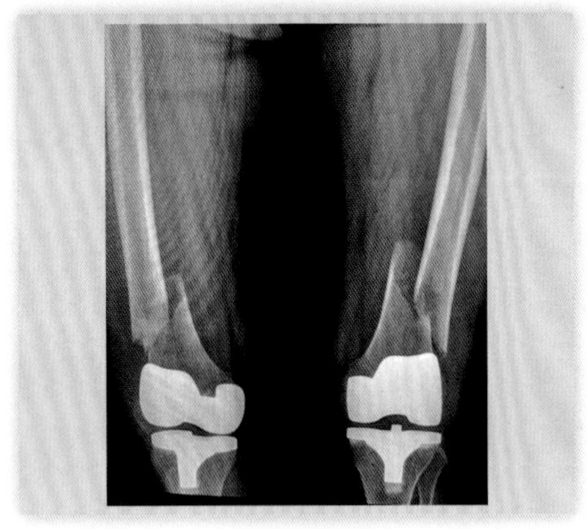

图 1-3-17　双膝关节置换后假体周围骨折 X 线片

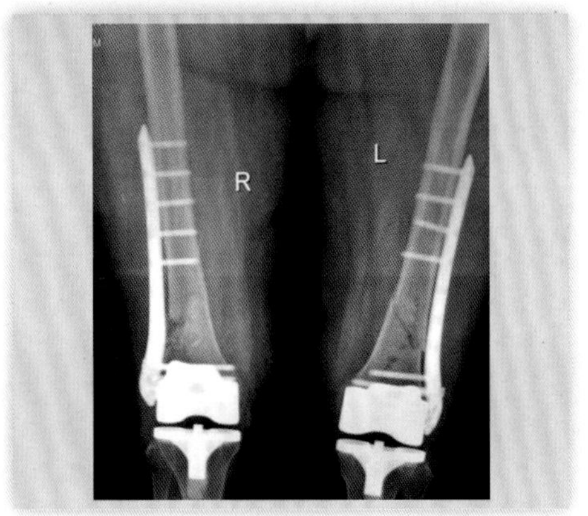

图 1-3-18　假体周围骨折治疗后 X 线片

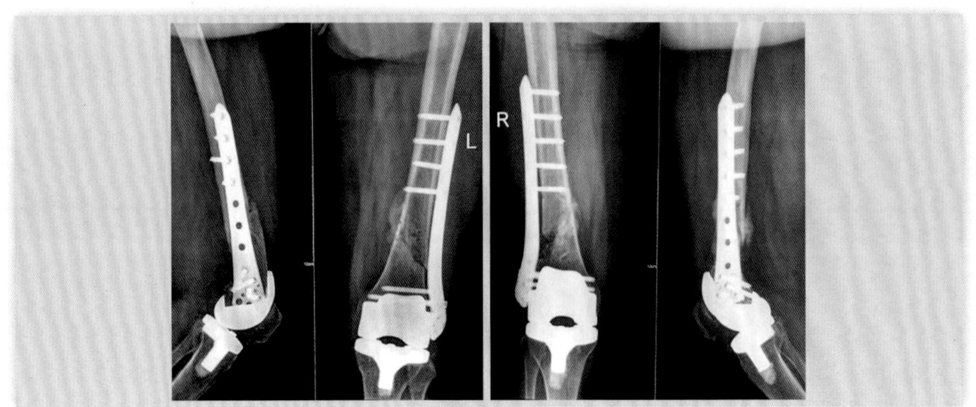

图 1-3-19　假体周围骨折治疗后 1 年后 X 线片

是早期发生的假体周围骨折，多出现明显的骨折移位，尽早采取手术切开复位内固定是非常必要的。少数无明显移位的假体周围骨折也可采取保守治疗。

【病例点评】

近年来，随着人的生活水平的提高和医疗环境的改善，膝关节置换的患者越来越多，膝关节置换术后假体周围骨折的发生率也在逐年上升。有资料显示，初次膝关节置换后，假体周围骨折的发生率约为5%，而翻修手术后的发生率可达30%左右。因此，提高膝关节置换手术技术，明确良好的截骨力线和假体安装时的旋转角度非常重要。

膝关节置换后早期发生假体周围骨折的原因比较复杂，其中骨质疏松是最主要原因，对于年龄较大、营养不良的患者，尤其是合并类风湿关节炎和长期服用皮质类固醇激素的患者，应引起重视。年龄较小的患者由于运动和锻炼的机会较多，发生假体周围骨折的机会也会增加。因此，较为合理的康复训练和合理的运动也很重要。对于合并神经系统疾病的患者，如脑卒中后遗症、帕金森病等患者，其肌力调节能力差，平衡能力差，在外力的作用下发生关节假体周围骨折的风险也明显增加。

本例患者在双侧膝关节置换术后1个月内同时出现双侧假体周围的骨折，较为少见，应积极采取骨折切开复位内固定及断端自体髂骨植骨，伤口一期愈合。患者及早进行功能锻炼，恢复下肢功能，取得了良好效果。

17 膝外翻全膝关节置换1例

【病历摘要】

患者，女性，61岁。双膝关节疼痛不适10余年加重1年。

【现病史】患者于10余年前无明显诱因出现间断性双膝关节疼痛，左侧为著。劳累时加重，休息后好转，未正规治疗，症状逐渐加重。近1年来双膝关节疼痛加重，出现畸形，左腿较右腿严重，行走困难，保守治疗无效。

【既往史】既往高血压病史10余年，平时口服复方降压片（2片/日）、阿司匹林肠溶片（3片/日）。40余年前因“结核性脑膜炎”住院治疗。无食物、药物过敏史。

【入院查体】双膝关节无明显肿胀，左膝关节膝外翻畸形。左膝髌骨外侧、右膝髌骨内侧压痛（+）。活动受限，左膝关节屈曲90°，伸直15°。右膝屈曲110°，伸直0°。浮髌试验（–），抽屉试验（–），侧方应力试验（–）。

【术前化验】白细胞数、红细胞沉降率、超敏C-反应蛋白均未见异常。

【入院诊断】双膝骨关节炎；左膝膝外翻畸形；高血压。

【治疗与转归】完善相关化验检查，在硬膜外麻醉下行左膝关节人工关节置换术，术后予对症治疗、抗凝治疗，指导功能锻炼。选常规髌旁内侧入路，先行髌骨成形，常规股骨远端外翻6°截骨，胫骨内侧平台下2 mm截骨，术中见股骨外髁发育较小，但没有骨缺损，常规外旋3°定位，行股骨四合一及髁间截骨，松解外侧副韧带、髂胫束。截骨后内外侧平台后方均存在缺损，内外侧平台后方缺损处使用3枚螺钉做桩。安装假体，检查软组织平衡，“无拇指”试验髌骨轨迹良好。围手术期处理同膝内翻，术后伤口愈合良好，3个月复查，功能良好。

术前、术后影像学表现见图1–3–20、图1–3–21。

【病例分析】

成人膝外翻畸形的常见原因有原发性骨关节炎、类风湿关节炎和创伤性关节炎，以原发性为多见，以及膝内翻胫骨高位截骨过多等。其病理变化主要包括胫骨平台外侧严重骨缺损、外侧软组织结构的严重挛缩、内侧副韧带松弛，常伴有高位髌骨或髌骨半脱位、股骨外后髁发

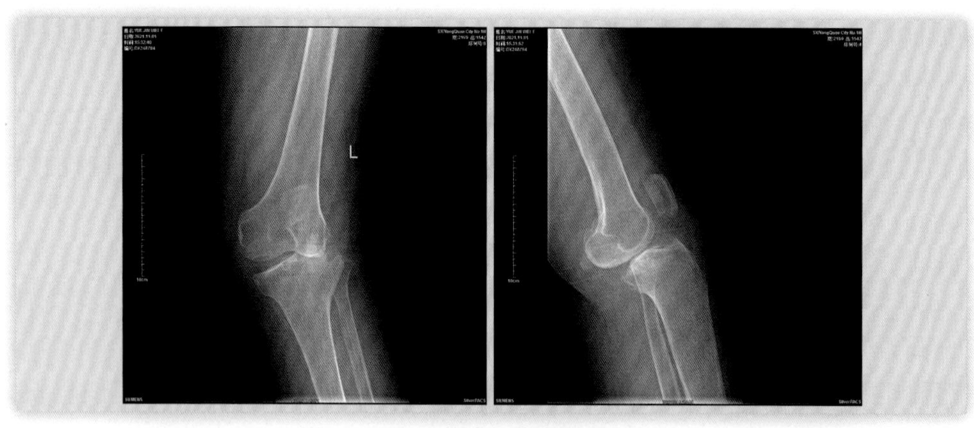
图 1-3-20　右膝关节术前正侧位片

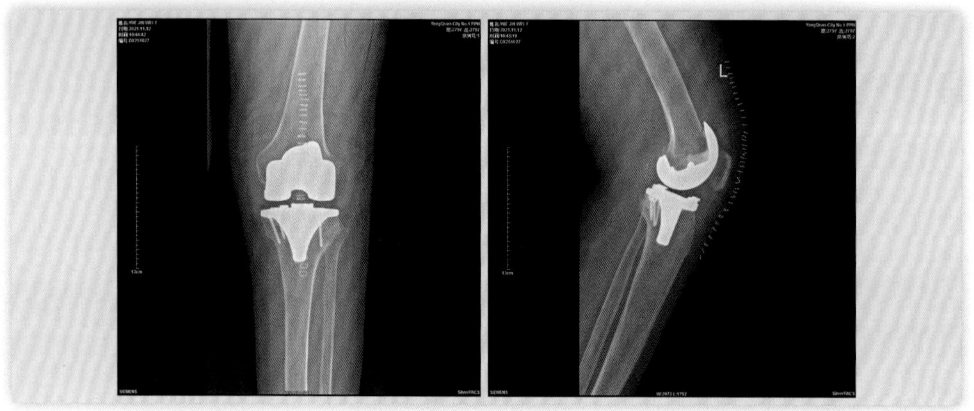
图 1-3-21　右膝关节术后正侧位片示假体位置良好

育不良等。对于膝外翻造成的功能受限需行全膝关节置换治疗。膝外翻在需行全膝关节置换术的患者中占10%～15%，男性高于女性，比例约为9∶1。临床上常用Keblish分级：轻度外翻（<15°），中度外翻（15°～30°），重度外翻（>30°）。

本例患者为中度外翻（20°），同时伴轻度屈曲畸形，严重影响患者活动，符合全膝关节置换手术适应证。围手术期排除类风湿关节炎、创伤性关节炎等，并且行CT检查评估骨缺损以及是否有发育畸形等问题。本例患者有轻度的股骨外髁发育不良，胫骨平台后外侧及后内侧存在骨缺损，经测量确定可以行螺钉骨水泥技术，故术中常用了常规后交叉韧带替代型膝关节假体。

【病例点评】

膝关节外翻畸形是膝关节疾病晚期的主要并发症，膝关节外翻畸形严重影响了患肢的活动，极大降低了患者的生活质量，其手术效果也不如膝关节内翻畸形和不存在畸形的膝关节。手术的难度存在于整个围术期，包括假体的选择、手术入路的选择、截骨方式、膝关节软组织平衡等。其中最为关键的步骤就是软组织的松解和平衡。

膝关节外翻畸形的手术入路基本可分为两种：①膝关节髌旁内侧入路，该入路是全膝关节置换术经典手术入路，适用于大多数膝关节畸形，优点是术中显露理想，手术操作容易掌握。适用于轻中度膝外翻畸形。②髌骨外侧入路，适用于重度膝外翻。

股骨远端截骨通常需要术前测量外翻角度进行精准截骨，并且需测量准确的股骨开髓点，做到个体化截骨。对于股骨外髁发育不良的患者，股骨旋转定位时如果是后参考，通常要加大外旋的角度，可参考通髁线和whiteside线。膝外翻畸形患者大多合并胫骨平台外后侧磨损，磨损轻时以外侧平台最低点为参照进行测量并截骨，若外侧平台磨损严重则以内侧平台最高点为参照。对于骨缺损小于5 mm的可用骨水泥填充，5～10 mm的可考虑骨水泥螺钉技术，大于10 mm的可植骨或用金属垫块填充。

目前对于膝外翻全膝关节置换的软组织松解尚无统一意见。多数学者认为外侧结构的松解应该从最紧张的地方开始，其中外侧副韧带在大多数情况下都需要松解，而且松解应先从股骨髁开始。本例患者是从膝关节外侧副韧带和腘肌腱复合体开始，然后松解后外侧关节囊，最后松解髂胫束，即所谓“inside-out”技术。术中遵循边测量、边松解的原则，避免过度松解。对于髌骨轨迹不良的可行外侧支持带半弧形松解。

18 牛津单髁置换治疗膝关节前内侧骨性关节炎1例

【病历摘要】

患者，男性，65岁。间断双膝关节疼痛6年余，加重伴活动受限4个月。

【现病史】患者6年前无明显诱因自觉双侧膝关节前内侧疼痛，行走时疼痛加重，当时行X线检查示双侧膝关节骨性骨关节炎，口服消炎镇痛药治疗，效果不佳。近4个月自觉双膝关节疼痛加重，右膝关节疼痛较重，不能行走，遂就诊于我院，行膝关节X线示双膝关节骨生性关节炎，建议患者住院治疗，遂入住我科。

【入院查体】双膝关节无明显畸形，双膝关节周围皮肤无发红，双膝关节前内侧压痛（+），双膝活动受限，膝关节活动度：左0°～120°，右0°～120°，双下肢感觉未见异常，双侧足背动脉搏动可触及。

【影像学检查】双膝关节X线：双膝关节骨性关节炎。

【入院诊断】双膝关节骨性关节炎（内侧间室）。

【治疗与转归】入院完善相关术前化验检查，在腰硬联合麻醉下行双侧单髁置换术，术后予预防性抗感染治疗，术后12小时予低分子抗凝治疗。术后复查X线，假体位置良好，术前关节疼痛缓解，术后第2日下地活动，开始进行膝关节屈伸功能及股四头肌功能锻炼。

术前、术后影像学表现见图1-3-22、图1-3-23。

【病例分析】

在所有的膝骨关节炎中，1/3的膝关节炎患者早期病变仅局限于一个间室，通常为内侧间室或髌骨关节，因此针对单间室的膝单髁置换术（unicompartmental knee arthroplasty，UKA）手术随之而生。但早期单髁关节置换（主要指股骨内髁置换，也包括髌股关节置换）手术失败率高，手术发展缓慢。目前，随着材料、技术与设备的进步，该技术重新得到重视和快速发展。UKA具有手术时间短、创伤小、手术风险（血栓等）小、功能恢复快等优势。UKA适应证：前内侧髁骨关节炎，髌股关节的轻度累及，轻微静息痛，膝关节活动度＞90°，屈曲挛缩小于5°，前交叉韧带完整，没有膝关节半脱位，膝关节内翻畸形小于10°，膝关节外翻畸形小

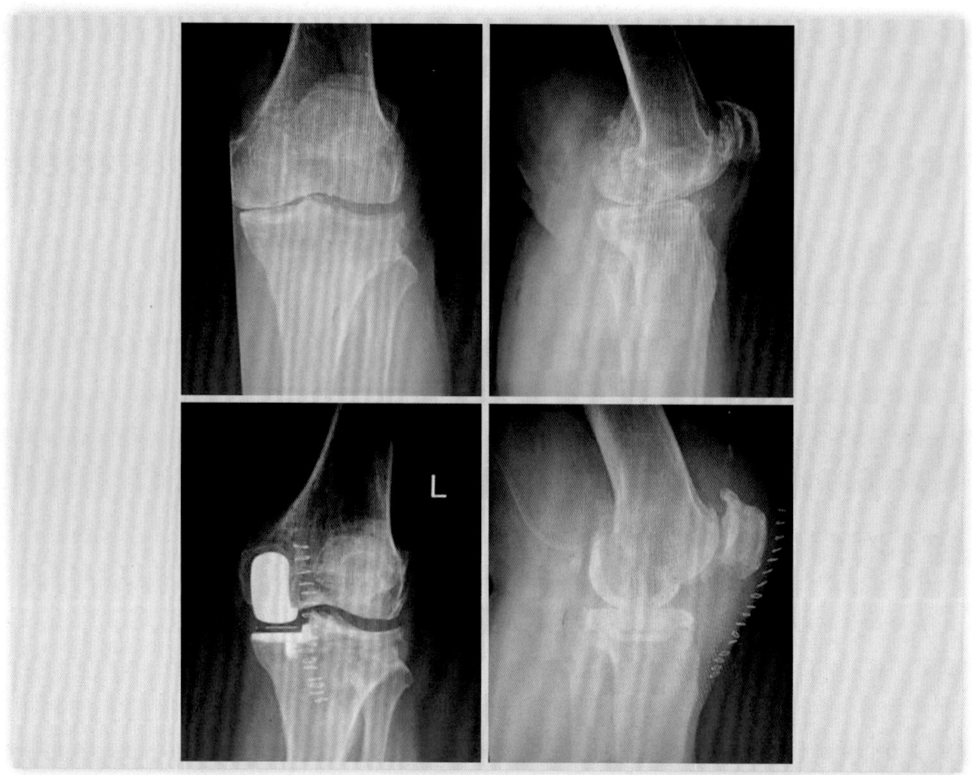

图 1-3-22 左膝关节术前术后正侧位片

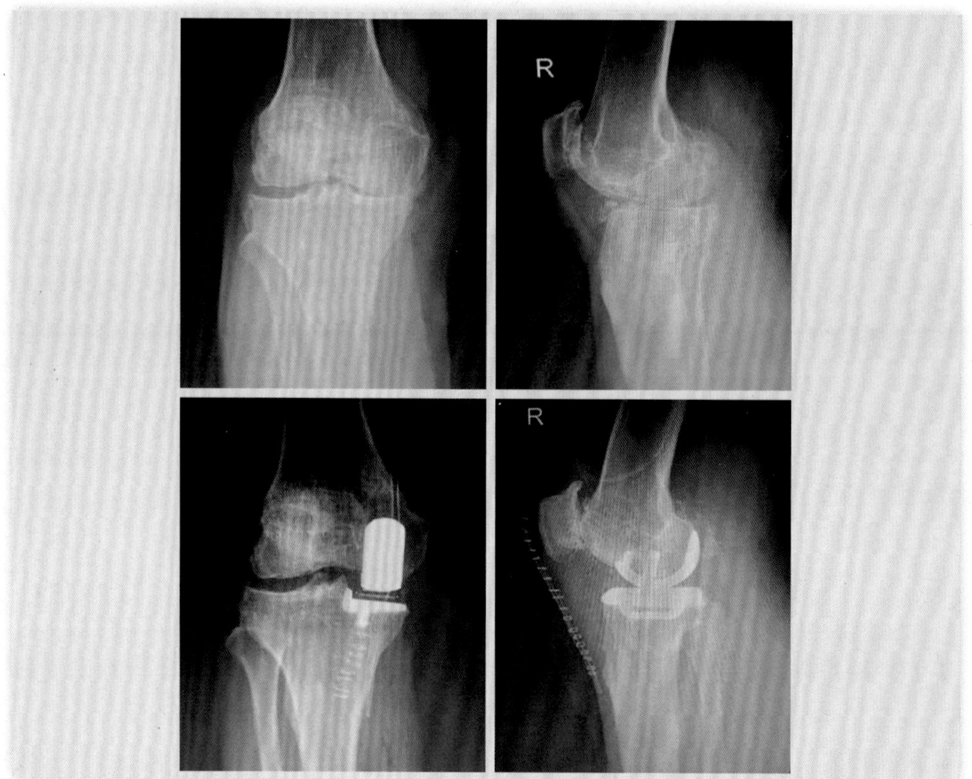

图 1-3-23 右膝关节术前术后正侧位片

于15°。本例患者症状符合单髁置换适应证，给予一期双侧单髁置换术，术后效果良好。

【病例点评】

在目前的膝关节炎中，有超过1/3的膝关节骨关节炎的患者是膝关节前内侧骨关节炎，对于这类患者，只需要置换部分膝关节就可以，膝关节内侧骨关节炎（AMOA）是UKA的适应证。当然UKA还要满足以下指征：①疼痛明确位于内侧关节线，无泛化的疼痛，否则术后效果容易不佳。膝内翻能被外翻应力纠正至中立位。②膝关节前交叉韧带应该完整，内侧副韧带完整。外侧间室软骨厚度要完整。③膝关节畸形，屈曲、内翻畸形小于10°，同时膝关节至少能屈曲到90°～110°。髌股关节炎（PFJ）并非手术禁忌证。外侧髁软骨轻度退变不影响单髁置换，但外侧部分软骨严重破坏，或伴有骨磨损则不适合单髁置换，骨磨损和纵行磨损沟不适合UKA。所有炎症性关节炎均不适合UKA（感染、风湿、类风湿、痛风等）。注意：即使已经打算做UKA，也要做好全膝关节置换术的准备（韧带功能不全、类风湿、外侧间室破坏等）。另外，年龄、体重、负重、活动水平、是否存在软骨钙质沉着症，均不再作为UKA的禁忌证。

牛津单髁手术注意事项：①股骨内侧髁内缘及髁间窝两侧缘的所有骨赘都需切除，但内侧副韧带的任何纤维都不应松解。②在所有截骨过程中，都要在内侧放置拉钩以保护内侧副韧带。③在测厚器测量间隙及测试半月板衬垫是否合适时，需要去除所有拉钩，以保证韧带张力正常。如果不去除拉钩，将会影响软组织张力，从而人为减小间隙。在未进行股骨远端截骨之前，由于伸直间隙小于屈曲间隙，需要取出测厚器才可以伸直膝关节，否则可能导致侧副韧带拉伸或撕裂。④膝关节伸屈间隙平衡时，伸直间隙测量是在屈膝20°位置，而不是完全伸直位。在完全伸直位，后方关节囊呈拉紧状态，测量的伸直间隙小于实际值。⑤骨水泥固定假体时，保持膝关节于45°位，而不是完全伸直位，因为完全伸直位会使胫骨假体旋转倾斜。⑥在矢状面，理想的后倾是7°。过大的后倾应当注意避免，否则，可以导致后方塌陷和手术失败。

第二章

运动医学

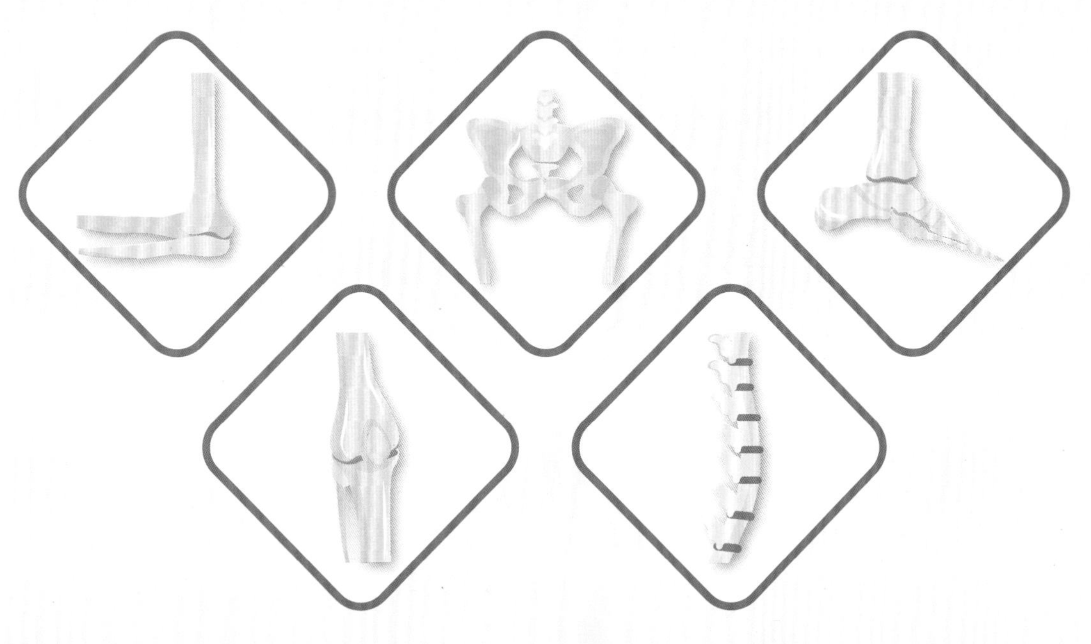

第一节 肩关节

19 肱二头肌长头肌腱炎的治疗1例

【病历摘要】

患者，女性，70岁。右肩部疼痛伴活动受限6月余。

【现病史】患者于6个月前无明显诱因出现右侧肩部疼痛，伴轻微活动受限，于外院就诊，行X线检查与MRI检查示右肱二头肌腱炎，肩袖损伤。给予局部小针刀治疗，症状可缓解。4个月前自觉右肩疼痛加重，影响睡眠。遂于今日就诊于我院门诊，考虑右侧肩袖损伤，建议住院治疗。今患者及家属要求住院治疗，收入我科。患者自发病以来，精神、食欲可，睡眠一般，大小便正常。

【既往史】高血压病11余年，目前口服非洛地平缓释片，赖诺普利氢氯噻嗪片。2011年因脑出血就诊于阳煤集团某医院，给予对症治疗。于2016年因腰椎滑脱在阳煤集团某医院进行手术治疗，术后恢复可。

【入院查体】右肩关节皮肤颜色正常，无明显肿胀。右肱骨大结节及结节间沟处压痛（+）。右肩关节主动活动前屈90°、后伸30°、外展90°。被动活动大致正常，Neer征（+）。右上肢感觉、肌力正常，桡动脉可触及，霍夫曼征（-）。

【入院诊断】右侧肱二头肌长头肌腱炎。

【治疗与转归】术中探查肩峰下有滑囊炎存在，肩袖关节囊层及滑膜层未见明显破损，见肱二头肌长头腱水肿损伤明显，肌腱质地毛糙，用刨刀由前方深入关节切断肱二头肌长头腱。术后患者右肩部疼痛逐渐消失，患肢用支具固定，逐步恢复活动。术后3个月复查，已基本恢复正常。

术前、术中影像学表现见图2-1-1、图2-1-2。

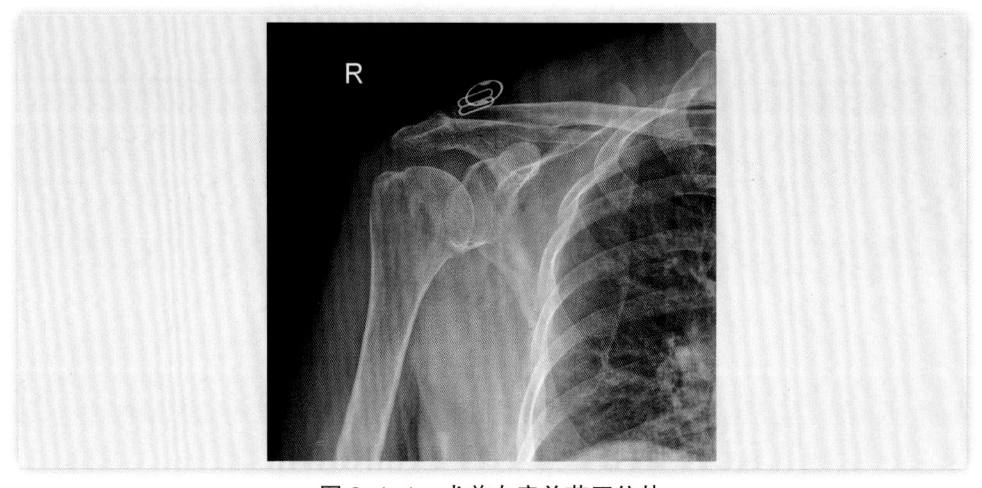

图 2-1-1　术前右肩关节正位片

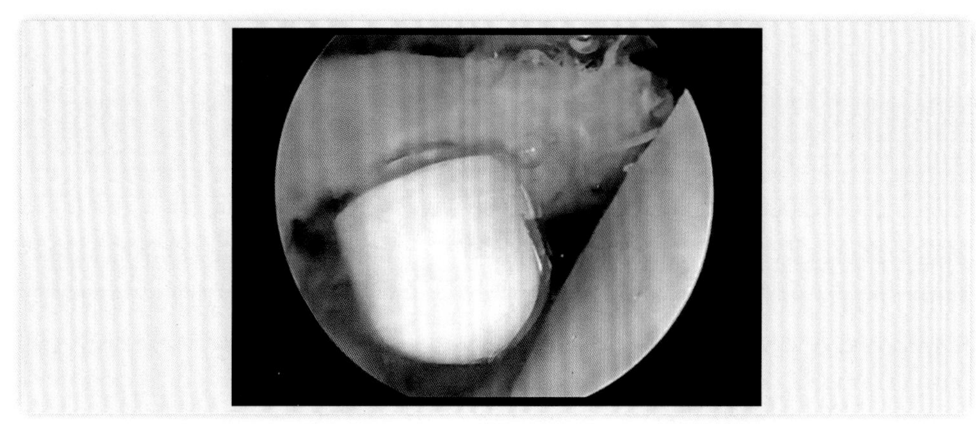

图 2-1-2　术中可见右肱二头肌腱毛糙，用射频刀将其切断

【病例分析】

肱二头肌长头肌腱横跨肩关节内外，其近端病损主要包括肱二头肌腱炎、磨损或撕裂、肌腱半脱位以及脱位等，会导致患者肩关节活动范围受限和前臂放射疼痛，严重影响患者的运动功能和生活质量。肱二头肌腱的近端病损一旦被确诊通常需要手术治疗。

传统的治疗方法为切开肌腱固定术，创伤大，患者康复困难且不易处理关节内的病变。关节镜下的治疗方法分为肌腱近端固定术和长头肌腱镜下直接切断术。肌腱固定术目的旨在重建肱二头肌长头肌腱的止点，清除病变肌腱，避免肌腱在结节间沟的摩擦从而起到治疗的作用。关节镜下治疗肱二头肌腱近端病损的优点：①采用关节镜技术可彻底评估所有病损，在镜下不仅能处理肩峰下问题，而且同时能处理盂肱关节内病变，最大限度地缓解疼痛，改善功能；②进行肩峰下间隙广泛的滑膜清扫，尽可能去除所有退变组织，可最大限度地避免这些退变组织影响治疗效果。关节镜下治疗肱二头肌腱近端病损的缺点：①采用关节镜技术手术难度大，需较长的学习曲线，并需要一些特殊的设备和器械；②术中在寻找肱二头肌腱时还要避免损伤肩袖。

【病例点评】

由于肱二头肌长头肌腱存在于肩袖间隙和结节间沟内，所以发生病变的主要原因就是长期机械性刺激引起的肌腱和肱横韧带及喙肱韧带的不断摩擦。早期肌腱发生水肿和肌腱的无菌性炎症，随着病情发展肌腱磨损甚至发生断裂，显微镜下会发现胶原纤维的萎缩，纤维蛋白坏死和大量纤维细胞的增生，至此肌腱病变已不可逆，需要手术治疗。患者一般会感到结节间沟区域持续的疼痛和强烈的压痛，也有一部分患者疼痛区域模糊，大部分患者无明确的外伤史。本例患者术前通过体格检查、X线及MRI检查确诊为肱二头肌长头肌腱炎，术中关节镜探查发现长头肌腱毛糙。本例患者采用关节镜下肱二头肌长头肌腱切断术，此手术简单易行能减轻患者的疼痛，术后1年内随诊复查无“大力水手征”出现，肌力也没有下降。对于合并其他损伤手术操作步骤较多者，可以直接行肌腱切断术，这样可以将术者的主要精力集中在肩袖缝合等方面的操作上，以减少手术时间和减轻术中关节周围组织肿胀。

20 粘连性肩关节囊炎1例

【病历摘要】

患者，女性，65岁。右肩关节疼痛、活动受限4个月。

【现病史】患者2022年3月初无明显诱因自觉右肩关节疼痛、活动受限，肩关节可抬举，3月18日就诊于和顺县某医院行X线检查示右肩关节未见异常，口服止痛药物治疗，效果差，右肩关节疼痛、活动受限呈进行性加重，5月16日就诊行肩关节MRI检查回报右肩袖损伤，继续口服药物治疗，近日觉症状明显加重，肩关节活动受限，7月18日就诊于我院门诊，建议住院治疗，为求进一步诊治，住入我科。患者自发病以来，精神、食欲可，大小便正常。

【入院查体】体温36.1℃，脉搏68次/分，呼吸21次/分，血压130/90 mmHg，体重52 kg，身高158 cm。发育正常，营养中等，神清语利，查体尚合作；头颅无畸形，颈软无抵抗，双肺呼吸音清，未闻及干湿啰音，心率68次/分，律齐，心音有力，无杂音；腹软，肝脾未触及，压痛及反跳痛阴性。

专科情况：右肩肌肉轻度萎缩，肩关节无明显肿胀，多部位压痛，右肩主动活动、被动活动受限，右肩主动活动度前屈30°，外展30°，体侧外旋0°，体侧可触及臀部，肢体远端感觉、血运、皮温正常。

【入院诊断】粘连性肩关节囊炎（右）。

【术前化验】血细胞分析白细胞数5.07×10^9/L，中性粒细胞百分比69.0%，中性粒细胞计数3.50×10^9/L，超敏C-反应蛋白2.48 mg/L，红细胞沉降率30 mm/h。

【治疗与转归】于全麻下行关节镜下右肩关节囊松解术，患者术后病情平稳，佩戴肩关节支具，术后第2天开始功能锻炼。

术前影像学表现及外观见图2-1-3。

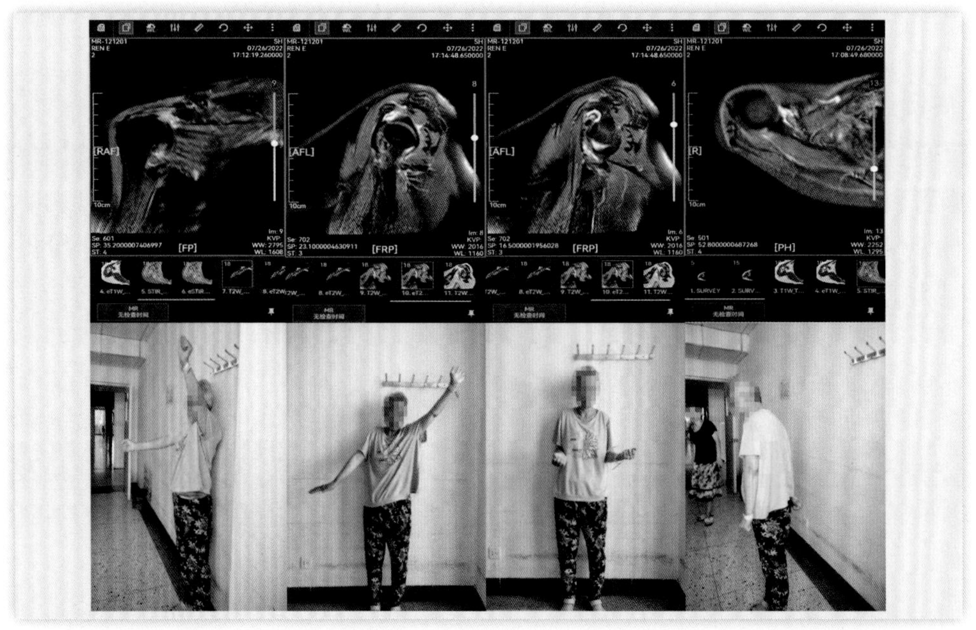

图 2-1-3 术前 MRI 显示肩关节囊周围水肿，外观照显示右上肢活动较对侧受限

【病例分析】

粘连性肩关节囊炎，最早的描述出现在19世纪的法国和美国，那时通常称这种导致肩关节僵硬的疾病为肩周炎。1934年Codman首次使用“冻结肩”这一名词来描述这种疾病，Neviaser定义这种疾病为一种慢性炎症过程，包括关节囊增厚和挛缩，继而发生关节粘连，肩关节主动和被动活动均明显受限，但未发生肩关节本质性病变。

分类：一般我们将疾病分为两类，即原发性和继发性。原发性又称为特发性，指从患者既往病史（既往糖尿病病史）和体格检查中不能找到粘连性肩关节囊炎的发病原因。继发性是基于内在和外在因素的疾病，常见内在因素包括肩袖肌腱炎、肩袖损伤、肱二头肌肌腱病变、钙化性肌腱炎及肩锁关节炎。外在因素包括肩部创伤、肩部或其附近的手术。

病因学：目前粘连性肩关节囊炎的病因学和病理生理学机制仍不清楚，首先这些患者都有肩关节活动受限，解剖上有肩袖间隙、喙肱韧带和前关节囊的挛缩。有研究发现下关节囊的增厚和挛缩比腋囊转折处的粘连更严重。

自然史：Reeves将粘连性肩关节囊炎分为连续的3个阶段，即疼痛阶段、僵硬阶段和恢复阶段。Hannafin和Chiaia根据Neviaser的临床和组织学发现，将疾病分为4个阶段。

（1）第一阶段：粘连前期。患者通常表现为轻度的终末运动痛，常误诊为肩袖撞击，这一阶段患者在镜下表现为红斑性滑膜炎。

（2）第二阶段：急性粘连或结冰期。患者表现为终末运动时常有严重的不适和疼痛，甚至无法进行上臂的被动活动，这一阶段关节镜下表现为增厚的红色滑膜炎。

（3）第三阶段：纤维化或冻结期。在此期表现为肩关节疼痛好转但僵硬显著，麻醉下检查患者和清醒状态下被动活动是相同的，关节镜下表现为滑膜炎较轻但粘连更严重。

（4）第四阶段：解冻期。患者表现为无痛、僵硬，随着重塑，患者出现肩关节活动度改善，关节镜下表现为严重的关节囊活动受限而无明显的滑膜炎。

临床检查：需要进行上肢的全面检查以排除颈椎病和神经系统疾病。诊断的难点在于分辨患者是真正的盂肱关节活动受限还是疼痛导致的保护性反应，以及辨别伴随症状。如果患者有严重的粘连性肩关节囊炎，则会丧失在行走时自然的摆臂活动，还会表现出肩胛带的肌萎缩。由于盂肱关节活动受限，患者主动前屈患肩时会有异常的肩胛运动，在触诊时，肩关节前方和后方区域会有模糊的、弥散的压痛，有些患者会在指压喙突区域时出现压痛（喙突疼痛试验），这是本病的一个特定体征。如果患者有前屈、外展、内外旋受限，应高度怀疑本病，体检时会发现显著的主动和被动活动丧失，活动通常小于120°，活动度的丧失程度与分期有关。

影像学检查：X线可以排除骨骼病变。关节造影发现粘连性肩关节囊炎患者盂肱关节容积减小。超声能鉴别肩袖肌腱病和粘连性肩关节囊炎。磁共振成像（MRI）检查可鉴别肩袖和盂唇软组织异常。

治疗：包括非手术治疗和手术治疗。非手术治疗中的药物治疗是针对滑膜炎和炎症介质的治疗；物理治疗可预防和改善关节囊的挛缩。手术治疗可选肩胛上神经阻滞、注水扩张肩关节、麻醉下手法松解、关节镜下松解、切开松解。对于该病应根据临床分期进行治疗，在疼痛期，可予以关节腔封闭治疗，指导患者进行肩关节的功能锻炼，对于保守治疗6个月无效者或病变严重影响肩关节活动者，我们一般选择手术治疗。关节镜手术治疗我们选择的方式为镜下滑膜清理、盂肱中韧带切断及肩关节囊的360° 环形松解。

术后护理：所有患者术后第1天开始物理治疗及功能锻炼。

【病例点评】

粘连性肩关节囊炎的镜下治疗关键点有以下几方面。

（1）术前麻醉状态下行前屈、外展、外旋、内旋松解，注意力度，防止造成副损伤。

（2）患者的盂肱中韧带通常增厚，术中需完全切断。

（3）多数患者的关节囊炎症病变严重，需用射频烧灼去除炎症组织，并行关节囊的360°环形松解。

21 巨大肩袖损伤1例

【病历摘要】

患者，女性，64岁。左肩部间断疼痛1年，加重伴活动受限1周。

【现病史】患者1年前无诱因自觉左肩部周围疼痛，活动尚可，无肢体麻木、乏力等不适，当时未做特殊处理。1周前突感左肩部疼痛加重，肩关节上举活动受限，无肢体麻木、乏力。就诊于我院门诊行磁共振成像检查、肩关节CT（平扫）示左肩冈上肌腱断裂。门诊诊断：肩袖损伤。建议患者住院治疗，患者为求进一步治疗，住入我科。患者自发病以来，精神、食欲可，大小便正常。

【入院查体】左肩关节无畸形，肱骨大结节上方压痛，肩关节被动活动度正常，主动活动前屈上举、内旋受限，Jobe试验（+），Lift-off试验（+），熊抱试验（+），外旋减弱征（–），Neer征（+）、Hawkins征（+），左上肢感觉未见异常。

【入院诊断】肩袖损伤；肩撞击综合征。

【治疗与转归】行肩关节镜下肩峰成形术、肩袖修复术。接患者入室，麻醉成功后，取右侧卧位，左上肢牵引悬吊，常规术区消毒，铺无菌手术巾，安装关节镜光源及刨刀装置，常规建立肩关节后入路与前上入路，探查可见肩胛下肌腱、冈上肌腱、冈下肌腱均撕裂，肱二头肌腱盂肱关节部分缺失，退缩的肩袖部分粘连，通过肩关节后入路探查肩峰下间隙，可见大量滑囊增生，肩峰成Ⅱ型肩峰，前下缘骨质增生明显，使用磨头及刨刀切除肩峰前下缘增生的骨赘，使其成为Ⅰ型肩峰，使用射频及刨刀切除肩峰下增厚的滑囊，增加肩峰下间隙，松解撕裂的肩袖组织，并建立外侧、前外侧辅助入路，分别于大小结节肩袖止点处置入5.0铆钉3枚，3.5铆钉2枚，复位肩袖组织并缝合，大结节前外侧置入外排铆钉1枚，收紧缝线固定，冲洗，放置引流管，关闭切口，术毕。

术程顺利，麻醉满意，术后注意观察病情变化，给予消炎镇痛等支持对症治疗。

术前、术后影像学表现见图2–1–4 ~ 图2–1–6。

【病例分析】

巨大肩袖撕裂（massive rotator cuff tears，MRCT）是指撕裂口≥5 cm或累及肌腱根数≥2根的肩袖撕裂，多与撞击损伤、运动损伤、关节退变磨损等有关，巨大肩袖撕裂的治疗受肌肉萎缩、肌腱回缩、脂肪浸润、治疗措施等诸多因素影响，完全修复巨大肩袖撕裂的难度较高。即使顺利完成手术治疗，术后仍可能因桥接、减张、上关节囊重建及脂肪浸润等因素达不到理想效果而再撕裂，且术后再撕裂率较高，修复难度更大。尽力恢复肩关节活动度及功能是临床治疗肩袖撕裂的主要原则。以往MRCT的治疗通常采用开放式手术及替代疗法，随着关节镜技

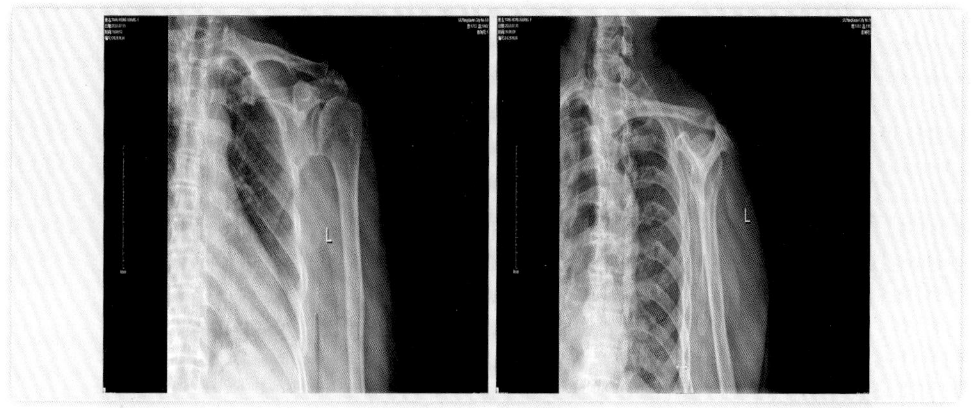

图 2-1-4 术前 X 线片

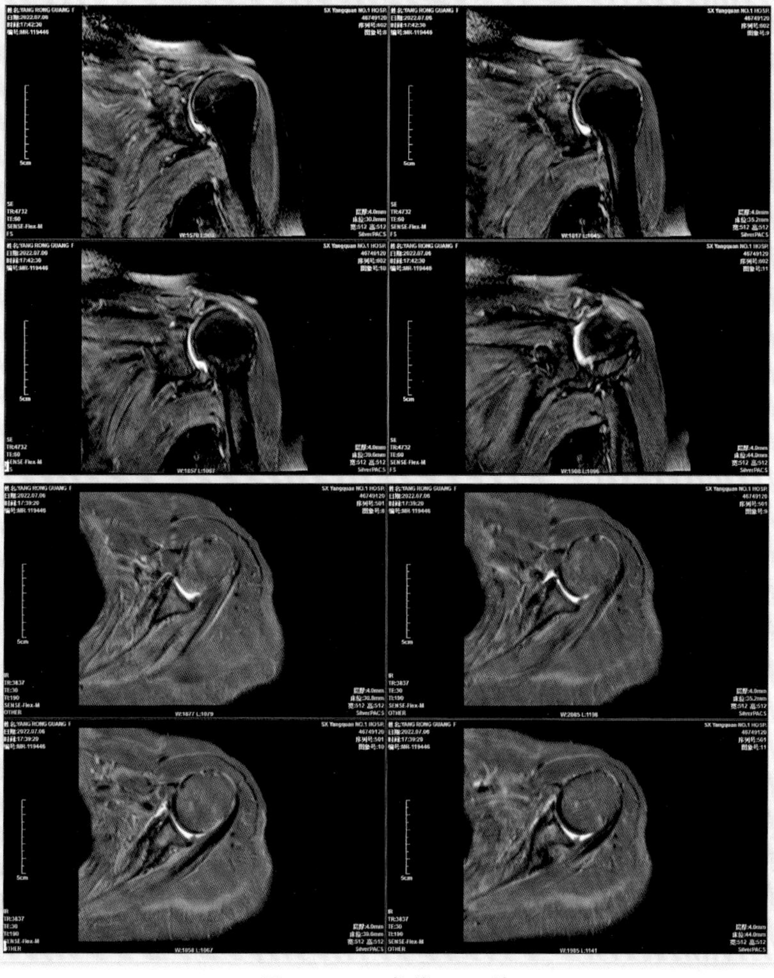

图 2-1-5 术前 MRI 片

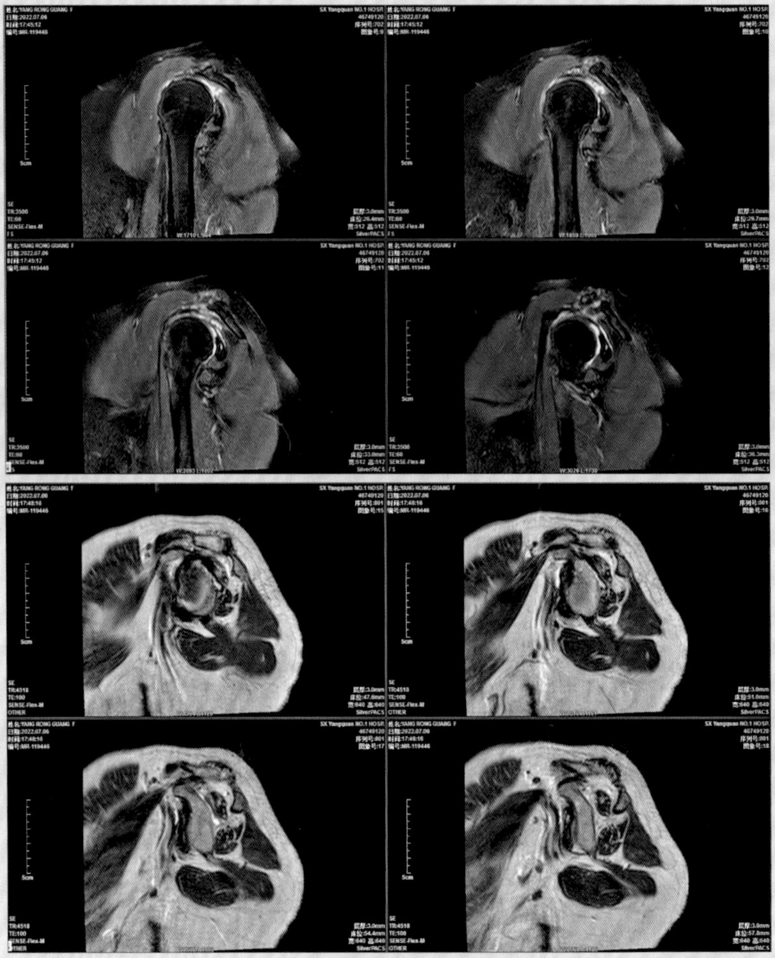

图 2-1-5 术前 MRI 片（续）

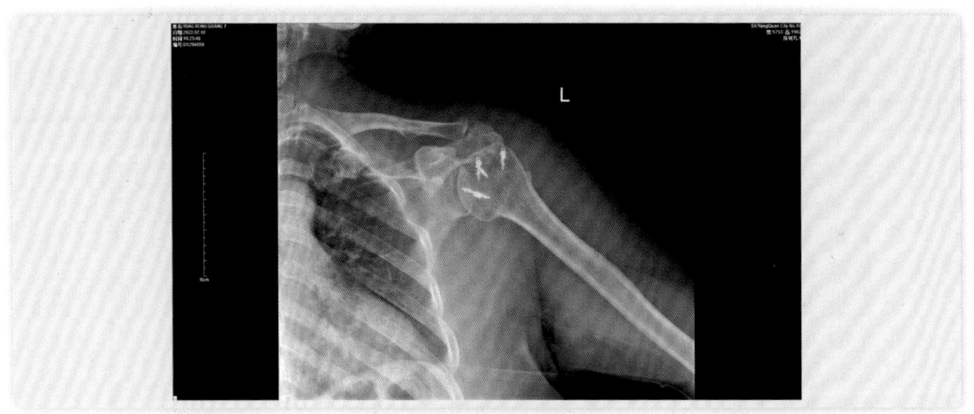

图 2-1-6 术后 X 线片

术的迅速发展，全关节镜下修复已成为临床上治疗肩袖损伤的首选手术方式，主要包括单排缝合、双排缝合和缝线桥技术等。临床上最初使用的缝合技术为单排缝合技术，随着缝合材料的发展以及人们对肩袖足印区的认识加深，缝合技术由简单的单排缝合逐渐演变为双排缝合的缝线桥固定，增加了肌腱和骨床的加压固定程度，提高了腱骨愈合能力。

针对可修复的MRCT可采用关节镜下修复术，包括部分修复术及完全修复术。有研究显示，采取部分修复术的短期疗效与完全修复术的疗效基本一致，均能改善患者主动前屈和外展功能，但关节镜下部分修复术无法恢复肩袖力偶平衡，就长远角度而言，完全修复术的优势更为明显，患者整体运动和力量恢复更好。本例患者肩胛下肌腱、冈上肌腱、冈下肌腱撕裂，冈上肌部分脂肪化，行关节镜下部分修复，术后制动，外展支具固定8周。8周后开始功能锻炼，上肢疼痛症状消失，患者的前屈上举、体侧外旋、体侧外展活动度均大于术前，较健侧稍差，肌力较健侧弱。

【病例点评】

肩袖由冈上肌、冈下肌、小圆肌、肩胛下肌及相应的肌腱组成，正常情况下，肩胛下肌附着在肱骨小结节，其余均附着在肱骨大结节，共同形成肱骨头的止点，将肱骨头稳定于肩胛盂内。肩袖的主要功能是维持肩关节稳定和保证肩关节运动，不同肌肉的生理作用并不相同，冈上肌以肩外展为主，冈下肌和小圆肌以肩外旋为主，肩胛下肌则是以内旋为主，肩袖肌腱发生老化、变性、撕裂等，均可影响肩关节活动。肩袖损伤原因较为复杂，可能与肩袖肌力量薄弱、组织退变、血液供应不足等内因及肩锁关节形状改变、肩锁关节外伤或炎症、肩峰下撞击等外因综合作用有关。脂肪浸润与再撕裂是治疗MRCT的两大挑战，脂肪浸润具有渐进性和不可逆性，可表现为肌肉萎缩和肌力下降，导致患者术后恢复不佳；肩峰肱骨距较长可能引起肌腱的炎症水肿，同时肩袖损伤也更为严重，回缩严重的肩袖容易发生再撕裂，预后可能不佳。

关节镜下修复术有部分修复术、完全修复术、关节镜清理术等，但并未考虑力偶修复。目前尚未有充足的证据显示力偶重建对关节镜下部分修复术、关节镜清理术患者的肩关节活动度有明显影响。理论上来说，力偶重建对关节镜部分修复术患者的肩关节平衡性非常重要，但有研究表明，肩关节镜部分修复术患者无论是否进行了力偶修复，与关节镜清理术患者的功能参数比较均无显著差异，并没有使关节内收力增加，仅表现为主动前屈和外展有所改善，且并非所有的肌腱都可以缝合到附丽区，关节镜下肩袖修复仍存在一定的难点和缺陷。目前将MRCT者的肌腱直接修复到肱骨足印区促使患者获得最佳手术效益的技术难度较大。部分研究者认为可采用改良版的“Chinese Way”技术，由于该技术不进行肱二头肌长头肌腱切断术，肌腱连续性保持，锚点撕脱风险降低。但如何在不切断肱二头肌长头肌腱的情况下增加肌腱张力以缓解手术疼痛及患者伸肘限制，仍是临床关注的热点之一。

22 关节镜下治疗肩锁关节脱位1例

【病历摘要】

患者，男性，47岁。外伤后右肩部疼痛、肿胀、活动受限3天。

【现病史】患者于入院3天前不慎被车撞伤右肩部，致右肩部疼痛、肿胀、活动后疼痛，被人救起后就诊于我院急诊科，行MRI示右肩袖损伤。为求进一步诊治，入住我科。

【入院查体】右肩部肩锁关节处压痛明显，周围软组织肿胀，右肩关节抬举及背伸受限，琴键征阳性，四肢感觉、运动功能正常。

【入院诊断】右肩锁关节脱位。

【治疗与转归】全麻下行右肩锁关节脱位闭合复位+双袢钢板内固定术，术后指导患者功能锻炼。6周恢复上肢功能，术后肩部无顽固性疼痛等并发症，无须二次取出内固定物，手术费用低，患者满意度高。

术前、术后影像学表现见图2-1-7～图2-1-9。

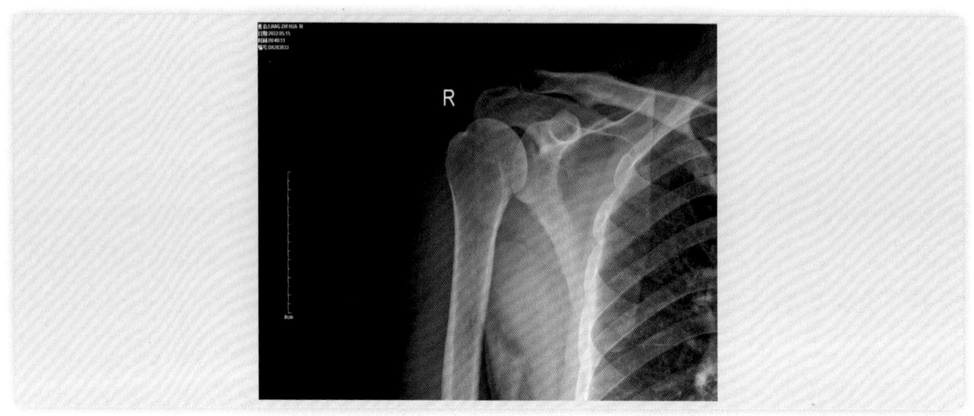

图 2-1-7 术前 X 线片

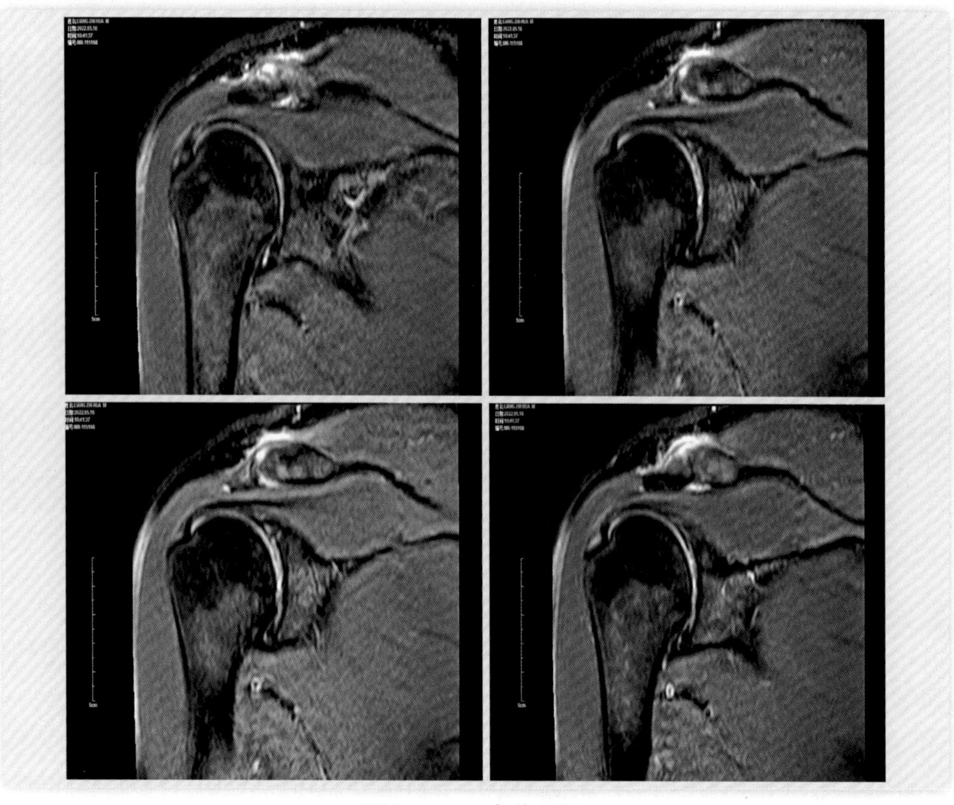
图 2-1-8 术前 MRI

【病例分析】

肩锁关节脱位在临床上比较常见，患者一般有明确的外伤史，最常见的损伤是直接暴力作用于肩部所致的损伤，其次为跌倒后手臂撑地引起的间接损伤。常见于摔伤、运动损伤及交

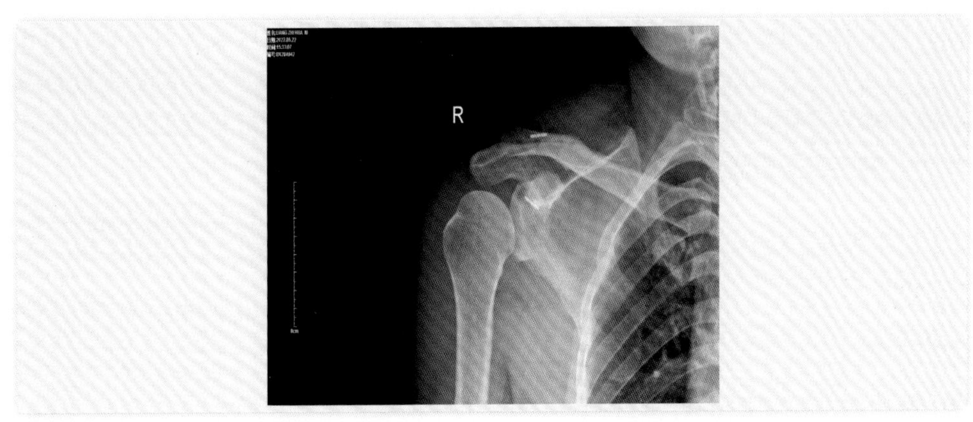

图 2-1-9　术后 X 线片

通事故伤等，占肩部创伤脱位的9%～12%，占全身各处关节脱位的8%。肩锁关节脱位主要是关节周围韧带断裂所致，会引起肩部功能障碍和疼痛。锁骨钩钢板治疗肩锁关节脱位，常常会出现术后肩部顽固性疼痛，并且需二次取出内固定物。袢板固定作为新的治疗肩锁关节脱位的方法，其优点：①手术创伤小，操作简单；②无须二次手术取出内固定物，减少患者的痛苦和治疗费用；③使用带袢钢板，在固定肩锁关节的同时重建喙锁韧带，符合肩锁关节的生物力学环境；④降低肩关节疼痛的风险，减少肩峰撞击；⑤降低内固定物取出后复位丢失的发生率。但目前来说临床病例较少，缺乏大样本、长期临床疗效观察。本例患者采用全镜下肩锁关节复位内固定术，采用双袢固定可精确控制复位程度，术后无明显复位丢失，仍需长期随访，继续观察。

【病例点评】

肩锁关节由肩峰端和锁骨远端关节面、关节滑膜及纤维关节囊构成，肩锁关节脱位按Rockwood分型分为6型，其中Ⅰ～Ⅱ型肩锁韧带及喙锁韧带未完全断裂，相对稳定，一般可以保守治疗；Ⅲ～Ⅴ型肩锁韧带及喙锁韧带完全断裂，在水平方向和垂直方向均不稳定，保守治疗效果差，后期会导致关节疼痛功能受限。急性期脱位后可伴有明显的关节部位疼痛、肿胀表现，疼痛感进行性加重，患者肩关节和周围组织功能出现明显障碍，表现为无法提拉重物，无法完成翻转、屈伸动作；部分患者甚至无法完成握拳、手掌伸张等简单动作，而且还可能导致喙突下神经血管束的卡压；Ⅵ型肩锁韧带断裂，锁骨远端移位到肩峰下方或喙突下方。在肩峰下方时，喙锁韧带完整，而在喙突下方时，喙锁韧带也断裂，三角肌与斜方肌附着部的损伤程度不一。是极度外展或外旋导致的罕见损伤。故对Ⅰ型及以上患者需要进行复位内固定、韧带重建等手术治疗。

目前肩锁关节脱位的手术治疗分为两种固定方式：非解剖固定和解剖固定。非解剖固定材料主要有锁骨钩钢板、克氏针张力带、Bosworth螺钉等。解剖固定材料主要有袢钢板、人工韧带、自体肌腱重建韧带等。目前临床使用较多的非解剖固定是锁骨钩钢板固定，该方法操作简单，固定牢固。锁骨钩钢板固定曾经作为治疗肩锁关节脱位的首选方案，但是临床上出现了越来越多的肩关节活动受限、肩峰撞击，甚至继发肩袖损伤、肩峰下骨溶解和钢板近端或肩峰侧应力性骨折等并发症，并且术后内固定物取出后容易出现复位丢失。克氏针张力带或螺钉内固定，经肩锁关节克氏针固定且直接行肩锁韧带修复，操作简单，但是克氏针松动、移位断裂发生率高，并限制了肩锁关节的微动，改变了肩锁关节的生物力学环境，也容易引起肩关节的疼痛。所以，近年来解剖重建越来越多地受到临床医生的青睐，目前采用带袢钢板的固定方式比较多，有双袢、三袢、四袢，临床上使用较多的是单骨道双袢和双骨道四袢，中国人骨骼较小，喙突小，喙突侧不宜骨道太多。

第二节 膝关节

23 青少年髌骨脱位的治疗1例

【病历摘要】

患儿，男性，12岁。摔倒致左膝关节疼痛、肿胀，伴活动受限6小时。

【现病史】患者于6小时前在学校不慎摔倒，左膝关节着地，当即出现左膝关节疼痛、肿胀，伴活动受限，检查发现左膝髌骨外移。当即送至校医室，发现左膝髌骨已自行复位，遂建议来我院就诊。行左膝关节X线查检，考虑髌骨脱位。建议住院进一步治疗，遂以左膝髌骨脱位收住我科。发病以来患者精神、食欲一般，大小便正常。

【既往史】患者平素体健。无特殊疾病史，否认肝炎、结核病史。预防接种史不详。否认手术史。否认输血史及输注血液制品史。无食物、药物过敏史。

【入院查体】左膝关节肿胀明显，局部皮肤未见明显破裂。左膝关节因疼痛无法活动。左膝髌骨内侧压痛（+），浮髌试验（+），侧方应力试验（–），Lachman试验（–），麦氏征（–）。左下肢末梢感觉及循环可，足背动脉可触及。

【影像学检查】左膝MRI示左髌骨脱位，左股骨外侧髁及髌骨内侧骨挫裂伤，关节腔内有积液。

【入院诊断】青少年髌骨脱位。

【治疗与转归】关节镜下探查可见髌骨内侧支持带明显撕裂，于胫骨结节处取自体肌腱后，取髌骨内侧切口约5 cm，依次切开皮肤、皮下组织、髌腱，用咬骨钳于髌骨内侧缘咬一骨槽，分别于骨槽中间、上缘拧入两枚直径5 mm锚钉固定髌骨，锚钉线穿过固定肌腱。于膝关节内侧大收肌处取5 cm切口，依次切开皮肤、皮下组织，显露大收肌止点，将肌腱两端固定于大收肌止点处。活动膝关节见髌骨外侧支持带略紧张，松解髌骨外侧支持带，活动膝关节见髌骨轨迹正常。术后给予患肢伸直位支具固定，逐步指导患者功能锻炼，术后10周复查见患者患肢活动良好。

术前影像学表现及术中术后表现见图2–2–1。

【病例分析】

青少年髌骨脱位存在多种因素，在膝关节轻度屈曲（0 ~ 30°）时髌骨最容易向外移动，髌骨脱位大多发生在膝关节扭伤的瞬间，多数可自行复位。膝关节的动力、静力性因素及解剖异常是造成髌骨脱位的主要原因。髌骨脱位往往具有外伤史，根据体征和X线片，往往不难诊断，但一过性髌骨外侧脱位在门诊、急诊往往漏诊及误诊率较高。主要原因是髌骨脱位后可自

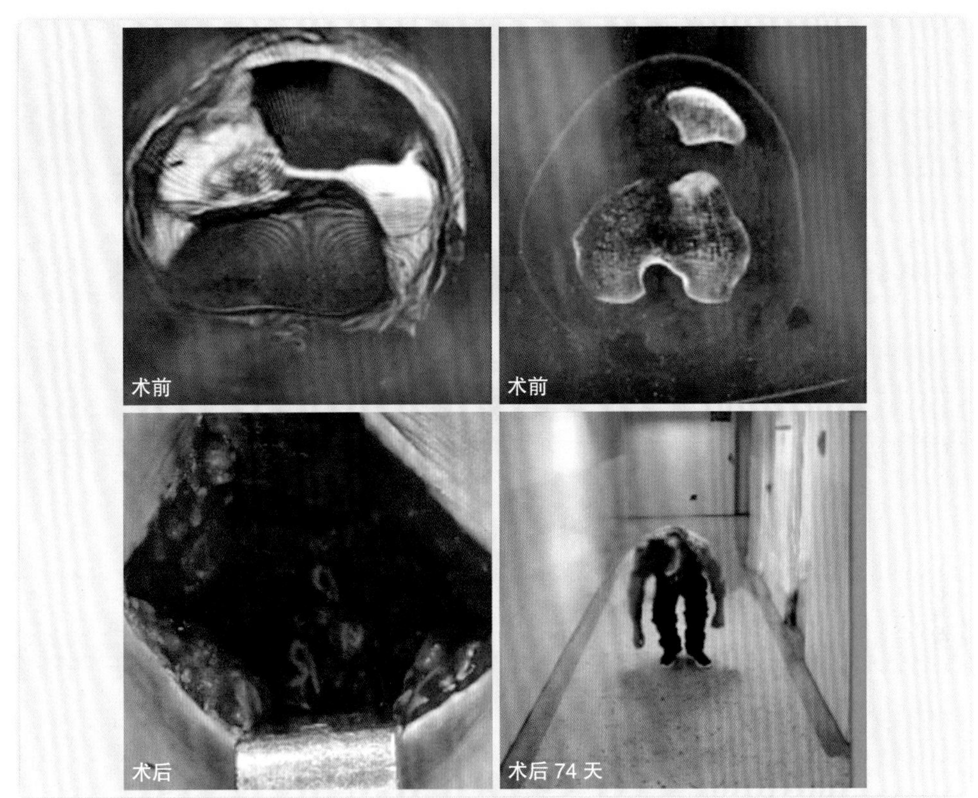

图 2–2–1 术前髌骨轴位片、术中将半腱肌固定于内收肌结节及术后功能恢复良好

行复位，X线及CT检查仅能观察到骨性结构的大体特点，在诊断敏感性方面较低。对于青少年出现膝关节外伤后症状不典型者，膝关节MRI检查是必要的。MRI检查具有以下特点：①对吻征，即髌骨内侧缘及股骨外侧髁外缘发生水肿，几乎高达100%；②内侧髌股韧带损伤；③膝关节发育结构存在一定异常，如股骨滑车、高位髌骨等结构异常；④髌骨外倾或半脱位，关节积液、关节内游离体。

目前治疗髌骨脱位方法较多，无统一治疗方案。具体可分为以下几种：①内侧髌股韧带重建或内侧支持带紧缩。②外侧支持带松解。③胫骨结节截骨前内侧移位术，通过CT确定TT-TG值（胫骨结节到滑车沟的距离）来评估胫骨结节外偏程度。在日常工作中TT-TG值若大于20 mm，联合胫骨结节截骨术将胫骨结节内移至TT-TG值10 ~ 15 mm。④股骨滑车成形术。患者韧带重建后膝关节功能较差的主要原因是膝关节功能锻炼不够，在保守治疗及开放性手术中同样存在，并且具有较高的发生率。

【病例点评】

髌骨脱位是青少年较为常见的膝关节损伤，若不能得到及时妥善的治疗，超过50%的患者会发展为复发性髌骨脱位，严重影响膝关节功能。病因包括韧带松弛、股骨滑车发育不良、高位髌骨、髌骨外侧软组织挛缩、膝外翻以及一些遗传因素等。根据临床特点，可分为先天性、复发性、习惯性髌骨脱位。解剖学研究显示，内侧髌股韧带发自髌骨内侧缘，止于股骨内上髁和内收肌结节之间的骨面，在膝关节屈曲0 ~ 30° 时，是髌骨内侧主要的稳定结构。

若髌骨对线不稳，长期伸屈膝关节易造成关节内软骨受力不均、磨损，出现膝关节前方疼痛等不适症状，过早发生膝关节骨性关节炎。本病例中，我们进行了内侧髌股韧带重建和外侧支持带松解：在髌骨内侧缘中点及中上1/3交界处分别置入1枚带线锚钉，将自体肌腱中间部分固定于锚钉上。在股骨侧将移植物于大收肌肌腱止点处绕过行悬吊缝合固定，从而实现双束重建，同时避免了对股骨骨骺板的损伤。

24 膝关节内侧副韧带重建1例

【病历摘要】

患者，男性，55岁。车祸损伤头部、骨盆及左膝半天入院。

【现病史】患者因车祸损伤头部及全身多处入住我院神经外科，经治疗，病情稳定后，因骨盆多发骨折、左膝内侧副韧带部分撕裂转入骨科治疗。

【入院查体】神志清楚，言语流利，对答切题，头后枕部软组织轻度肿胀、压痛（+），脊柱生理性曲度存在，腰椎棘突及椎旁组织压痛及叩击痛，骨盆挤压分离试验（+），局部压痛（+），左膝关节局部肿胀，皮温稍高，内侧压痛（+），活动受限，浮髌试验（±），侧方应力试验（+），抽屉试验（-），麦氏征（+），过伸过屈试验（+），双下肢感觉尚可，末梢循环好，生理反射存在，病理征（-）。

【术前化验】白细胞数6.15×10^9/L，中性粒细胞百分比67.4%，血红蛋白119 g/L，血小板数191×10^9/L，空腹血糖5.67 mmol/L，超敏C-反应蛋白28.58 mg/L，D-二聚体定量（超敏）6916 ng/mL。

【入院诊断】骨盆多发骨折；左膝内侧副韧带损伤；颅脑外伤。

【治疗与转归】由神经外科转入后完善术前检查、化验，在全身麻醉下行骨盆骨折切开复位内固定术，左膝内侧副韧带切开同侧半腱肌重建术+左下肢石膏固定术。术后行对症支持治疗，术后第3日拔除引流管，指导患者行功能锻炼。术后6周患者扶持助行器逐渐负重，术后3个月可完全负重。

术前、术后影像学表现见图2-2-2 ~ 图2-2-4。

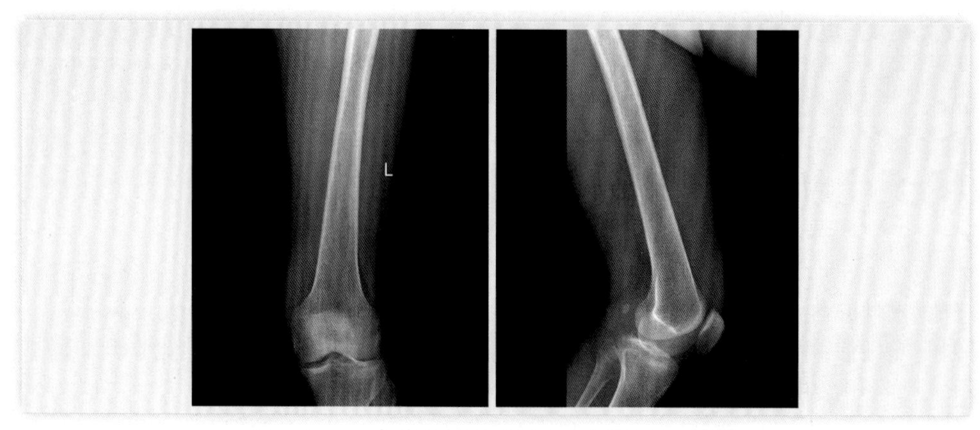

图 2-2-2 术前 X 线检查未见明显骨折和脱位

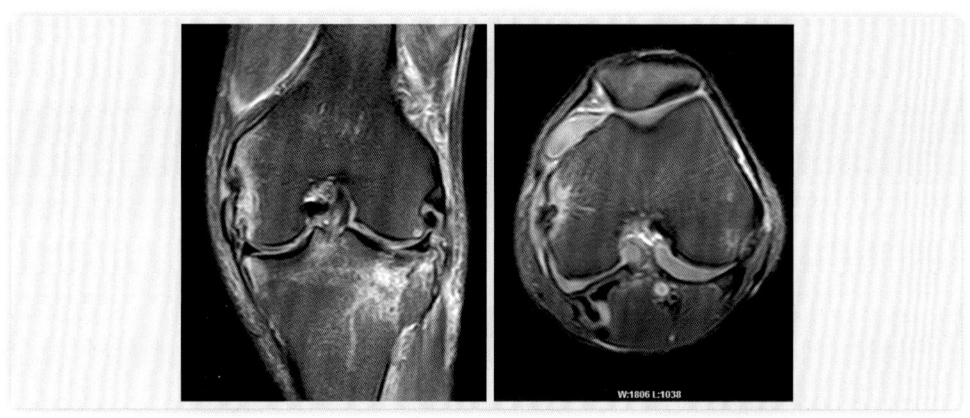

图 2-2-3 术前 MRI 检查示内侧副韧带于股骨侧和胫骨侧损伤，相应骨水肿

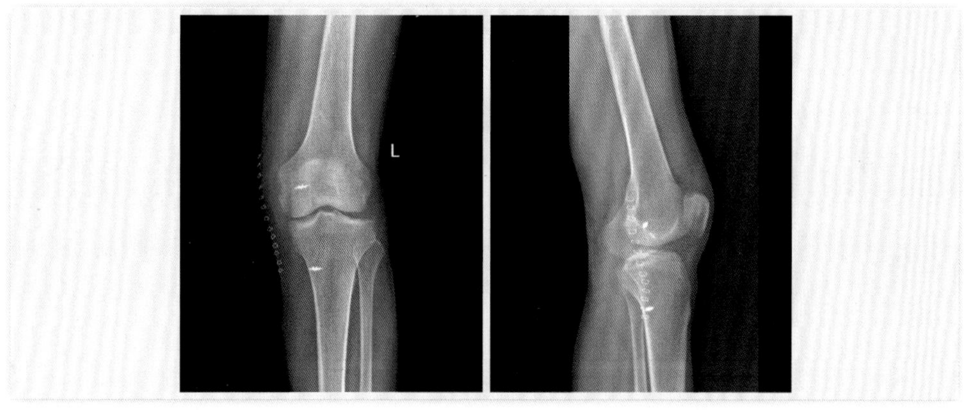

图 2-2-4 术后 X 线检查示锚钉固定半腱肌

【病例分析】

膝关节内侧副韧带（medial collateral ligament，MCL）是膝关节四条主要的支持韧带结构之一，主要由内侧副韧带浅层、内侧副韧带深层和后斜韧带构成，是膝关节内侧的主要静态稳定结构，对于对抗膝关节的外翻应力、旋转力及胫骨前平移具有重要作用。MCL损伤约占膝关节韧带损伤的46.2%，若对MCL损伤治疗不当，会出现膝关节外翻不稳，继发膝关节骨性关节炎。MCL损伤早期可选择保守治疗或直接手术修复。但陈旧性MCL损伤（受伤时间≥6周）或韧带功能差的患者需要重建韧带进行治疗。

MCL损伤分为三度，Ⅰ、Ⅱ度损伤较轻，可通过患肢制动取得良好疗效，Ⅲ度损伤一般需手术治疗。保守治疗包括不同形式的固定（如支具的使用）和限制负重。手术技术包括直接修复、MCL止点加强、鹅足肌腱转位，以及不同方式的自体及异体重建。

【病例点评】

对于完全断裂的Ⅲ度MCL损伤，其治疗应遵循“确切诊断、早期处理、全面修复”的原则，针对早期及潜在的关节不稳定，应尽早行手术治疗。本病例采用缝线锚钉重建膝关节内侧副韧带止点，具有以下优势：①锚钉直接拧入膝关节内侧副韧带止点，应用附带的缝线缝合MCL断端和移植的半腱肌即可重建MCL止点，软组织剥离范围小，简化了手术操作，可避免对骨骼进行过多的操作而引起钉道松动和骨质碎裂，创伤小，手术时间缩短。②锥形锚钉螺纹较深，具有强大的把持力和抗拔出力，术后早期功能锻炼时不易退钉。③术中直视下拧入锚钉，固定点在韧带止点的原位，位置准确，确保膝关节内侧副韧带止点的原位重建，不改变韧带原有的力线方向，可保持正常的膝关节内侧生物力学环境，符合韧带等长重建的原则。④MCL断端在粗糙的骨面重建固定，韧带植入骨内后与骨面紧密连接，恢复了侧副韧带的解剖连续性，韧带与骨愈合也增强了膝关节后期稳定性。本病例未出现膝关节内侧间隙增宽，外翻应力试验阴性也提示止点重建后韧带在骨面愈合良好。

25 成人复发性髌骨脱位1例

【病历摘要】

患者，女性，18岁。摔倒致右膝部疼痛、肿胀伴活动受限6天入院。

【现病史】患者6天前摔倒致右膝部疼痛、肿胀伴活动受限。当时右髌骨向外侧脱位，自行手法复位。休息后疼痛不能缓解，为求进一步诊治来我院就诊。X线片示右膝关节未见明显骨折，右髌骨已复位。

【既往史】体健，否认肝炎、结核病史。曾多次因活动致右髌骨脱位，伸膝后自行手法复位。

【入院查体】右膝关节髌骨内侧缘压痛（+），患者恐惧，右膝关节屈伸活动轻度受限，过伸试验（+），髌骨已复位，右膝关节浮髌试验（–）。右膝关节侧方应力试验（–），前抽屉试验（–）。

【影像学检查】X线：右膝关节骨质未见明显异常。

【入院诊断】右髌骨复发性脱位。

【治疗与转归】完善检查后于腰硬联合麻醉下行右膝髌股韧带重建术。关节镜下探查可见髌骨内侧支持带明显撕裂，于胫骨结节处取自体半腱肌后，取髌骨内侧切口约4 cm，依次切开皮肤、皮下组织、髌腱，用咬骨钳于髌骨内侧缘咬一骨槽，分别于骨槽中间、上缘拧入两枚直径5.0 mm锚钉固定髌骨，锚钉线固定半腱肌。于膝关节内侧大收肌处取5 cm切口，依次切开皮肤、皮下组织，暴露髌股韧带在股骨侧的附着点。确定股骨侧的固定点，在膝关节纯侧位片，股骨干骨皮质后缘的延长线作为基准线（A），Blumensaat线（股骨髁间窝皮质线）后角为B线，股骨后髁轮廓线的拐点为C线。3条线所包围的区域即为髌股韧带重建的股骨位点。在透视下于股骨位点进针钻孔。将肌腱两端穿过内侧副韧带浅层与内侧关节囊之间，之后固定于股骨侧。活动膝关节见髌骨外侧支持带略紧张。距离髌骨外侧缘1 cm处松解髌骨外侧支持带，向上不超过髌骨上极，活动膝关节见髌骨轨迹正常。术后给予患肢伸直位支具固定，逐步指导患者功能锻炼。术后第1天在床上行肢体功能锻炼，术后第7天出院，恢复良好。术后2个月复查，膝关节功能良好。

术前、术后影像学表现及外观见图2–2–5 ~ 图2–2–8。

【病例分析】

髌骨脱位是指髌骨的移动或滑动使其脱离正常的解剖位置，包括先天性髌骨脱位、复发性髌骨脱位和习惯性髌骨脱位。先天性髌骨脱位是指出生时就出现髌骨脱位（通常在10岁以前发现），手法不能复位，伴有多种先天性全身发育异常综合征，如唐氏综合征、埃利伟综合

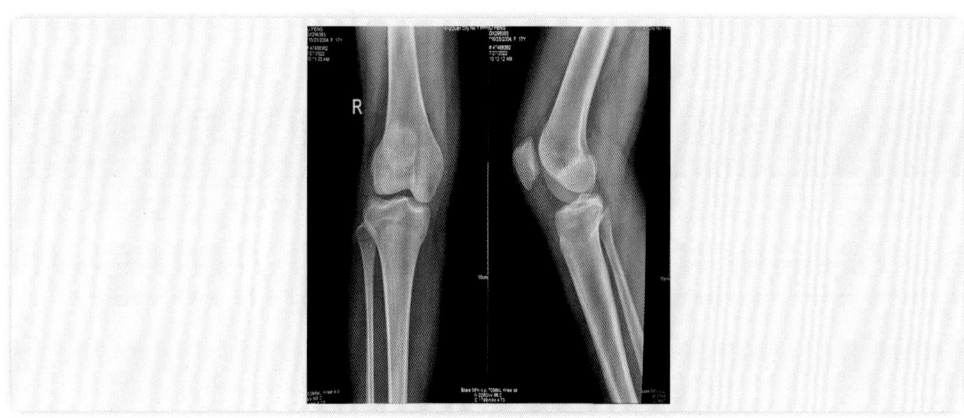

图 2-2-5　术前髌骨自行复位后，未见明显骨折

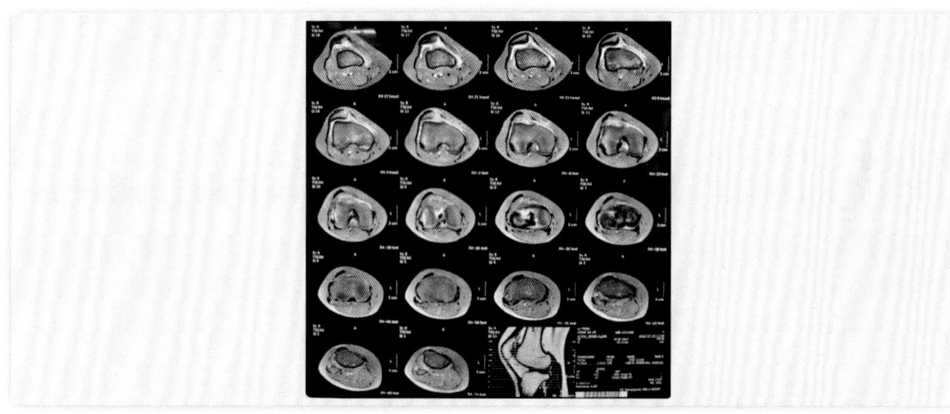

图 2-2-6　磁共振成像示髌骨自行复位后，髌股韧带断裂

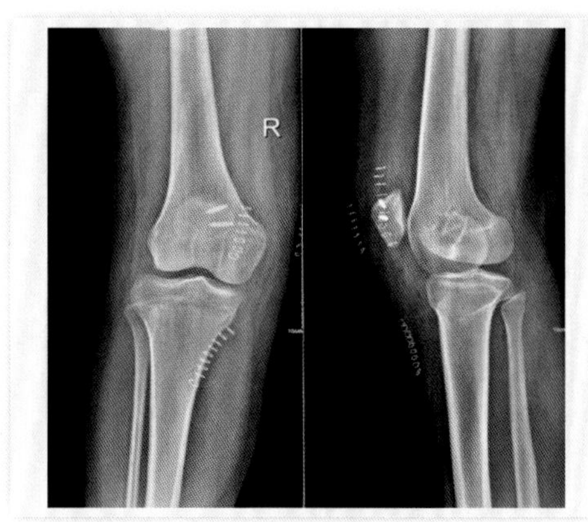

图 2-2-7　于髌骨上极和中部用锚钉固定半腱肌腱

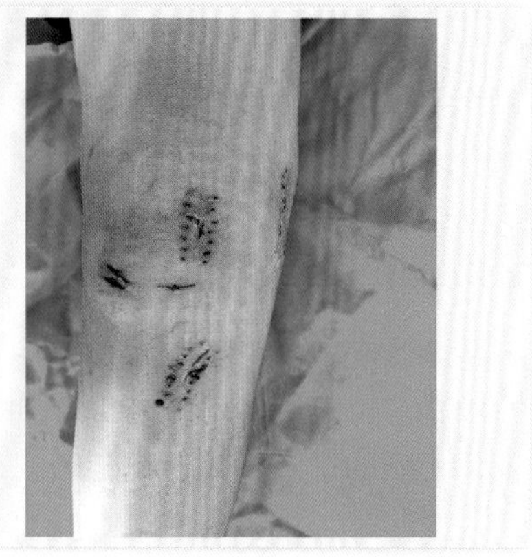

图 2-2-8　术后患膝外观照

征等。复发性髌骨脱位实际上是临床青少年最常见的脱位，是经轻微外伤诱发的髌骨一过性脱位，通常可自行复位，又称发作性髌骨脱位。习惯性髌骨脱位是股骨滑车骨性结构发育异常，患者每一次屈曲的时候，髌骨都会向外侧脱位，但在伸直的时候髌骨复位。

常见的局部结构异常有膝外侧软组织挛缩、髌韧带附着点偏外侧、股外侧肌止点异常、髌骨发育小而偏平、股骨髁间凹浅外髁发育不良、膝外翻畸形等。

髌骨向外侧脱位的病理变化是髌股韧带从髌骨内缘附着处撕脱，软组织损伤范围广，少数还可以从股四头肌腱膜扩张部的内侧部分和股内侧肌附着处撕脱。髌骨常向外侧脱位，有时还伴有骨与软骨碎屑掉落在膝关节腔内形成游离体，也可伴有半月板和内侧副韧带损伤。

正常人体的股四头肌力学轴线起自髂前上棘，止于髌骨上缘的中点，它与髌韧带的轴线（髌骨中点到胫骨粗隆）组成Q角，这个角是外翻角，正常人是14°。如果超过20°，伸肌的牵拉力量偏向外侧，容易产生脱位。习惯性脱位者股骨外髁较小，有膝外翻畸形，Q角通常增大。此患者结合查体及辅助检查分析，为髌骨内侧韧带损伤，进而导致髌骨不稳定。

髌骨不稳的患者在做扭转动作或下蹲时，髌骨向股骨外髁的外侧脱出，瞬间受到股四头肌腱和髌腱的向内合力，产生复位趋势，使髌骨内侧与股骨外髁外侧发生剧烈碰撞，导致股骨外髁和髌骨内侧出现大片骨水肿。同时，可能引发髌骨嵴或股骨外髁的骨软骨损伤，产生关节内骨软骨碎片，使髌骨内侧支持带薄弱或有明显撕裂。

治疗髌骨脱位的手术方法繁多，基本手术治疗包括近端手术和远端手术。近端手术包括如外侧支持带松解、内侧支持带紧缩、内侧髌骨韧带修复或重建、半腱肌转位，远端手术则包括髌腱外侧半内移术（Roux-Goldthwait术）、胫骨结节内移抬高术（Fulkerson术式）等。不论何种手术方式，其治疗目的都是纠正髌骨对线异常并重建伸膝装置。目前国内外骨科医生都倾向于开展内侧髌股韧带修复或重建手术，相对于其他术式，内侧髌骨韧带修复或重建手术有其独特的优点，它不仅对伸膝装置的影响小，适用于多种类型的髌骨脱位，而且可以联合其他术式治疗严重的髌骨脱位，术后复发率低，因此迅速成为治疗髌骨脱位最常用的手术方式之一。

【病例点评】

在我国，运动中受伤是导致髌股韧带损伤最常见的原因。青少年多见，髌股韧带损伤可导致髌股关节不稳。髌骨脱位保守治疗包括休息、股内侧肌训练、石膏或其他物理矫正器固定等，但国内外长期随访发现保守治疗存在膝痛、髌骨不稳定和复发性脱位等一系列后遗症，复发率高达20%～40%，严重影响患者的生活质量。

正常膝关节在伸膝和屈膝过程中，髌骨几乎是直向地在近端和远端间移动，仅在接近伸直的终末期轻度向外侧滑移。同时，髌骨应该位于股骨滑车的中心位置。髌骨外侧不稳时，会出现运动轨迹异常，在临床非常常见，即J形征（J-sign）。在膝关节主动伸直过程中髌骨运动轨迹存在异常，例如进入股骨滑车延迟或者髌骨存在异动，包括伸膝过程中髌骨脱离滑车沟时向外侧滑动或屈膝过程中进入滑车沟时向内侧滑动，都被认为是J-sign阳性。

本例患者髌股韧带损伤，髌骨外移，虽患者髌骨可自行复位，但患者膝关节疼痛，行走时关节不稳定，极易导致损伤加重，严重影响日常生活。此次治疗选择膝关节镜下内侧髌股韧带重建术、外侧松解术。髌股韧带重建，应保证髌骨内外侧活动范围1 cm左右。屈伸膝关节时应尽可能获得髌股韧带重建的等长性，因此，韧带重建在髌骨和股骨侧的止点就较为重要。围手术期采用加速康复外科管理措施，大大缩短了患者的住院时间，减少了并发症的发生，提高了患者的满意度。术后进行科学的康复训练，恢复患者膝关节功能。

26 半月板囊肿的治疗1例

【病例摘要】

患者，男性，34岁。左膝关节间断疼痛3年余，加重1年余。

【现病史】患者3年前无明显诱因出现左膝关节疼痛，休息后可缓解，不伴无力、麻木等症状，未重视及治疗。近1年来患者自觉左膝关节疼痛加重，遂就诊于当地医院，左膝关节行X线检查未见明显异常，给予口服药物治疗（具体不详）后症状略缓解。近1周以来自觉症状再次加重，左膝关节行MRI检查示左膝关节囊肿，左膝髌上囊及关节腔少量积液，左膝关节骨质退变。为求进一步诊治，就诊于我科门诊。

【既往史】既往体健，否认肝炎、结核病史，否认药物食物过敏史。

【入院查体】左膝关节前外侧轻度隆起，膝关节皮肤颜色正常，髌骨内外侧压痛（–），膝关节活动度大致正常，浮髌试验（–），抽屉试验（–），Lachman试验（–），侧方应力试验（–），研磨试验（–），过伸过屈试验（+），麦氏征（–）。屈膝时可触及左膝关节前外侧间隙一肿物，质软，可推动，局部压痛（+）。

【入院诊断】左膝关节外侧半月板囊肿。

【治疗与转归】关节镜下可见外侧半月板前方一囊肿，内侧置入刨刀系统切除关节囊肿，探查见半月板前角略松弛，置入PDS-Ⅱ线缝合半月板，再次探查见外侧半月板前角稳定。病理检查结果：纤维性囊壁组织，内被覆滑膜细胞，囊壁纤维组织增生及滑膜增生。术后嘱其患肢4周内避免剧烈活动。术后6周复查，膝关节活动满意，术前疼痛感消失。

术前影像学表现、术中镜下表现见图2–2–9。

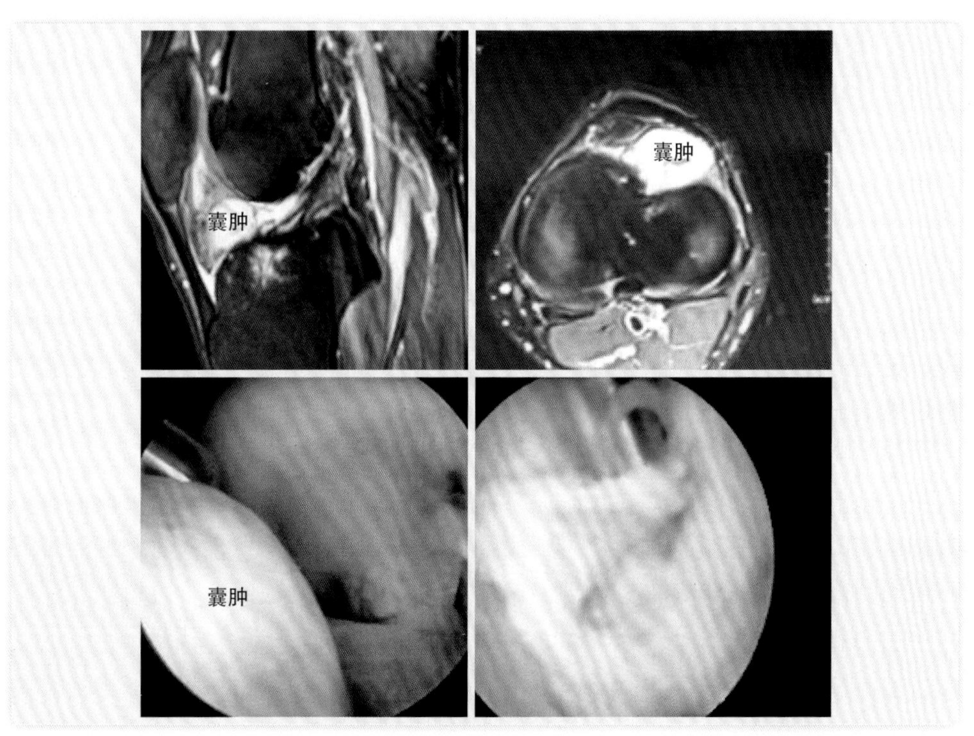

图 2–2–9 术前 MRI 显示外侧半月板前方有大的囊肿，术中镜下用刨刀切除囊肿

【病例分析】

半月板囊肿于1904年由学者Ebner详细报道，临床发病率并不高，总发生率为1.2% ~ 19.5%。半月板囊肿形成的具体病因尚不明确，目前普遍被接受的观点是创伤和退行性改变引起半月板撕裂，特别是半月板水平裂，滑液通过裂隙进入半月板包膜下或半月板内，进而形成囊肿。然而，有学者报道了无半月板撕裂的半月板囊肿，此类患者在膝关节磁共振成像上没有发现半月板撕裂。

半月板囊肿是关节液在半月板内或邻近关节囊包膜下异常积聚所形成的囊性病变。其临床表现为关节间隙周围局限性隆起，大小不一，活动时可伴有关节疼痛或交锁感，甚至“打软腿”现象，严重者可出现下肢肌肉萎缩。针对半月板囊肿的处理，目前有彩超引导下穿刺、关节镜下内引流、开放手术切除。传统开放手术切除囊肿会增加手术切口及创伤，往往难以全面顾及关节内病变，术后容易复发或留下后遗症。采用关节镜手术治疗半月板囊肿具有创伤小、内外兼顾、疗效好等优点。然而关节镜下囊肿内引流不能直观地看到囊肿及囊壁被完全切除，同时若囊肿为多房性，囊肿内引流可能不充分，导致囊肿残留，此外有部分半月板囊肿未合并半月板撕裂，则不能通过内引流来治疗半月板囊肿。关节镜下技术治疗半月板囊肿，能最大限度地切除囊肿及囊壁组织，术后膝关节功能恢复好、囊肿复发率低，值得临床推广应用。

【病例点评】

半月板囊肿采用非手术治疗还是手术治疗需要结合每位患者的病情进行具体分析，对于没有临床症状的半月板囊肿也应谨慎选择非手术治疗，因为半月板囊肿一般为多房的囊性组织，内含胶质或血性物质，囊肿逐渐增大容易导致膝关节退行性改变加速或形成滑膜软骨瘤病。目前临床上对于半月板囊肿尽早行手术治疗已逐渐达成共识，而以往多采用开放手术切除囊肿及损伤的半月板，不但切口相对较大，同时手术创伤对膝关节的影响较大，术后康复时间长。鉴于关节镜手术的微创、康复快等优点，其已逐渐成为半月板囊肿临床首选的治疗方法。关节镜手术不仅可以对囊肿进行处理，同时还可修复受损的半月板，清理增生的滑膜，不但最大限度地保留了半月板的完整，而且从源头上阻断了囊肿形成，大大降低了半月板囊肿复发的概率。当然，临床实际操作应根据半月板撕裂的部位、形态以及囊肿的部位、大小决定，关节镜下的处理策略不尽相同。

由上所述，采用关节镜手术治疗半月板囊肿具有创伤小、疗效肯定、康复快及囊肿复发率低等优点，在尽可能地保留半月板功能的同时又彻底清理了囊肿病变，整个手术过程对膝关节结构及内环境干扰较小，有利于患者术后的快速康复。

该手术的不足在于滑膜缘囊肿切除可能对半月板的稳定性造成一定影响，术中切除囊肿后需仔细探查半月板的稳定性，若存在半月板不稳，则同时行半月板缝合。同时该手术在镜下行滑膜缘囊肿位置显露时需定位精准，这对术前膝关节磁共振成像阅片有较高要求，针对初学者也可在术前先行囊肿彩超定位，提高囊肿位置判断准确率。

27 关节镜治疗盘状半月板1例

【病历摘要】

患者，女性，47岁。左膝间断性疼痛不适5年。

【现病史】患者于5年前无明显诱因出现左膝关节绞锁，休息后可缓解，偶伴左膝关节无力、“打软腿”症状，休息后可缓解。近1年来患者自觉绞锁症状加重，伴膝关节间断疼痛，活动后绞锁症状可缓解。

【入院查体】左膝关节无红肿，皮温正常，膝关节外侧间隙压痛（–），前后抽屉试验（–），Lachman试验（–），浮髌试验（–），麦氏征（+）。膝关节活动范围正常，膝关节远端感觉、循环未见异常。

【影像学检查】入院后行MRI检查提示左膝关节外侧盘状半月板损伤。

【入院诊断】左膝关节外侧盘状半月板损伤。

【治疗与转归】行关节镜检查，术中可见左膝外侧半月板呈盘状，部分层裂，行外侧半月板成形术。术后患者定期复查，目前无明显不适，行走正常。

术前影像学表现，术前、术中、术后关节镜下表现及术后恢复见图2-2-10、图2-2-11。

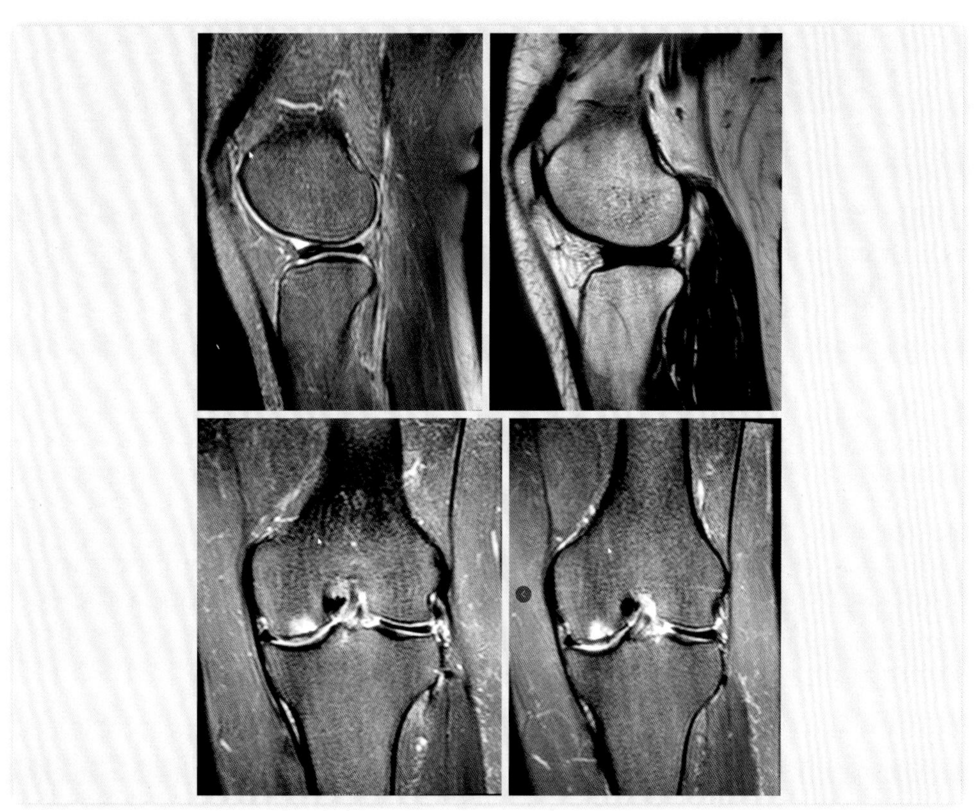

图 2-2-10 MRI 示盘状半月板

【病例分析】

半月板是膝关节内的重要组成部分，正常半月板内侧近似C型，外侧近似O型。而盘状半月板是一种特殊形态的半月板，比正常半月板增厚、增宽，近似圆形，充分填充在股骨髁与胫

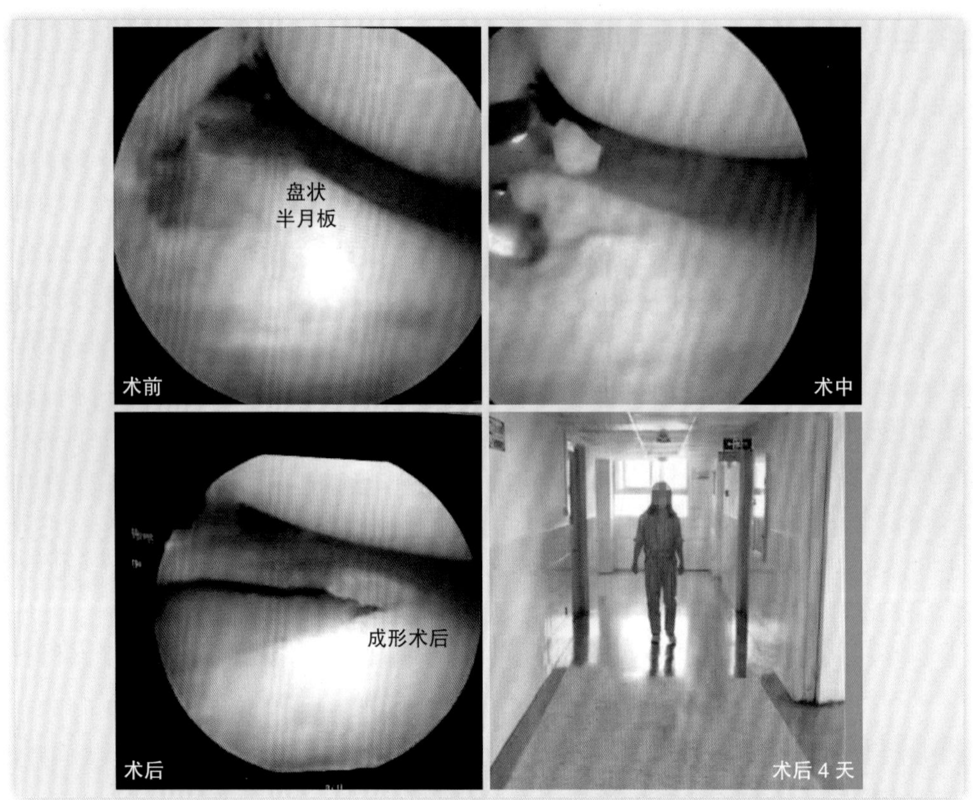

图 2-2-11　关节镜下示外侧盘状半月板，用蓝钳进行成形，术后 4 天可下地行走

骨平台之间，导致关节面的直接接触几乎消失，加上在膝关节滚动、滑动和转动运动中产生的盘状半月板反向运动、扭动等非生理性运动，导致盘状半月板会发生破裂，从而引起一系列症状和体征，既影响了患者的生活，又造成了膝关节的早期退行性变。

对于具有典型临床症状和体征的患者，诊断盘状半月板并不困难。①较早或从小出现的膝关节内弹响或者绞锁；外伤或非外伤后出现膝关节疼痛、绞锁、关节不稳等。②查体可见患者出现外侧间隙压痛、关节活动受限、半月板回旋挤压试验（+）。③常见的影像学表现为MRI上可显示“领结征”即半月板前后角相连，在层厚5 mm时，连续3层及以上出现领结征提示存在盘状半月板。④直视下看到外侧半月板大小、形态存在异常。

本例患者关节绞锁症状明显，且出现关节疼痛、膝关节无力的症状，盘状半月板症状明确。目前关节镜技术是治疗盘状半月板公认的最佳方法。

【病例点评】

关节镜治疗盘状半月板需要根据盘状半月板的损伤范围决定手术方式。对于盘状半月板无损伤的患者，行半月板成形术，保留半月板宽度约为6 mm。对于损伤范围未达到附着缘的患者行半月板部分切除术。对于达到附着缘或为Wrisberg型盘状半月板的患者，行半月板全切术。不论是半月板成形术还是部分切除术均应将半月板修成正常形态，股骨面要多切除，呈斜坡状以适应股骨髁的形态。此外还需注意的是，术中应正确使用镜下器械。关节镜治疗盘状半月板手术损伤小，恢复快，并发症少，可最大限度地保存半月板的结构和功能。

28 前交叉韧带断裂的关节镜治疗1例

【病历摘要】

患者，男性，20岁。跌倒致右膝关节间断疼痛2个月。

【现病史】患者于2021年10月打篮球时不慎跌倒出现右膝关节疼痛，未予以重视。近日自觉疼痛症状未缓解，且右膝关节不稳定，就诊于我院门诊，查体可见前抽屉试验（+）。为求进一步诊断及治疗，被收住我科。患者发病以来，精神、食欲尚可，大小便如常。

【既往史】曾于昔阳县某医院行阑尾炎手术治疗。否认肝炎、结核病史。预防接种史不详。否认其他手术、外伤史。否认输血史及输注血液制品史。否认药物过敏史。

【入院查体】右膝关节无明显畸形。右膝关节轻度肿胀，浮髌试验（-），前抽屉试验（+），关节内侧关节间隙压痛（+），过伸试验（-），过屈试验（-），研磨试验（-）。膝关节活动范围0～130°。双侧踝关节活动范围正常，足背动脉搏动良好。末梢血运及感觉正常。

【影像学检查】右膝关节磁共振成像示右胫骨内侧平台部轻度骨髓水肿；右膝前交叉韧带损伤。

【治疗与转归】患者入院诊断明确，手术指征明确，完善术前检查后未见手术禁忌证，于入院后第3日在腰硬联合麻醉下行关节镜下右膝关节前交叉韧带断裂重建术，术后复查X线示内固定微型钢板位置良好。术后用右膝关节支具固定6周，每周调整角度及活动范围，6周后经过康复训练，关节恢复正常活动度，稳定性正常。

术前、术后影像学表现见图2-2-12～图2-2-15。

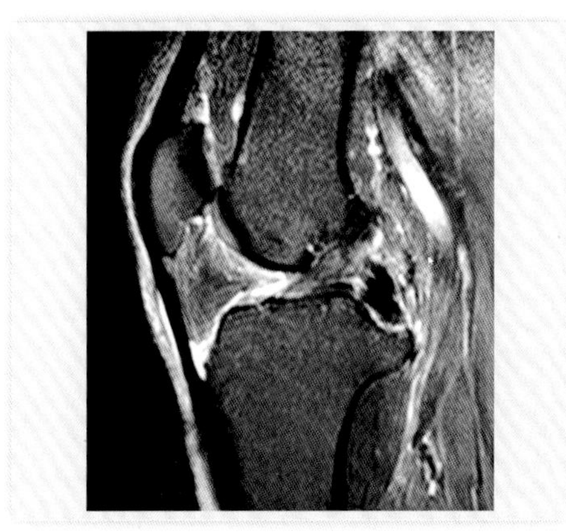

图 2-2-12　术前磁共振成像示前交叉韧带增宽变粗

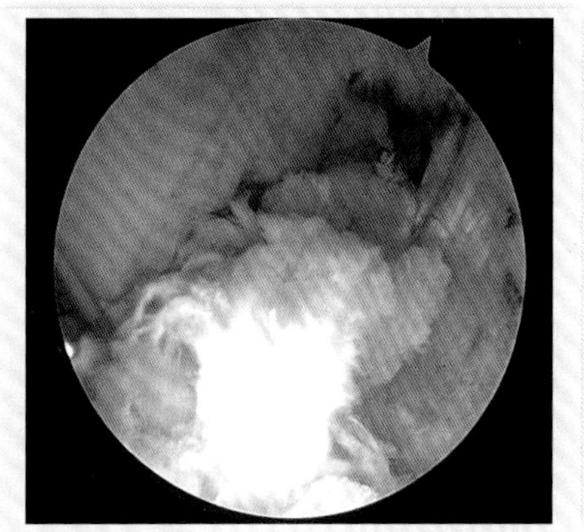

图 2-2-13　镜下断裂的前交叉韧带

【病例分析】

流行病学数据指出，前交叉韧带（anterior cruciate ligament，ACL）撕裂每年的发生率约为0.03%，在专业运动员人群中可高达3.7%，而其中40%的撕裂是由扭转力、剪切力和跳跃运动所致。ACL撕裂发生的高危因素包括女性（3倍于男性），青少年人群（16～18岁是高峰），早期、高强度和高频率的运动等。ACL撕裂多伴发内侧副韧带损伤或内外侧半月板撕

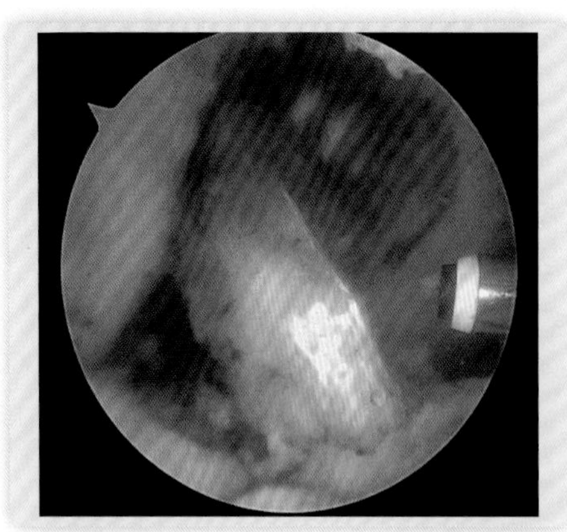

图 2-2-14 重建后的前交叉韧带

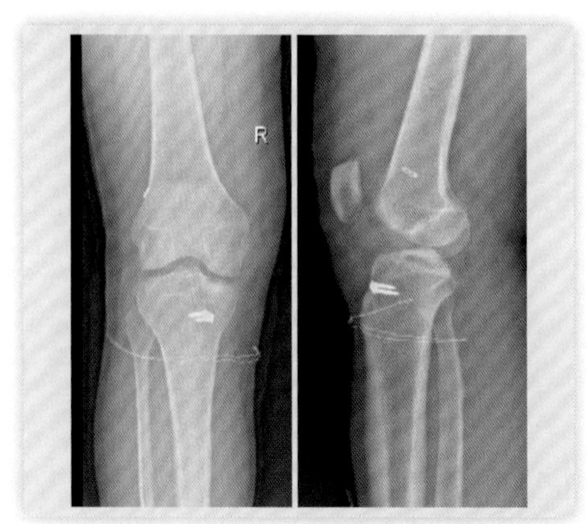

图 2-2-15 术后 X 线影像

裂，以上伴发损伤的出现都将影响整体的治疗方案。对于希望重返高水平竞技运动的年轻患者，传统上推荐直接行ACL重建手术。然而，在一项针对比较年轻患者的早期ACL重建和延迟重建的随机对照试验中（两组均包含系统化的康复），膝关节损伤和骨关节炎结果评分（the knee injury and osteoarthritis outcome score，KOOS）以及膝关节相关生活质量得分在组间均无显著统计学差异。对于急性ACL撕裂的年轻人，康复训练加上早期ACL重建术并不优于延期手术，而后者还可能避免部分不必要的手术重建。

美国骨科医师学会关于ACL撕裂管理的循证指南建议对急性单纯性损伤进行12周的非手术治疗，然后再重新评估手术的必要性。当需要重建ACL时，指南建议在损伤后5个月内实施手术，以避免关节不稳定和由此产生的对半月板、关节软骨的继发损伤。此例患者为年轻男性，ACL关节镜下重建为最佳选择。

【病例点评】

ACL重建术最常见的并发症是浅表伤口感染，发生率低于1%。其他较不常见的并发症包括关节深部感染和术后血肿，这些并发症可能会引起股四头肌抑制。手术失误致移植物位置不当，或关节内形成过多的瘢痕组织，都可能导致关节僵硬和活动疼痛，进而影响膝关节的运动功能。

ACL重建材料采取自体肌腱，包括腘绳肌腱、髌腱和股四头肌腱等均可获得相近的疗效。自体移植相比异体移植可减少经济成本和肌腱再次断裂的概率，是首选的移植方法。双束重建和单束重建后再翻修的概率分别为2.0%和3.2%，均是采用率较高的术式。

术后康复与非手术治疗的一般原则相同。康复训练的目的包括恢复正常的关节活动度、预防肌肉萎缩、减轻膝关节疼痛和肿胀。康复训练一般在术后第一周内开始，持续6～9个月，每周2～3次，具体治疗内容包括冷疗、股四头肌和腘绳肌肌力训练（包括闭链运动和开链运动）、神经肌肉电刺激和灵活性训练等。术后康复训练的最终目的是重建肌肉控制，提高关节动态稳定性和预防再次损伤。此例患者采取自体腘绳肌腱移植，股骨侧选择微型钢板，胫骨侧采用界面钉及门型钉固定，手术方式及固定材料选择良好。

29 痛风性关节炎治疗1例

【病历摘要】

患者，男性，34岁。左膝关节疼痛1年。

【现病史】患者于入院前1年，无明显诱因出现左膝关节疼痛，上台阶时疼痛加重。发作时，膝关节轻度肿胀，无发红及发热，体温正常。口服药物治疗，症状缓解。近日自觉左膝关节疼痛较前明显加重，伴有活动受限，就诊于我院。为求进一步诊断及治疗，收入院。自发病以来，患者精神、食欲尚可，大小便正常，体重无明显减轻。

【既往史】既往有痛风史10年。否认肝炎、结核病史，心脏病及糖尿病病史。否认手术、外伤及输血史，否认药物、食物过敏史。

【入院查体】双膝关节无明显畸形。左膝关节轻度肿胀，浮髌试验（-），髌骨研磨试验（+），关节内外侧关节间隙压痛（+），膝关节过伸、过屈试验（+）。膝关节活动范围0～120°。踝关节活动范围正常。足背动脉搏动良好。末梢血运及感觉正常。右膝关节无明显异常。

【影像学检查】CT检查示左侧髌骨可见痛风结节。

【入院诊断】左膝关节痛风性关节炎。

【治疗与转归】患者入院后完善相关辅助检查，于入院后第3日在腰硬联合麻醉下行左膝关节关节镜下探查清理术。见膝关节股骨内外侧髁关节面及髌骨面附着大量痛风结晶，予以刨刀刨削，露出正常软骨，刨削充血水肿的滑膜及附着于滑膜的痛风结晶。大量生理盐水冲洗关节腔。无菌纱布覆盖，弹力绷带加压包扎。术后给予对症治疗，控制尿酸治疗。术后患者手术伤口愈合良好，关节活动度恢复正常，疼痛及肿胀完全缓解。

术前、术后相关情况见图2-2-16、图2-2-17。

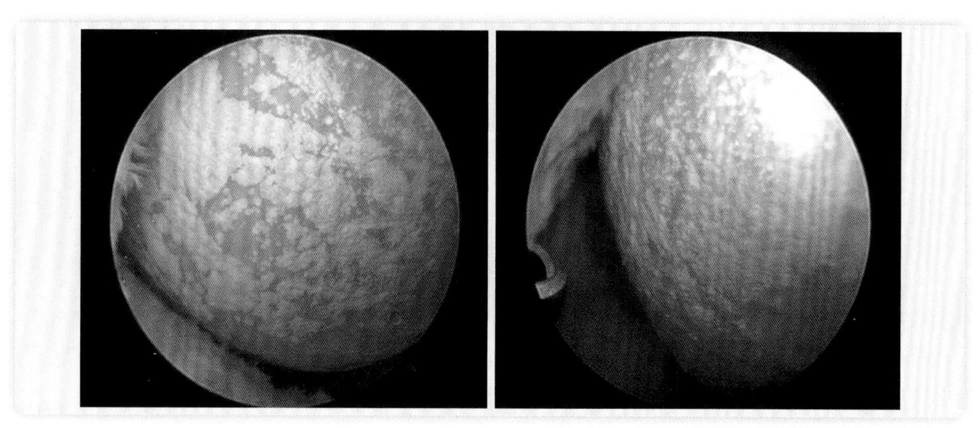

图 2-2-16　清理前关节镜下表现，软骨上附着大量结晶样物

【病例分析】

目前痛风是我国多发病、常见病。其中急性痛风性膝关节滑膜炎的特点为起病急骤，第一次发作通常是在健康状况良好的情况下突然出现关节肿胀和剧痛，多在夜间发作，受累关节及周围软组织明显红、肿、热、痛，关节屈伸活动受限，彩超检查会发现关节内积液。许多人会

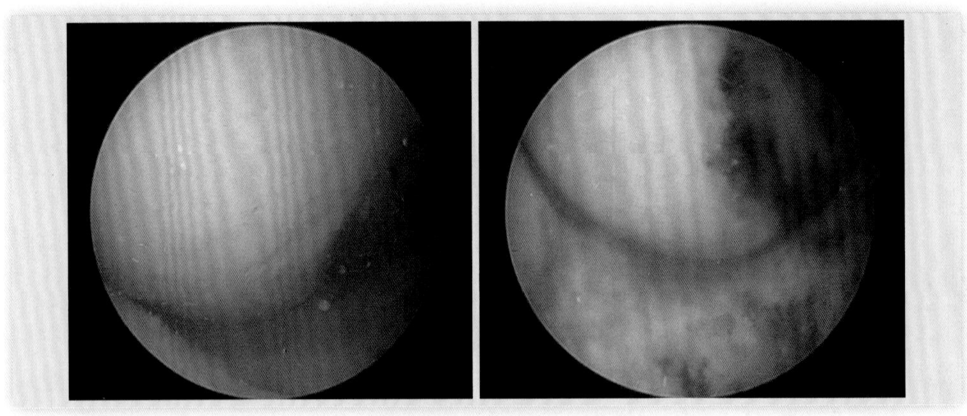

图 2-2-17　清理后软骨附着的结晶物基本消失

按一般膝关节滑膜炎进行治疗（消炎、消肿、休息，甚至抽液等），往往红、肿、热、痛的症状会缓解，但实际上是进入了间歇期，如果受到一定刺激，如尿酸增高、运动、受伤或受凉，症状会再次出现，间歇期间症状一般会随着病情反复发作，间歇期逐渐变短，发作期逐渐延长，症状会逐步加重，并越来越难控制。这表示关节内慢慢沉积了越来越多的尿酸盐结晶，会附着或侵蚀膝关节的各个组织。

此例患者通过关节镜微创手术技术，实现了手术清理尿酸盐结晶及痛风石。在关节镜下，可见到大量白色结晶沉积在滑膜及关节软骨、半月板、韧带表面，以及痛风石的形成。手术中除了尿酸盐结晶，同时要把增生的滑膜组织和受侵蚀破坏的软组织尽可能地清理干净，还患者一个干净的关节。术后配合系统的降尿酸、消肿、康复锻炼，患者尽早恢复了正常生活甚至运动。

【病例点评】

此例患者通过关节镜下清理术能达到迅速缓解急性期症状的目的，但痛风属嘌呤代谢异常所致的全身性疾病，而关节镜治疗只是针对患病关节的局部治疗，因此并不能代替药物治疗及饮食控制。故而对痛风性关节炎的治疗，只有采用关节镜局部治疗和系统的内科治疗相结合的方法才能真正获得较好的疗效。痛风性滑膜炎有着更为长久的病程，且容易复发。因此，患上痛风性滑膜炎要做好打持久战的心理准备，注重预防，及时治疗，外科方面的手术治疗与内科方面的降酸治疗以及术后康复治疗需同时进行。

30 关节镜下治疗多发韧带损伤1例

【病历摘要】

患者，男性，38岁。左膝部外伤疼痛、活动受限10余小时。

【现病史】患者于入院前10小时工作时不慎被重物砸伤，当即感觉左膝部疼痛、肿胀、活动受限，急诊就诊于和顺县某医院，行膝关节X线检查显示左膝关节未见骨折脱位，考虑左膝关节韧带损伤。为进一步诊治，转入我院。

【入院查体】左膝关节肿胀显著，浮髌试验（+），呈外旋反屈畸形，前后抽屉试验阳性，外侧侧方应力试验（+），右下肢感觉未见异常，右足背动脉可扪及搏动。

【入院诊断】左膝关节前交叉韧带损伤；左膝关节后交叉韧带损伤；左膝关节内侧副韧带损伤。

【治疗与转归】行关节镜下右膝关节前后交叉韧带重建+内侧副韧带修复术，术后给予可调角度支具外固定，术后2周开始0 ~ 50° 范围内屈伸功能锻炼，术后4周屈伸锻炼达90°，术后8周伸直功能锻炼，开始进行弃拐功能锻炼，术后3个月患者恢复日常生活。术后半年患者可以进行体育锻炼。

术前、术中、术后影像学表现及相关情况见图2-2-18 ~ 图2-2-23。

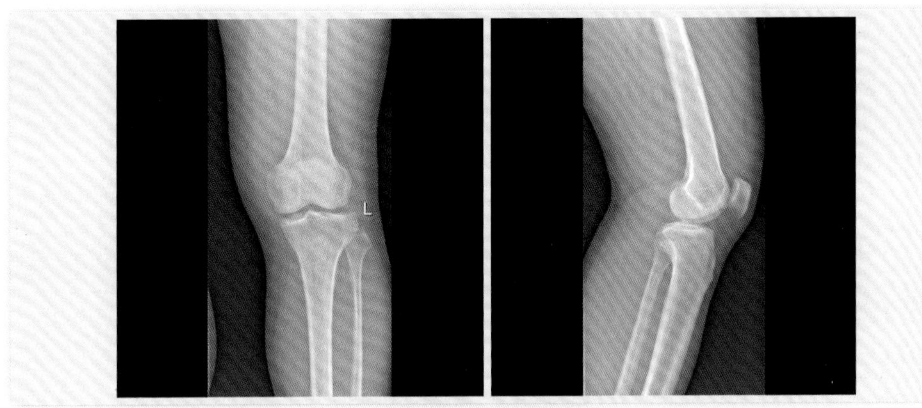

图 2-2-18　术前 X 线片见膝关节对位可

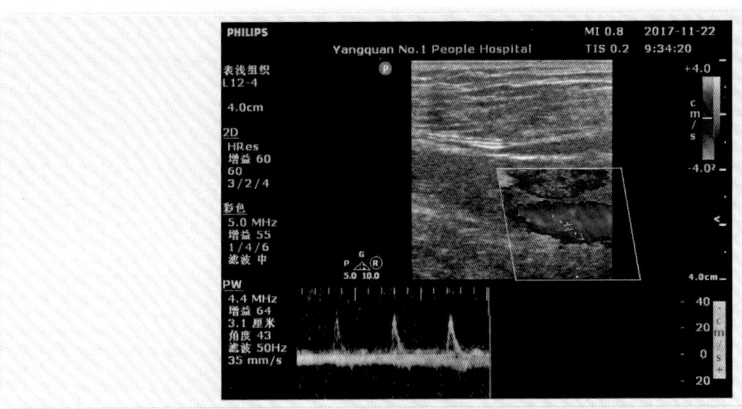

图 2-2-19　术前超声探查未见血管损伤、无血栓形成

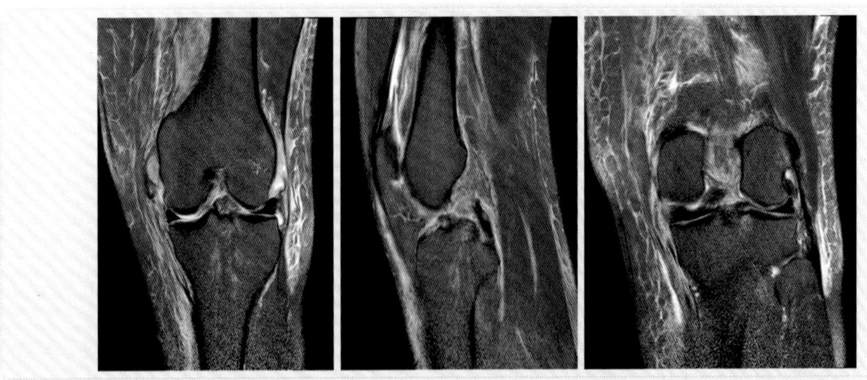

图 2-2-20　术前 MRI 可见膝关节周软组织水肿，内侧副韧带、前后交叉韧带损伤

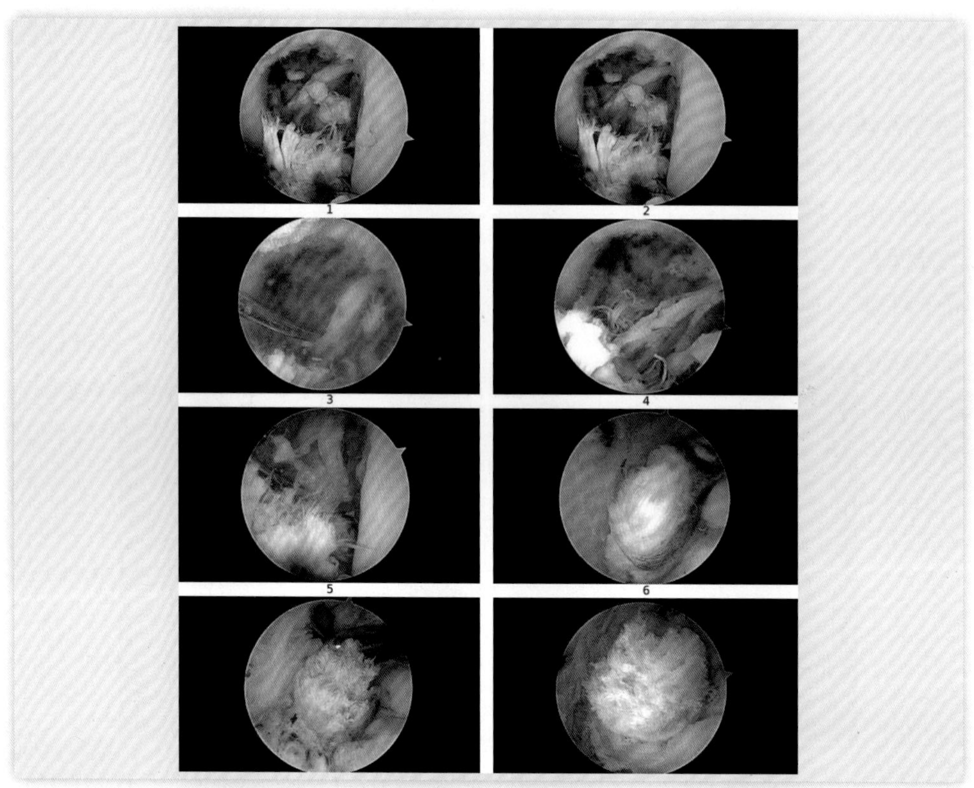

图 2-2-21　术中可见前、后交叉韧带实质部断裂

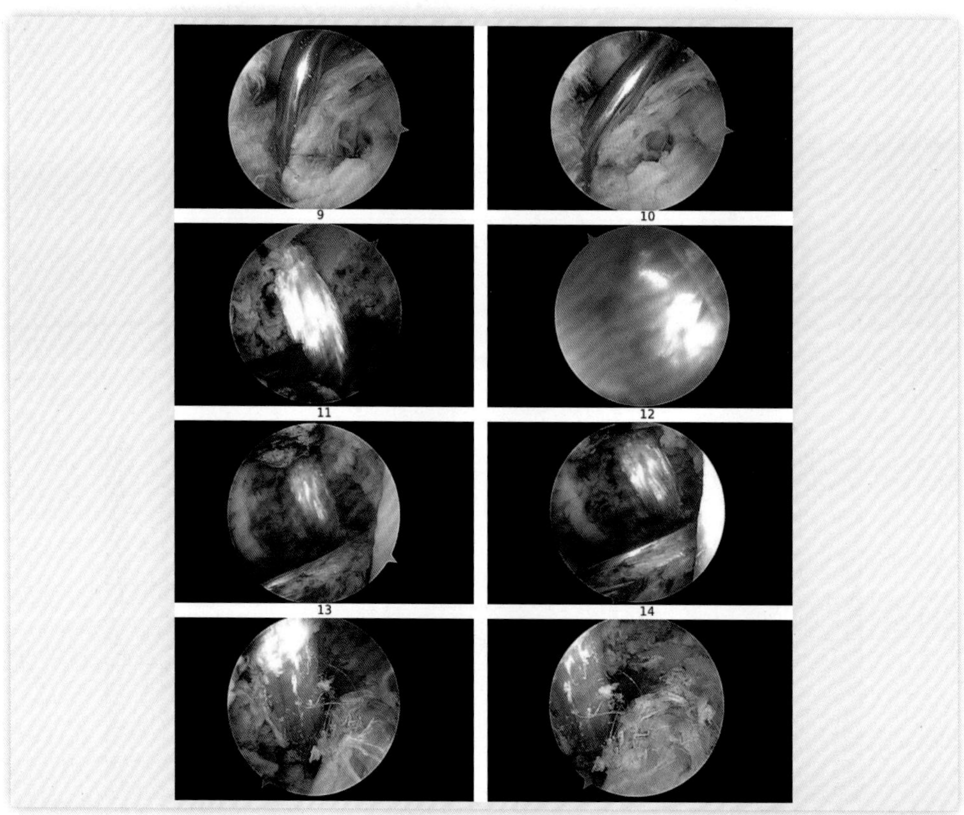

图 2-2-22　术中采用 Lars 人工韧带重建后交叉韧带，采用自体腘绳肌腱重建前交叉韧带

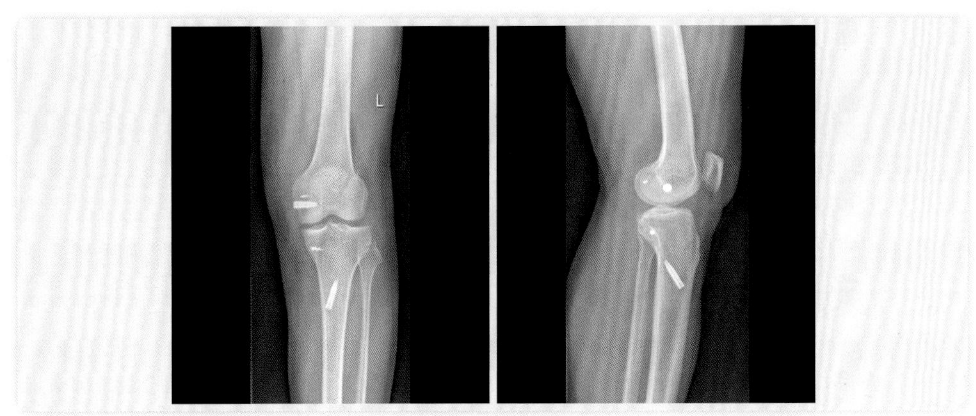

图 2-2-23　术后 X 线片可见韧带重建股骨、胫骨隧道准确

【病例分析】

外伤引起的膝关节脱位常出现膝关节多发韧带损伤，膝关节多发韧带损伤是车祸、重物压砸、高处坠落、运动不当等因素引起的发生率较高的外伤之一，在治疗及预后方面的难度较大。这类患者首先要手法复位，因这类患者容易再脱位，复位后需石膏托固定以防再脱位。然后要仔细检查下肢血管，触摸足背动脉搏动，观察足趾末端血循环，可行下肢彩超检查，必要时行下肢动脉血管造影检查，以排除下肢血管损伤。

近年来，国内外多数学者主张2周或3周内对膝关节多发韧带损伤进行早期手术。以前由于技术的不成熟，难以在有限的止血带时间内完成两根韧带的联合重建；若是要分期重建，不仅增加了患者的精神压力、手术痛苦和经济负担，而且还导致膝关节远期不同程度的功能障碍。随着关节镜技术的不断发展，镜下交叉韧带同期重建技术也逐渐发展，人们逐步认识到早期同期手术重建关节囊内韧带及修补关节囊外韧带比分期手术的效果好。对于后交叉韧带和内侧副韧带损伤，受伤后2周左右瘢痕组织尚未广泛形成，方便手术操作。本例患者急诊当即给予复位、支具外固定，入院后检查膝关节稳定性尚可，利用关节活动器进行功能锻炼，于2周后行关节镜韧带重建修补术，术后取得了良好的临床疗效。

【病例点评】

膝关节稳定性的保持主要依靠前交叉韧带（anterior cruciate ligament，ACL）、后交叉韧带（posterior cruciate ligament，PCL）、内侧副韧带（medial collateral ligament，MCL）及外侧副韧带（lateral collateral ligament，LCL）。如若有2条交叉韧带和1条或多条侧副韧带撕裂，则会使膝关节稳定性受到极大影响，出现关节脱位。以ACL+PCL+MCL损伤最为常见。多发韧带损伤时关节极度不稳定，查体时形似双节棍。

对于不同损伤类型的患者应根据其自身情况选择手术时期，闭合性损伤患者应在其关节肿胀基本消退后择期手术，以提高其治疗成功率。ACL、PCL同时断裂，单独重建任何一根，都难以调节重建韧带的张力，也难以维持胫骨相对于股骨的中立位，ACL、PCL联合重建的治疗效果最佳。ACL、PCL同时重建可以最大限度恢复膝关节功能。镜下一期重建前后交叉韧带能最大限度地减少损伤，术中基本不切开关节囊，对关节内的结构干扰较小；解剖清晰、定位准确；术中能同时处理半月板及侧副韧带损伤等合并伤，因而术后关节功能恢复更快、效果更好。MCL具有很强的自愈能力，对合并MCL损伤的治疗，目前观点认为，对外翻应力试验阳性的MCL损伤，尤其是镜下见MCL破裂纤维马尾状杂乱漂浮于关节腔或上止点撕脱者，必须予以锚钉修复，同时应对后斜韧带损伤进行修补，避免后内侧不稳定。术后必须早期进行可控的被动关节功能锻炼。

膝关节多发韧带损伤时多存在关节囊破裂，因此在使用关节镜时会导致灌注液渗漏至小腿筋膜室或皮下，严重时会造成骨筋膜室综合征。避免的方法通常是先建胫骨侧隧道，同时采取低灌注压，可以有效地避免灌注液过多进入小腿组织间隙。

对于移植物的选取，移植物可分为自体材料、异体材料和人工Lars韧带三大部分。异体肌腱虽有取材方便的优势，但是存在疾病的传播和免疫排斥的反应。少数病例报道，重建后的异体肌腱有出现关节内消融的现象。而使用人工韧带，虽然关节重建后可早期活动，但是人工韧带存在价格昂贵及术后翻修率较高等缺点。经过多年的临床观察认为，自体半腱肌、股薄肌肌腱只是膝关节内侧稳定结构的一小部分，切取后对膝关节的稳定性影响较小，取材的切口较小且在胫骨结节内下方，同时可以作为重建时胫骨侧隧道的入口，并且腘绳肌肌腱在取材后大部分可以再生，恢复部分功能，故自体腘绳肌肌腱被作为首选。多发韧带损伤患者，可根据所需肌腱的多少结合人工韧带重建。

31 腘窝囊肿伴囊肿内游离体1例

【病例摘要】

患者，男性，60岁。左膝关节疼痛、活动受限10年，加重1个月。

【现病史】患者10年前无明显诱因出现左膝关节疼痛，活动后加重，休息好转，就诊于我院及阳煤集团某院，给予口服镇痛类药物治疗，症状时好时坏，反复发作。近1个月疼痛症状显著，口服镇痛药物无效，再次就诊于我院，行超声检查显示左侧腘窝囊肿。为进一步治疗，住入我科。

【入院查体】左膝关节髌周压痛存在，浮髌试验（–），髌骨研磨试验（+），内侧关节间隙压痛存在，左膝关节伸曲活动度0 ~ 10° ~ 90°，左腘部可扪及约8 cm × 10 cm大小肿物，内有颗粒物存在，局部无压痛，左足背动脉搏动好。背部可扪及约6 cm × 5 cm大小肿物，质软，边界清，局部无红肿，无波动感，无压痛。

【入院诊断】左膝关节骨关节炎；左侧腘窝囊肿伴囊肿内游离体；左膝关节内侧半月板损伤。

【治疗与转归】关节镜下左膝关节清理、腘窝囊肿切除术，术后膝关节后方胀痛感消失，膝关节活动度恢复正常，膝关节间隙疼痛于术后半年消失。

术前、术中、术后相关情况见图2–2–24 ~ 图2–2–26。

【病例分析】

腘窝囊肿又称Baker’s囊肿，是腓肠肌内侧头的滑液囊肿，1840年Adams首先对腘窝囊肿进行了描述，而后Baker在关节内病理变化以及膝关节渗出的背景下研究了这些囊肿。腘窝囊肿可分为先天和后天两种，前者多见于儿童，后者可由滑囊本身的疾病如慢性损伤等引起，但

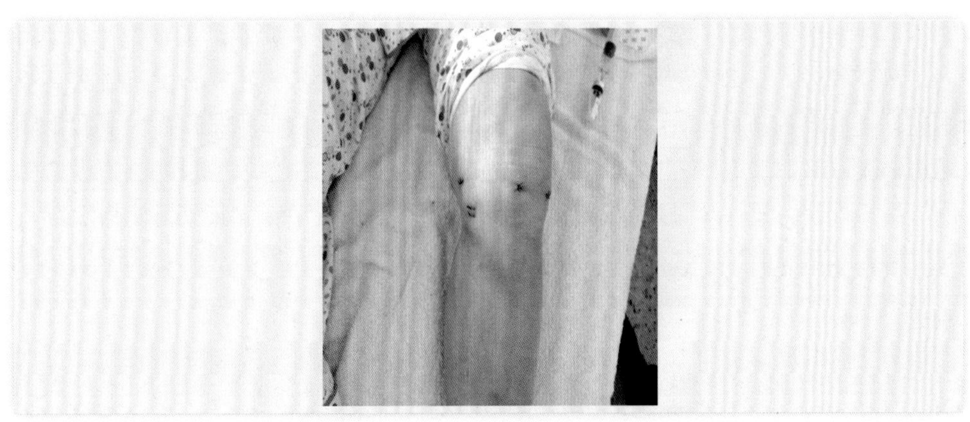

图 2-2-24　关节镜下切除腘窝囊肿手术切口

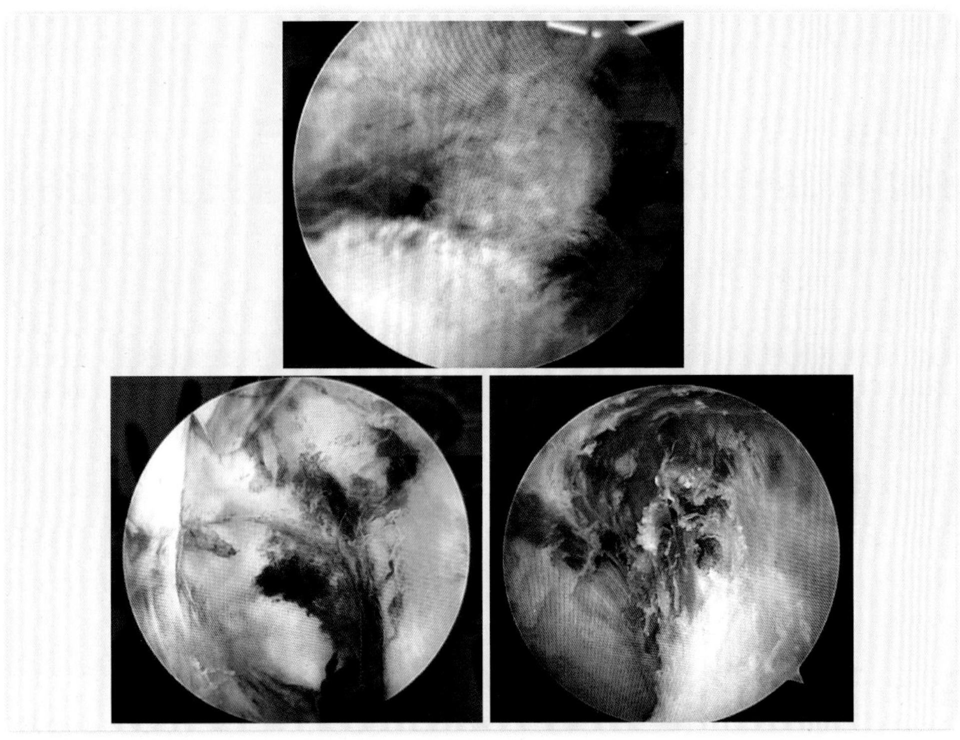

图 2-2-25　术中镜下囊肿内口、囊壁及切除囊壁后的影像

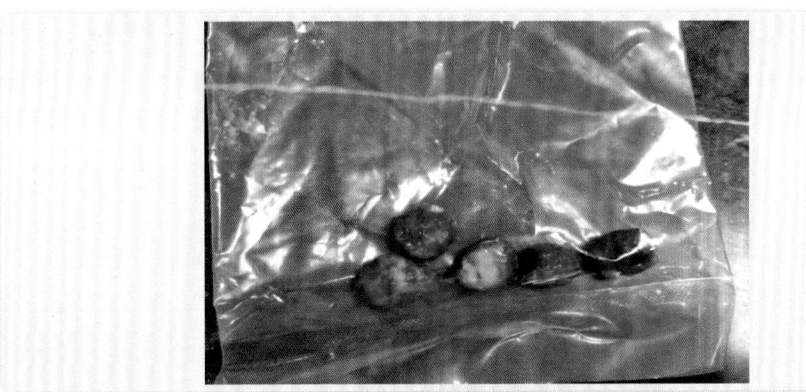

图 2-2-26　取出囊肿中的游离体

更多的患者是并发于慢性膝关节病变。目前对于腘窝囊肿的发病机制尚无定论，较流行的是单向流通的“阀门机制”，即关节内的各种病变引起关节内积液，过多的积液造成关节囊内压力逐渐增高，在高囊内压的作用下，积液通过横向裂隙样结构进入腓肠肌内侧头-半膜肌滑液囊，但无法反流，从而造成了腘窝囊肿的形成和持续存在。本例患者囊肿内伴有游离体，同时伴有内侧半月板损伤，进一步证实了该理论的可靠性。采用关节镜一期切除囊肿，并处理了关节内病变，患者术后满意。

【病例点评】

本例患者为继发性腘窝囊肿，主要见于中老年患者，目前认为囊肿的发生常与膝关节内病变密切相关，临床上发病率女性多于男性。其发生常与外伤、骨关节炎、类风湿关节炎、半月板撕裂和游离体等因素有关，临床上也有人工表面膝关节置换术后，假体磨损产生碎屑进而引起腘窝囊肿的报道。一般比较小的腘窝囊肿没有任何临床症状，主要是体检或者做膝关节的其他检查时发现。如果腘窝囊肿不断增大，影响关节功能，可能会对膝关节周围的神经血管产生压迫，患者可能会出现膝关节的肿胀、疼痛、活动受限，特别是屈伸膝关节时感觉有一定程度受限。在这种情况下患者来诊，简便快捷的检查手段主要为局部B超检查，为了更好地全面评估关节内病变或囊肿的毗邻关系，需要进行膝关节的磁共振成像检查。如果患者症状比较严重可以采取手术治疗，大多数患者手术之后效果都比较好。

传统的腘窝囊肿治疗常采用硬膜外麻醉在腘窝部做“S”形切口，以开放式手术切除囊肿，但腘窝囊肿位置较深，周围血管神经丰富，开放手术切口较大（切口长7～8 cm），显露广泛，术后局部容易发生瘢痕粘连，既影响美观，同时又影响膝关节功能，对关节内病变无能为力；关节镜下囊肿切除术具有切口小、创伤小、术程短、恢复快等优点，采用镜下操作不仅可以清楚地观察到膝关节内病变，而且易于分辨囊肿与周围组织的关系，避免对血管、神经的损伤，同时又准确地处理关节内原发病变。若在手术过程中查找此通道困难，可先将亚甲蓝注射进入囊肿内，然后用关节镜查找腓肠肌内侧头的横向裂隙样结构，也就是囊肿内口，然后通过囊肿内口置入关节镜，通过辅助通路用刨刀完整切除囊壁。

32 后交叉韧带胫骨止点撕脱骨折1例

【病历摘要】

患者，男性，33岁。外伤后左膝疼痛、肿胀、活动受限9小时。

【现病史】患者9小时前骑车不慎摔伤左膝部，感左膝疼痛、活动受限，当时神志清楚，无恶心、呕吐，无胸憋、气紧，在家休息后左膝疼痛逐渐加重，伴活动受限，无明显好转，就诊于我院骨科门诊，行X线示左膝胫骨髁间嵴处可疑骨皮质不连续改变。为求进一步治疗，住入我科。

【入院查体】左膝关节明显肿胀，左膝前可见多处皮肤擦挫伤，渗血，触痛（+），左下肢感觉功能正常，左膝关节屈伸活动明显受限，左膝后抽屉试验阳性（++），左膝内外侧方应力试验（–），足背动脉搏动可，末梢循环可，余查体未见明显异常。

【入院诊断】左膝关节后交叉韧带胫骨止点撕脱骨折。

【治疗与转归】于关节镜下行后交叉韧带止点撕脱骨折闭合复位袢板固定术，术后给予可调角度支具固定4周，2个月后患者活动度好，稳定性好，6个月后恢复体育运动。

术前、术后影像学表现见图2-2-27～图2-2-29。

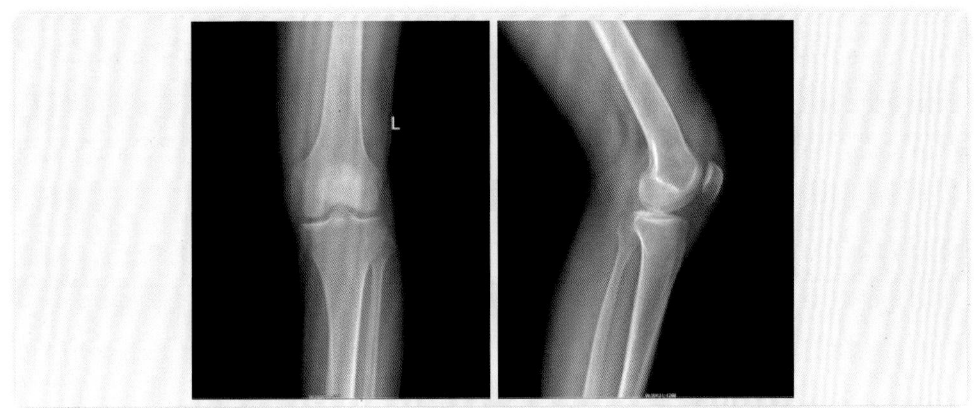

图 2-2-27　术前 X 线片可见后交叉韧带胫骨侧止点撕脱骨折

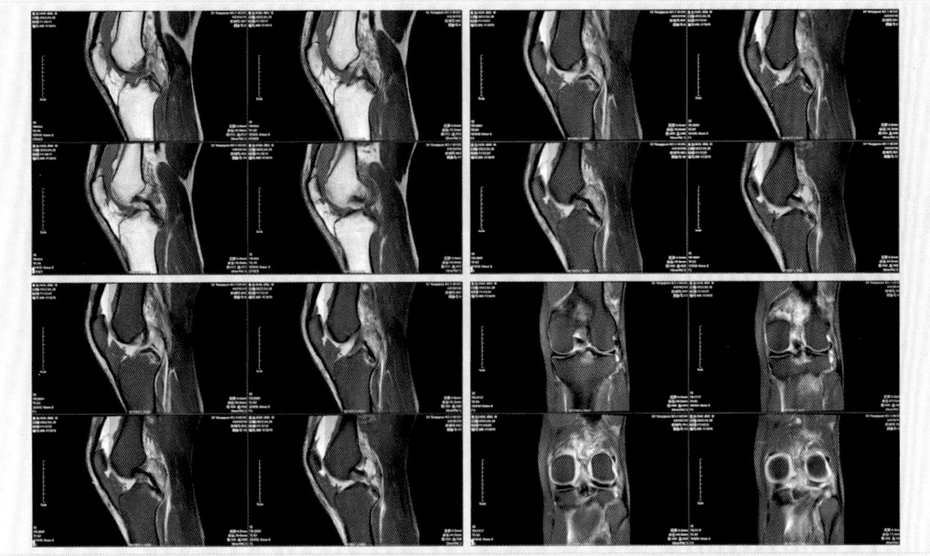

图 2-2-28　术前 MRI 可见后交叉韧带胫骨侧止点撕脱骨折，骨折向近端移位，局部出血、水肿

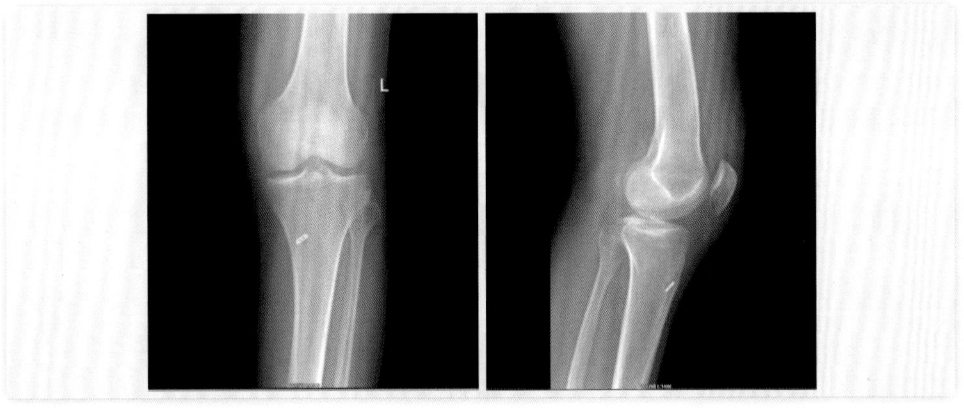

图 2-2-29　术后 X 线片可见骨折块已复位，固定稳定

【病例分析】

膝关节后交叉韧带是维持膝关节稳定的重要组织，主要作用为约束胫骨的后移，后交叉韧带的受力会随着膝关节过屈、过伸和极度旋转而明显增加，当外力导致韧带张力突破承受极限时会发生后交叉韧带胫骨止点撕脱骨折。骨折后由于膝关节前后向的不稳定，最终会加快骨关节炎的进展。目前后交叉韧带胫骨止点撕脱骨折的手术方式分为开放手术和膝关节镜，临床中一般根据骨折类型及移位情况选择具体术式，但尚无统一的选择标准，本例患者为后交叉韧带止点撕脱骨折，移位不明显，应用关节镜下“8”字缝合袢板固定技术，复位容易，固定可靠，创伤小，功能恢复快。

【病例点评】

后交叉韧带起于股骨内侧髁外侧，止点位于胫骨平台后缘凹陷处，是维持膝关节屈伸旋转过程中的主要结构。当外力使膝关节过度活动造成后交叉韧带张力超过承受上限时易造成胫骨止点撕脱骨折，其在膝关节损伤中发生率为3%～4.5%。临床表现为膝关节稳定性差、肿胀疼痛和行走困难等，若撕脱骨折未及时处理可造成膝关节不稳，表现为运动后出现膝关节疼痛、反复积液。膝关节持续不稳甚至会进一步加重骨关节炎的发展。后交叉韧带止点撕脱骨折的手术方法主要分为微创和开放手术。选择合适的手术方式对于患者预后非常重要。与小切口切开复位内固定术相比，关节镜下“8”字缝合技术采用弹性固定，更加符合人体生物力学，有利于术后骨折愈合，并且无须再次采取内固定术，降低了手术造成损伤的风险。

33 关节镜下治疗前交叉韧带合并关节外侧半月板损伤1例

【病历摘要】

患者，女性，17岁。右膝关节外伤疼痛伴功能障碍2小时。

【现病史】患者于2017年6月打羽毛球时不慎扭伤右膝关节，当即感疼痛、活动受限，经休息、口服镇痛药物治疗，右膝关节肿胀，活动时疼痛未见明显减轻，就诊我院门诊，行MRI检查考虑右膝关节前交叉韧带损伤合并外侧半月板损伤。为进一步治疗，收入我科。

【入院查体】右膝关节肿胀显著，局部皮温正常，浮髌试验（+），前抽屉试验、Lachman试验（+），后抽屉试验（-），外侧关节间隙压痛显著，旋转挤压试验及轴移试验因疼痛不能配合查体，右下肢感觉及末梢循环好。

【入院诊断】右膝关节前交叉韧带损伤；右膝关节半月板损伤。

【治疗与转归】于关节镜下行右膝关节前交叉韧带重建术、右膝关节外侧半月板缝合术，术后给予伸直位支具固定，指导患者进行康复功能锻炼。

术中、术后相关情况见图2-2-30～图2-2-33。

【病例分析】

前交叉韧带（anterior cruciate ligament，ACL）和半月板对维持膝关节稳定性以及股骨-胫骨相对位置关系有重要作用。ACL可抵抗胫骨的向前移动力和膝关节内外翻应力、旋转力。半月板可增加股骨-胫骨间的适合性，稳定膝关节各个方向的运动。ACL合并半月板损伤可引起膝关节前后及旋转不稳定，造成严重膝关节功能障碍。临床统计显示，55%～65%的ACL损伤

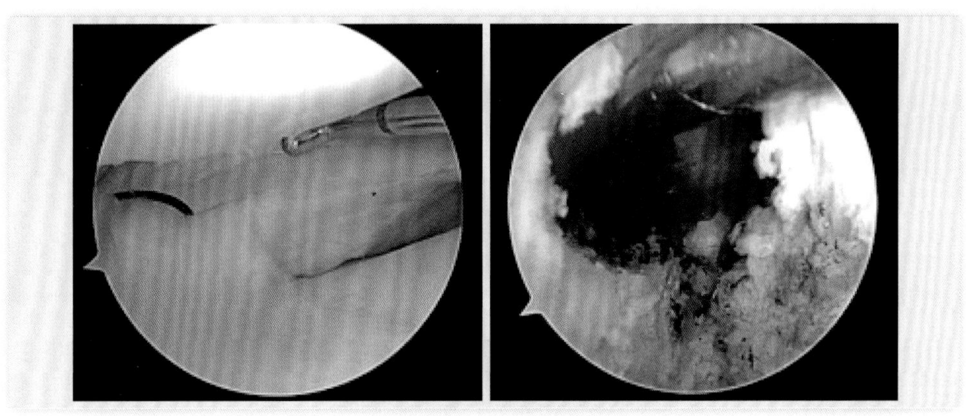

图 2-2-30　术中缝合的半月板及股骨侧骨道

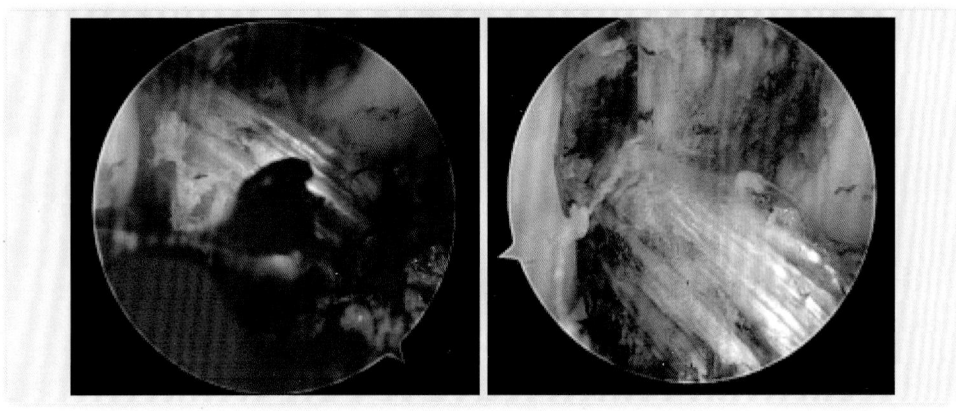

图 2-2-31　术中镜下所见重建的前交叉韧带走行及张力好，未见撞击

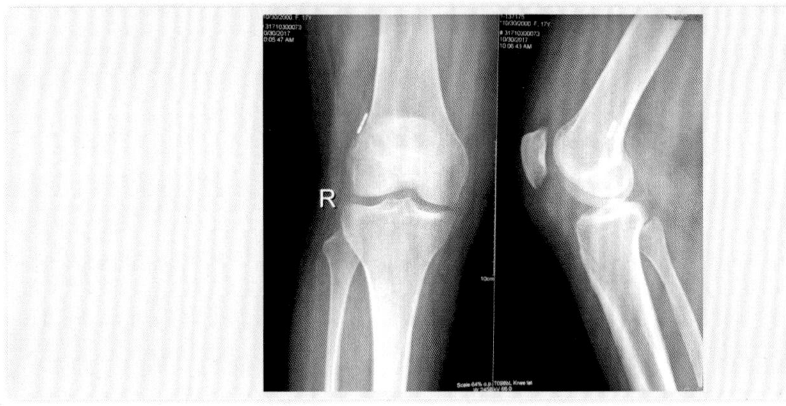

图 2-2-32　术后 X 线片可见内固定稳定

后合并半月板损伤，但临床容易发生漏诊，导致以半月板损伤为诊断而行半月板切除术，结果进一步损伤膝关节稳定性，加重临床症状，或诊断为ACL损伤行单纯ACL重建，遗漏对损伤半月板的修复，导致临床症状持续存在，影响疗效。因此，早期明确诊断，正确处理ACL合并半月板损伤，才是挽救膝关节功能的关键。临床研究显示，对ACL和半月板行分期手术（一般为一期处理半月板、择期重建ACL），或仅修复损伤半月板，往往会加重半月板损伤，甚至引起缝合后再损伤，而同期手术ACL重建可为半月板修复愈合提供良好的条件。因此，临床建议

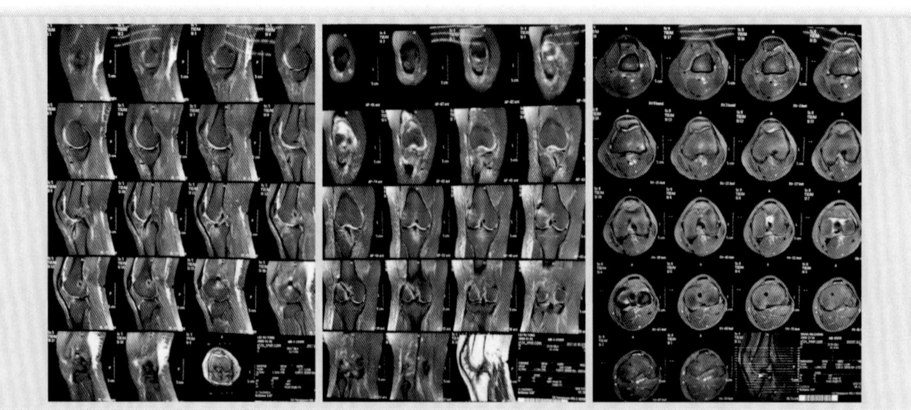

图 2-2-33　术后 MRI 可见重建的前交叉韧带张力好，重建的肌腱已与骨道部分愈合

同期实施ACL重建和半月板修复。回顾既往文献研究发现，同期行ACL重建和半月板修复术后的Lysholm评分明显高于单纯行半月板修复术。这也证实了关节镜下同期行ACL重建和半月板修复术能够提高手术疗效，提升治愈率，提高膝关节恢复质量。本例患者于关节镜下同时进行ACL重建手术和外侧半月板修复手术，为术后的恢复创造了良好条件，经过6周功能锻炼，膝关节屈伸功能恢复正常。

【病例点评】

ACL是维持膝关节稳定、实现其运动功能的重要结构。ACL损伤在临床较为常见，以非接触性损伤为主，这些损伤通常导致关节积液、运动模式以及能力的改变，并常伴有肌肉无力和运动能力的下降。保证替代韧带与ACL结构相同或相似是修复ACL损伤的关键。临床治疗以手术干预为主，膝关节镜下重建术是ACL损伤治疗的首选术式，手术创伤较小，术后恢复时间短，手术效果得到临床认可。目前临床上膝关节镜下交叉韧带重建术的研究方向主要在于重建方法、移植物选择、固定方案等方面。

ACL重建材料包括人造材料、自体材料及异体材料。人工材料短期稳定性好，但术后易出现远期并发症。自体骨-髌腱-骨作为ACL损伤重建的常用材料，它的优势在于抗拉强度较好，且长度与ACL一致，固定性良好，有助于尽早地进行膝关节功能锻炼。但髌腱移植的局限性在于一定程度上损伤伸膝结构，移植骨块通过骨隧道较困难，导致螺钉切割骨块，术后易出现韧带松弛，甚至导致手术失败。且术后髌骨软化、髌腱挛缩及疼痛症状明显，对患者术后恢复影响较大。自体腘绳肌腱（hamstring tendon，HT）移植重建ACL是一种较为成熟的方法，获取相对容易，且其与原生ACL强度相当，能够满足临床治疗需求。但HT切取后可能会导致隐神经损伤、鹅足腱功能不良，造成大腿内侧疼痛，膝关节力量减弱。同时HT切取后可能会导致大腿肌肉萎缩，使股四头肌-肌腱不平衡，降低膝关节动态稳定性。腓骨长肌腱（autologous peroneus longus tendon，APLT）远离病损膝关节，参与形成“腱环”，能够维持足横弓，可对足的外翻、内翻进行调节。APLT强度及体积能够满足ACL重建需求，较原生ACL增加了极限拉伸强度，能够维持膝关节稳定性，且切取APLT后，由于其他肌腱的代偿，对足弓静力学结构影响较小。

在过去的十年中，通过改变骨隧道位置和引入双束重建的概念，人们做出了大量的努力来使外科重建ACL更具解剖学意义。与传统的非解剖单束重建相比，ACL重建术式的演变使得损伤关节的平移和旋转稳定性更接近于完整膝关节。然而，对于解剖双束重建比传统单束重建的临床结果的改善还没有达成共识。最近的一项随机试验表明，双束重建在预防创伤后骨性关节炎方面并不优于传统的单束技术。因此，尽管手术重建取得了巨大的成功，但手术相关并发症的发生迫使我们完善与ACL相关的解剖学研究。

ACL于胫骨止点的长轴，沿胫骨平台的前后径走行，于股骨止点的长轴，沿股骨长轴走行，形成韧带绕自身扭转。在胫骨的止点，ACL形成了近扇形的结构，增加了面积，同时避免了伸膝时与髁间窝的撞击。对于ACL的精细解剖学认识在一定程度上决定了ACL重建的术式的选择。但是，ACL这种三个平面内走行的空间结构，使得目前对于ACL解剖学信息的掌握仍存有尚未统一的认识。一方面是韧带的分束问题，一般倾向于将ACL分为前内侧束（anteromedial bundle，AMB）和后外侧束（posterolateral bundle，PLB）；AMB分布于股骨止点后上部分和胫骨止点前内部分，PLB分布于股骨止点前下部分和胫骨止点后外部分，AMB在屈膝时张力最高，主要是限制胫骨前后移动，PLB在伸膝时张力最高，主要是限制胫骨旋转。此外，有些学者将ACL分为3束，还有观点认为不分束。另一方面则是关于ACL韧带起止点位置的研究，该研究与ACL重建中骨隧道位置的确定息息相关，隧道位置对ACL重建后膝关节的整体功能有重要影响，但是目前对于是否需要进行起止点重建，以及重建的位置仍无定论。所以高清显现韧带起止点，以及起止点位置的力学信息的方法将会在一定程度上填补这个空白。ACL重建牢固固定、解剖移植是影响手术效果的关键因素，而术后尽早进行康复训练对减少术后并发症有积极作用。ACL重建后髌韧带伸膝肌力降低，影响术后膝关节稳定性，其原因在于术后膝关节炎症反应、周围组织纤维化、交感神经功能障碍，术后通过制订功能康复训练计划有助于促进股四头肌肌力恢复，预防术后由于股四头肌萎缩造成髌前区疼痛，从而减少术后并发症。

对于合并半月板损伤者，考虑到半月板损伤的形态复杂，修复难度较高，临床一般根据半月板损伤部位选择不同的修复方法。有学者提出，对于半月板桶柄样撕裂应行半月板部分切除术，尤其是发生在内侧半月板后体部，手术显露及操作困难，即使修复后也容易发生愈合不良甚至不愈合者。但国外有研究显示，对复杂半月板损伤行缝合修复，能最大限度地保留半月板的功能，维持膝关节稳定性，减少膝关节退行性变的发生。

综上所述，关节镜下ACL重建联合半月板修复效果确切，能有效治疗ACL合并半月板损伤，提升膝关节功能恢复质量，值得在临床推广使用。

第三节 其他

34 关节镜下治疗臀肌挛缩症1例

【病历摘要】

患者，女性，18岁。双侧髋部不适伴轻度活动受限18年。

【现病史】患者幼儿时曾因病多次注射青霉素，之后随着生长发育，逐渐发现双侧髋部不适，屈曲内旋髋部活动受限，未在意，也未经任何治疗，现上述症状进一步加重，呈外“八”字行走，就诊于我院门诊，考虑双侧臀肌挛缩。为进一步治疗，收住我科。患者自发病以来，精神、食欲好，睡眠佳，大小便正常。

【既往史】否认高血压病，糖尿病，心脏病病史。否认肝炎、结核病史。预防接种史不详。否认手术、外伤史。否认输血史及输注血液制品史。无食物、药物过敏史。

【入院查体】脊柱未见明显畸形，各棘突无压痛及叩击痛。臀部肌肉局部稍有萎缩，双髋部皮肤软组织未见异常，屈曲活动轻度受限，伴有弹响，交腿试验（+），划圈征（+），Ober征（+），伸直活动不受限，双下肢肌力、肌张力未见明显异常，感觉正常，末梢血运可，病理征（–）。

【术前化验】红细胞沉降率7 mm/h，超敏C-反应蛋白3.50 mg/L，糖化血红蛋白5.5%，D-二聚体定量（超敏）38 ng/mL，白细胞数5.34×10^9/L，中性粒细胞百分比50.8%，血红蛋白142 g/L，血小板数232×10^9/L，空腹血糖4.66 mmol/L。

【入院诊断】双侧臀肌挛缩症。

【治疗与转归】入院后完善术前检查、化验，在腰硬联合麻醉下行关节镜下双侧臀肌松解术，术后对症治疗。术后第2日患者双下肢可跷“二郎腿”，术后第4日拔除引流管，患者可下床自行行走，内旋下肢、屈髋均无受限，术后第8日患者康复出院。

手术记录：接患者入室，麻醉成功后，取患者左侧卧位，右髋部术区消毒后，铺无菌单。自右髋外侧大粗隆旁前后各开一个0.8 cm大小入口，直达肌膜层。刮匙伸入扩大腔隙，自后侧入口处置入关节镜，前侧置入刨削刀系统，可见患者阔筋膜张肌部分硬化挛缩，予以松解清理后，活动右下肢内旋、屈髋，仍有卡压，于卡压处皮肤再开一长约3 cm小口，显露筋膜，进一步松解后，再次内旋、屈髋，无明显受限，冲洗切口及腔隙，留置引流管，清点器械、敷料无误后，逐层缝合（皮肤美容缝合），无菌敷料包扎。改变为右侧卧位后，同法处理左侧患肢。

术前、术后相关情况见图2–3–1、图2–3–2。

【病例分析】

臀肌挛缩症（gluteal muscle contracture，GMC）是由多种原因引起臀部肌肉及周围筋膜纤维变性导致一系列特殊体征的临床综合征，国内臀肌挛缩与幼年时期反复肌内注射以苯甲醇为溶媒的青霉素有关。其主要表现为坐姿不良及下蹲受限，双膝并拢不能下蹲分开呈蛙式位，行走时下肢呈“外八字”步态。交腿试验阳性、Ober征阳性和“4”字试验呈阳性。随着年龄增长，病理改变严重程度不断增加，可出现双下肢不等长、骨盆倾斜、代偿性脊柱侧弯，严重时可出现双侧髋关节脱位。行走步态和形体异常可导致心理压抑，容易诱发人格或心理障碍。

GMC保守治疗效果欠佳，一般通过手术彻底松解挛缩的肌肉及增生的纤维束起到治疗效果。传统的开放式手术存在剥离范围广、术后肌力影响明显、神经血管损伤的风险、术后易形成血肿及瘢痕组织等不足。随着人们对该病的认识深入及关节镜的发展，提出了关节镜下大转子周围松解的创新理念。该术式可以缩短患者康复时间，提高患者满意度，是一种有效、安全、微创的治疗方式。在镜下松解大转子周围的“C”形目标区域，包括股骨大转子下缘与股

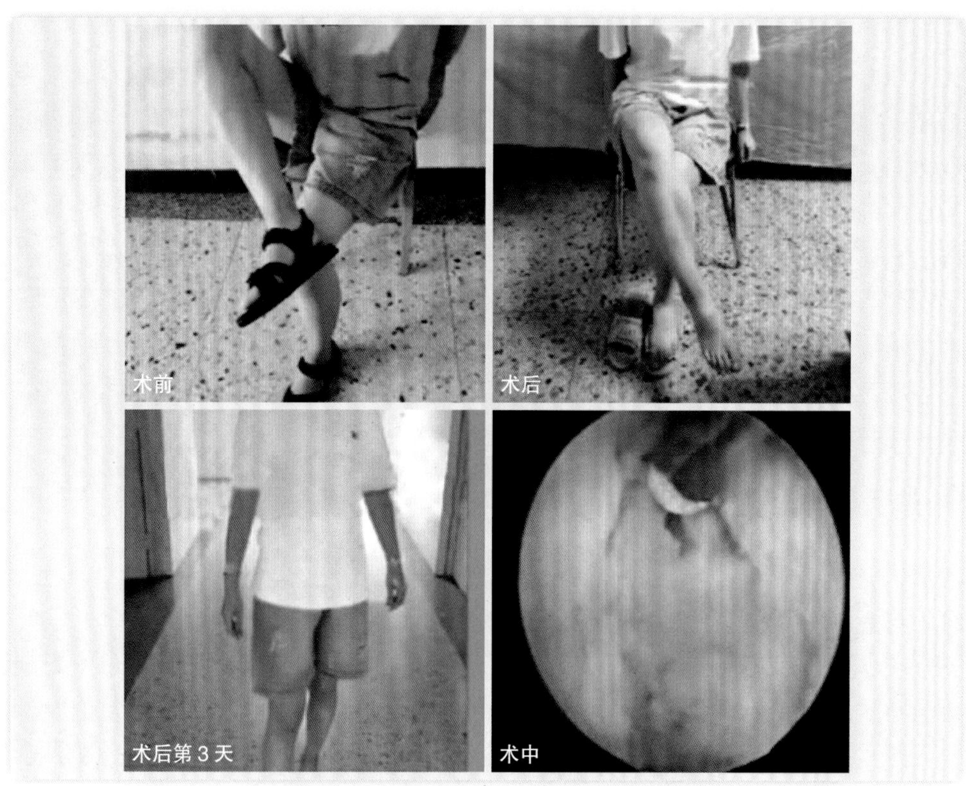

图 2-3-1 术前术后跷二郎腿的对比情况及术中关节镜下表现

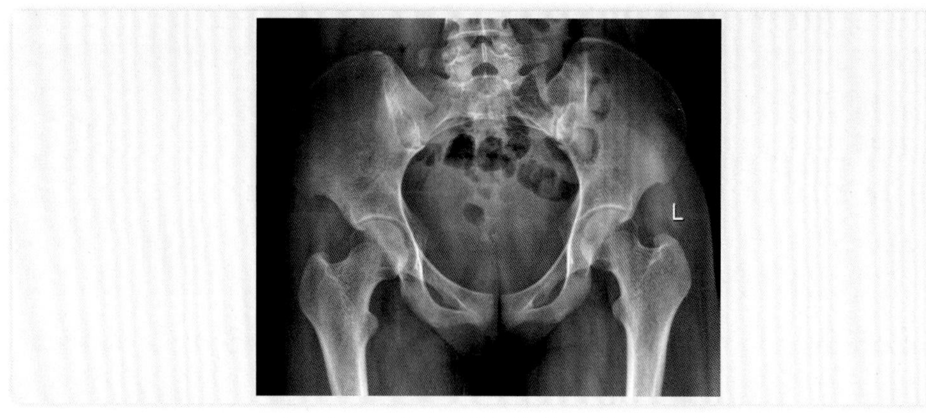

图 2-3-2 术前骨盆正位片未见明显异常

骨移行处的髂胫束、大粗隆后缘臀大肌与髂胫束附着处、大粗隆上方臀大肌近臀肌粗隆处。经大转子下方髂胫束、大粗隆后缘及上方臀大肌附着点，进行关节镜下“C”形松解，可有效地避免术后臀大肌无力及神经血管损伤。

【病例点评】

GMC临床症状大多类似，但是臀肌挛缩区域及严重程度等方面各不相同，从而相应表现体征也有所区别。根据严重程度可分为三个等级（轻、中、重），根据挛缩部位可分为三种类型（单纯累及臀大肌，累及臀中肌和臀小肌，臀大肌、中肌、小肌均受累）。

该病例采用关节镜下大转子周围“C”形松解术治疗臀肌挛缩，可减少对臀大肌组织的干扰，避免神经血管损伤，增加关节镜松解可操作性。由于关节镜下操作范围狭窄，稍有不慎极容易损伤坐骨神经，松解前要对挛缩带周围的脂肪组织进行刨削清除，可以在一定程度上增加手术操作空间，逐层松解挛缩带。若为阔筋膜张肌型的臀肌挛缩，在清除挛缩带周围脂肪组织后，逐步松解阔筋膜张肌和臀大肌在髂胫束上方的附着部分，同时做Ober试验，一旦Ober试验阴性或明显感觉挛缩带的紧张度下降，则不再过多地松解。

综上所述，关节镜手术切口小，术后瘢痕形成少，伤口美观，患者接受度高；同时在镜下可放大手术部位，术野清晰，术中剥离组织相对少，且等离子刀切割分离组织时高温即可止血，术后出血少，患者可早期下地进行功能锻炼。所以，该手术方式具有降低手术风险、提高手术效率、提高床位周转率等优势，是一种临床有效的微创治疗手段。

35 关节镜下行内固定物取出术1例

【病例摘要】

患者，男性，32岁。左股骨中下段骨折内固定术后3年余。

【现病史】患者于3年前因车祸发生左股骨中下段骨折，在我科行闭合复位内固定术，术后伤口愈合好。一直在我科门诊规律复查。2个月前在我院门诊复查，X线示左侧股骨中下段骨折，内固定术后，骨折愈合好。今为行内固定物取出而入院。患者入院以来，精神食欲好，大小便正常。

【既往史】既往体健，否认肝炎、结核病史，否认药物食物过敏史。

【入院查体】左膝关节前下方及大腿上段可见手术瘢痕，未及明显肿胀。股骨无明显压痛，左膝、左髋关节活动好，左下肢皮肤感觉好，末梢循环好。

【入院诊断】左股骨内固定术后。

【治疗与转归】患者既往行左股骨逆行髓内钉术，骨折愈合良好。于关节镜下行逆行髓内钉取出术。手术时间短，切口小，膝关节创伤小，患者术后可早期下地活动，进行功能锻炼。

术前、术中、术后相关情况见图2-3-3。

【病例分析】

骨折愈合后内固定钢板的取出是一个常规手术。传统的手术方法为沿原切口入路切开皮肤、皮下组织等取出钢板，但是这种方法的组织损伤大，患者心理负担重。为减少二次手术给患者带来的创伤，我们在关节镜辅助下行微创股骨逆行髓内钉取出术，该手术切口小，组织创伤小、反应轻，螺钉显露清楚，内固定物取出顺利，患者可早期进行功能锻炼，康复较快。

外科微创化已成为当前外科发展的方向，其理念是：①减少创伤量的总和，包括机械、生理、心理、精神上的不良刺激，因而覆盖整个围手术期；②减轻过剧的应激反应；③调控创伤反应的过程；④改善创伤愈合。微创外科的目的是使外科患者能达到最佳的内环境稳定状态、最小的手术切口、最轻的全身炎症反应及最少的瘢痕愈合。因此人们一直在考虑如何减少手术的创伤，内固定取出术也不例外。

关节镜技术在取出内固定物的文献报道中较少，我们把关节镜技术应用到内固定物取出

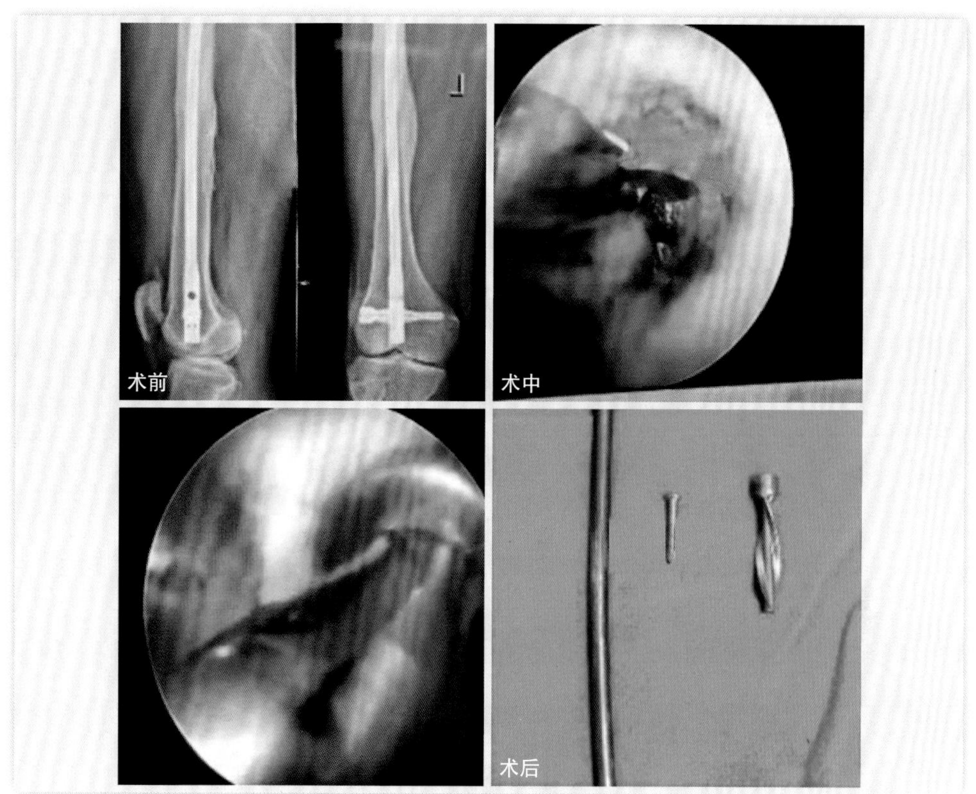

图 2-3-3 术前 X 线片、术中关节镜下取内固定物及术后取出的内固定物

术中，实现可视情况下内固定物取出。关节腔充盈后，利用摄像头找到股骨髁间髓内钉的进针点，从工作通道伸入改锥，拧出髓内钉的尾帽，然后取出髓内钉，减少了患者的创伤，达到了快速康复的效果。

【病例点评】

传统取出骨折内固定物的方法是沿原切口做一较长的切口，切开、分离上次手术入路组织，取出内固定物。但是这种手术方法对软组织损伤大，术后切口感染的概率较大。随着科学技术与医学水平的发展，微创外科与外科微创化已成为当前外科发展的方向。临床医生不断探索新的内固定物取出方法，以减少手术带给患者的创伤。关节镜辅助下小切口内固定物取出术，具有创伤小、术后感染率低等优点，逐渐被医生和患者接受。我们将关节镜技术应用到内固定物取出术中，实现了可视情况下将内固定物取出。该技术对临床医生的要求较高，要求临床医生必须具备熟练的关节镜操作技术及其相关知识。

手术应注意以下事项：①术中应注意保护周围软组织，以减少创伤；②在关节镜下显露尾帽时，注意保护刨刀，尽可能避免直接接触内固定物；③钉道与髓内钉取出器完全吻合再拧出，避免滑丝；④对于固定时间较长或骨痂包绕严重者，可结合透视尽快找到内固定物；⑤术后应尽早指导患者进行功能锻炼，以促进患肢功能的恢复。本例患者治疗结果显示，关节镜辅助下微创股骨内固定物取出术具有切口小、创伤小、患者可早期进行功能锻炼、并发症少等优点，值得临床推广应用。

36 关节镜下治疗肘关节僵硬1例

【病历摘要】

患者，男性，64岁。右肘部间断疼痛4个月，疼痛加重伴活动受限2周。

【现病史】患者2021年8月无诱因自觉右肘部疼痛、活动受限，就诊于阳泉某医院门诊，行X线检查示右肘关节增生性关节炎，给予口服药物保守治疗。经口服药物治疗，症状未见好转，患者12月29日就诊于我院门诊。为进一步治疗，门诊以“右肘关节骨性关节炎”收入我科。

【入院查体】右肘关节局部无红肿，肘部鹰嘴压痛（+），肘关节屈伸活动受限，右上肢感觉未见异常，末梢循环好。

【入院诊断】右侧肘关节骨性关节炎；右肘关节僵硬；右肘关节游离体。

【治疗与转归】在关节镜下行右肘关节清理术、右肘关节松解术、右肘关节游离体取出术、右肘关节滑膜切除术，术后给予口服吲哚美辛100 mg，指导患者进行功能锻炼，术后1个月屈伸活动度达到0～10°～110°，无尺神经炎症状。

术前、术后相关情况见图2-3-4～图2-3-6。

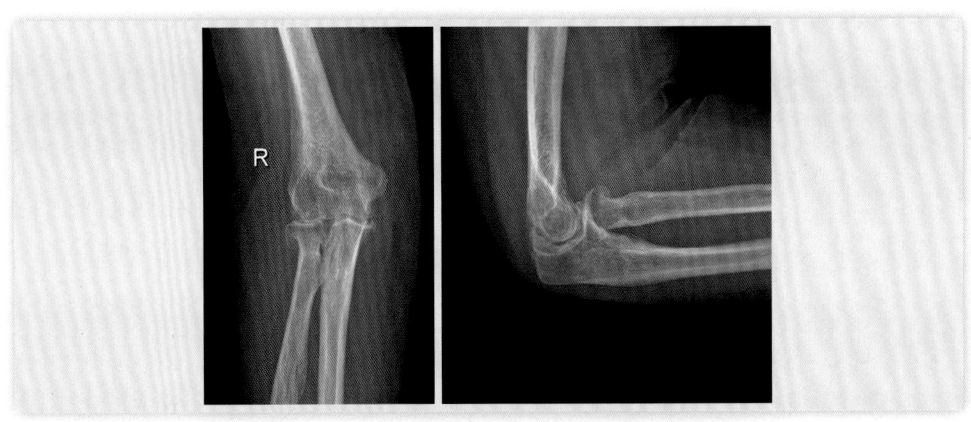

图 2-3-4　术前 X 线片可见尺骨、桡骨骨质增生显著

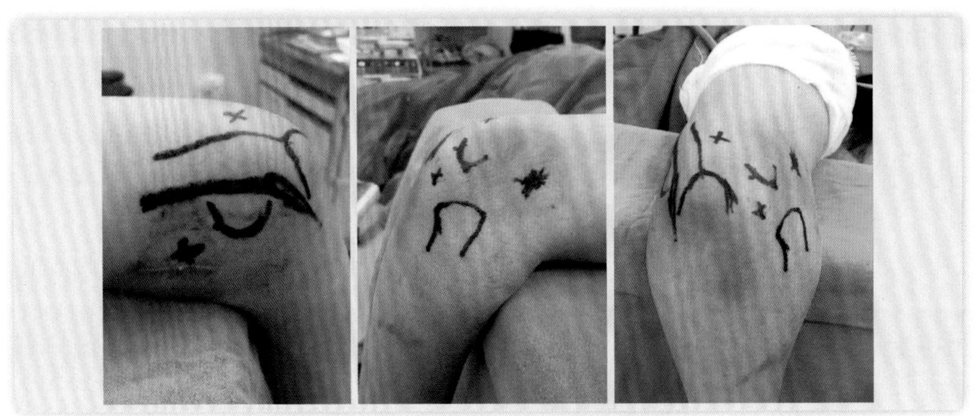

图 2-3-5　手术体位及术前体表标记

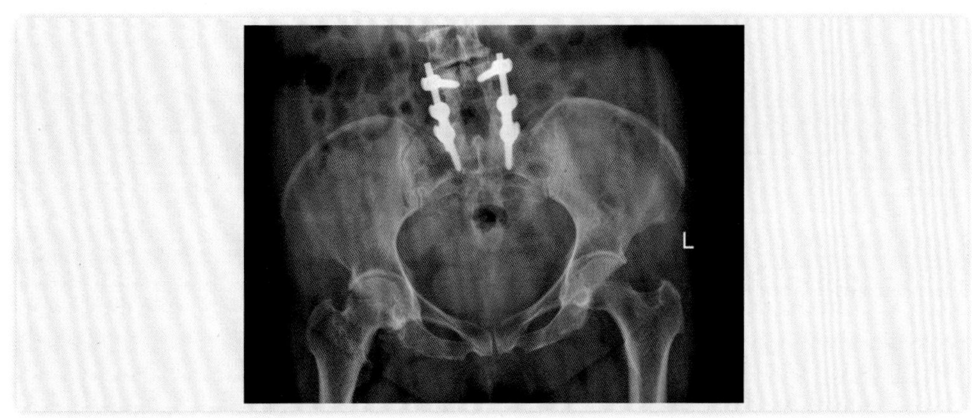

图 2-3-7　术前 X 线片可见右侧髋臼骨质增生，股骨头前方滑膜软骨瘤

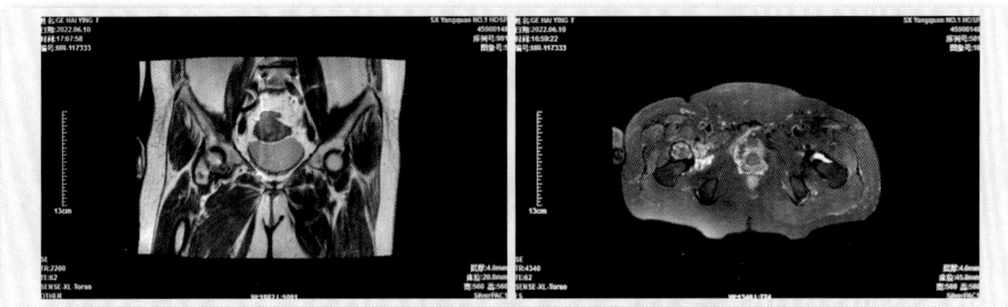

图 2-3-8　术前 MRI 可见右侧髋臼股骨头前方滑膜软骨瘤合并盂唇损伤

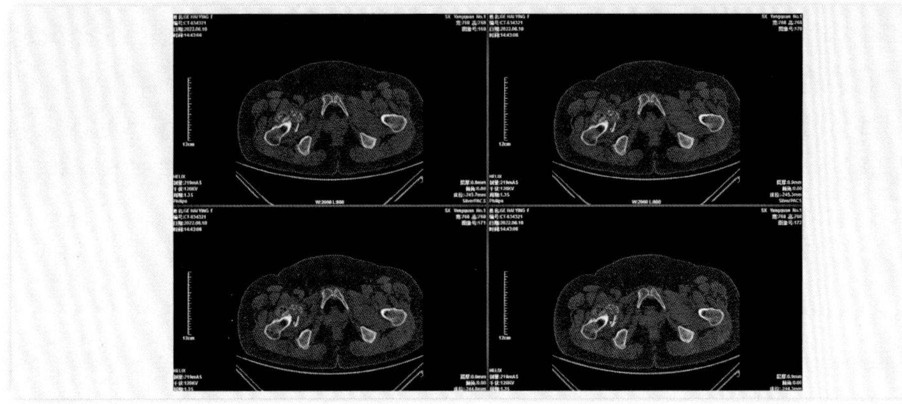

图 2-3-9　术前 CT 可见右侧髋臼股骨头前方滑膜软骨瘤、股骨颈前方局部骨性隆起

【病例分析】

股骨髋臼撞击症（femoroacetabular impingement，FAI）是指股骨头-颈部或髋臼解剖学异常导致髋关节运动终末期股骨头颈部与髋臼边缘反复撞击，造成髋臼盂唇和关节软骨损伤，引起的一系列临床疾病，该病由Ganz等于2003年首次提出。FAI分为凸轮型、钳夹型、混合型。据报道，该病被视作原发性骨关节炎的早期病变阶段。对于该病的治疗方法较多，包括保守治疗及手术治疗，但首选的仍是手术治疗，而手术治疗的方式也较多，包括传统髋关节外科脱位术以及关节镜手术。传统开放式手术虽能在一定程度上治疗该病，但手术创伤大、术后并发症较多，术后恢复速度较慢。随着微创外科的发展，传统手术已逐渐被微创手术所替代。

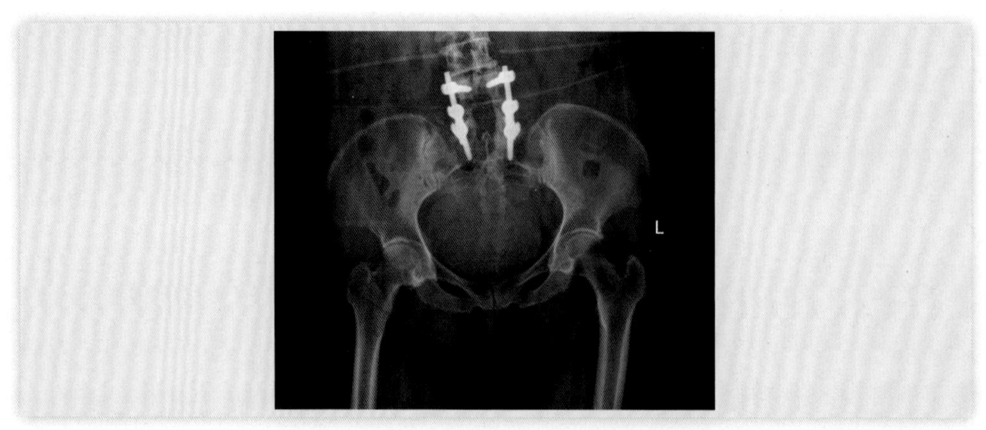

图 2-3-10 术后 X 线片可见右侧髋臼股骨头前方滑膜软骨瘤清除彻底，股骨隆起及髋臼骨赘已磨除

滑膜软骨瘤病是临床上少见的关节、肌腱及滑囊等处的滑膜组织化生性疾病，滑膜增生及结缔组织细胞化生形成软骨小体是本病的主要特征，多认为与创伤、感染、胚胎性组织和肿瘤有关。髋关节较少发生。传统脱位行髋关节病灶清除手术创伤大，并且存在股骨头缺血性坏死风险，且有较多的术后并发症，严重影响髋关节正常功能，如髋关节不脱位治疗，滑膜切除又不够彻底。近十几年，随着对髋关节病变认识的加深和关节镜技术的发展，关节镜在髋关节疾病的治疗中迅速发展起来。尽管关节镜下手术具有创伤小，术后患者疼痛轻微、恢复快、复发率低，避免了开放手术后关节不稳和活动受限的风险等优点，但该方法也存在一些不足，如对术者技术要求较高，关节镜下存在视觉“死角”，由于器械原因，有些游离体可见但难以够到等，很难镜下清理彻底。而DAA结合关节镜治疗股骨髋臼撞击症合并滑膜软骨瘤病，可以兼顾创伤小与游离体彻底清理，同时，镜下更有利于发现化生的滑膜与异常增生的结缔组织，从而提高手术疗效。本例患者采用DAA结合关节镜的方法，既避免了髋关节外科脱位术带来的巨大创伤，又能对软骨瘤及病变的滑膜组织进行彻底清理，一期完成畸形部位的打磨，大大加速了患者术后的康复。

【病例点评】

滑膜软骨瘤是一种原因不明的滑膜软骨化生形成的良性瘤样病变，大关节滑膜、滑囊或腱鞘内可形成多发性软骨。研究发现，滑膜软骨瘤具有自限性，也可复发恶变为滑膜软骨肉瘤或软骨肉瘤。因此外科手术时应尽量完全切除滑膜，而不能仅进行游离体取出。该病以30 ~ 50岁患者居多，男性多于女性，主要临床症状为受累关节疼痛、肿胀、绞锁和活动受限，也可无症状，具有自限性。

FAI患者在髋关节活动过程中发生髋臼边缘和股骨近端的异常碰撞，随着时间的推移，往往会导致盂唇损伤、软骨退变等。此类患者若未得到有效的治疗，不仅疼痛症状无法改善，而且随着病情加重，会逐渐出现臀部、大腿等部位持续性疼痛，髋关节活动明显受限，进而引起骨关节炎。

本例患者FAI合并滑膜软骨瘤病，需要手术清除全部软骨瘤、异常增生的滑膜组织，磨除股骨头颈部多余的骨质和髋臼缘增生的骨赘，去除撞击的病因，恢复股骨头–颈与髋臼部的正常解剖结构。目前治疗FAI的手术方式主要有髋关节外科脱位手术和髋关节镜微创手术，而对于滑膜软骨瘤病合并FAI没有统一的治疗方案。综合目前手术方法的优缺点，DAA联合关节镜的手术方案避免了髋关节外科脱位手术创伤大的缺点，消除了关节镜下不能将游离体清除干净的弊端，并且有利于术后早期进行功能恢复性锻炼，值得推广，长期疗效仍需要进一步观察。

第三章

创伤

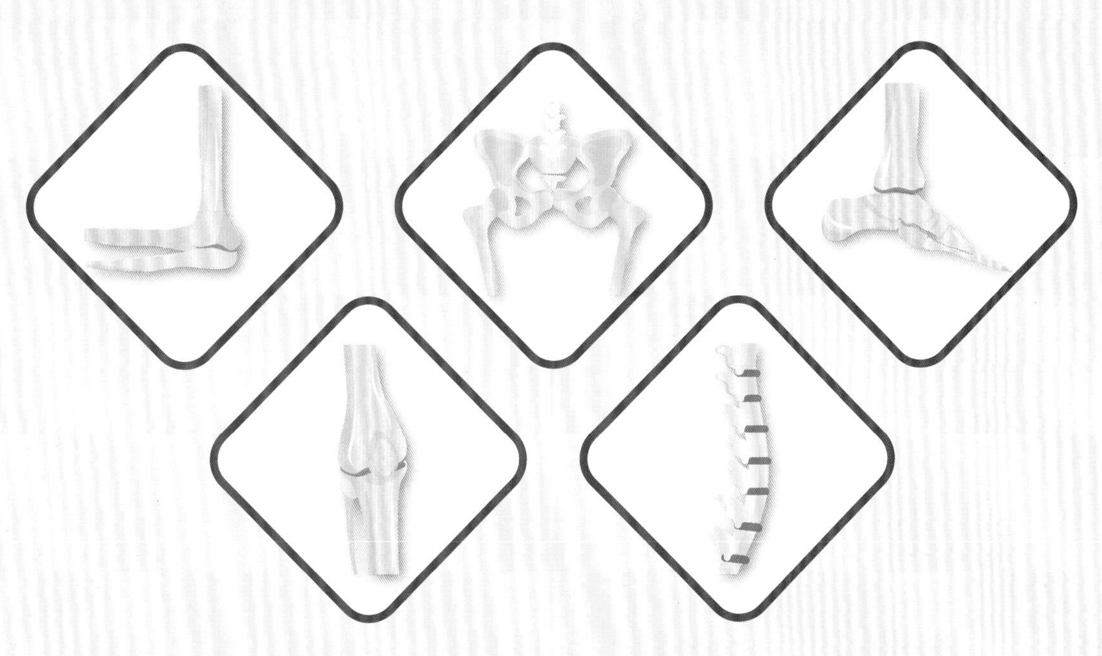

第一节 上肢创伤

38 老年肱骨髁上骨折的治疗1例

【病历摘要】

患者，女性，72岁。跌倒致右肘关节疼痛活动受限2小时入院。

【现病史】患者于入院2小时前，跌倒摔伤致右侧肘关节肿胀、疼痛、活动困难，右口唇破溃、出血，被家人救起后，现场未做特殊治疗，急就诊于我院。入我院急诊后，见右肘部局部肿胀、疼痛、活动困难，行X线检查示右肱骨上段骨折，断端错位。为求进一步检查、诊断、治疗，收住我科。患者自受伤以来，无心慌、气急、口渴等。

【既往史】既往体健，否认高血压、糖尿病。否认肝炎、结核等传染病病史及接触史，否认其他外伤、手术及输血史，否认食物及药物过敏史。

【入院查体】右肘关节局部肿胀，无明显皮肤擦挫伤，局部皮肤、皮下无明显青紫、淤血，局部叩痛、压痛（+），局部可触及骨擦感及反常活动；右肘关节活动受限，右上肢末梢血运好，皮肤感觉正常。

【入院诊断】右肱骨髁上骨折。

【影像学检查】X线检查：肘关节正侧位片示右肱骨下段骨折，断端错位。

【治疗与转归】入院后完善术前检查，诊断为右肱骨髁上骨折，错位明显，手术指征明确。于入院后第4日在全麻下行右肱骨髁上骨折切开复位内固定术。全身麻醉成功后，在患肢尽可能高的位置应用止血带，取右上肢外展90°位使上肢垂于手术台旁，常规消毒铺单，手术开始。取自鹰嘴上5 cm沿上臂后方中线开始，行肘后纵行切口，切至鹰嘴尖上方，沿中线切开肱三头肌肌腱及深筋膜，在内上髁背侧的骨沟内触摸尺神经，切开神经上的筋膜以显露尺神经，完全解剖出尺神经后套入带子以保护。鹰嘴截骨前先行钻孔和攻丝。用摆锯在鹰嘴尖上2 cm处行横行截骨，将截骨后鹰嘴部分的内外侧软组织附着剥离，向近端牵拉鹰嘴部分，显露肱骨远端，解剖过程中必须将尺神经保持在术野中。充分暴露肱骨远端，可见右侧肱骨髁上斜形骨折，手法复位，克氏针临时固定，C臂机X线透视下见骨折固定位置可，取肱骨远端内侧7孔钛板覆盖于肱骨远端内侧，改锥拧入合适大小及数量的螺钉固定钛板，取出临时固定的克氏针；取肱骨远端外侧3孔钛板覆盖于肱骨远端外侧，改锥拧入合适大小及数量的螺钉固定钛板，C臂机透视见肱骨髁上位置好，最后将尺骨鹰嘴恢复，钢丝“8”字缠绕固定截骨骨块，并且两枚克氏针平行于髓腔纵向钻入固定截骨骨折两端；C臂机X线透视下证实骨折端复位良好，活动肘关节，无绞锁，确认骨折断端固定牢固、稳定，碘伏盐水反复冲洗切口，留置引流管1根，清点敷料、器械无误后，逐层闭合切口，无菌敷料覆盖切口，术毕。术后常规对症治疗，术后第2日拔除引流后，开始进行右肘关节主动及被动功能锻炼。半年后复查见右肱骨骨折愈合良好，右肘关节功能恢复正常。

术前、术后影像学表现见图3-1-1～图3-1-3。

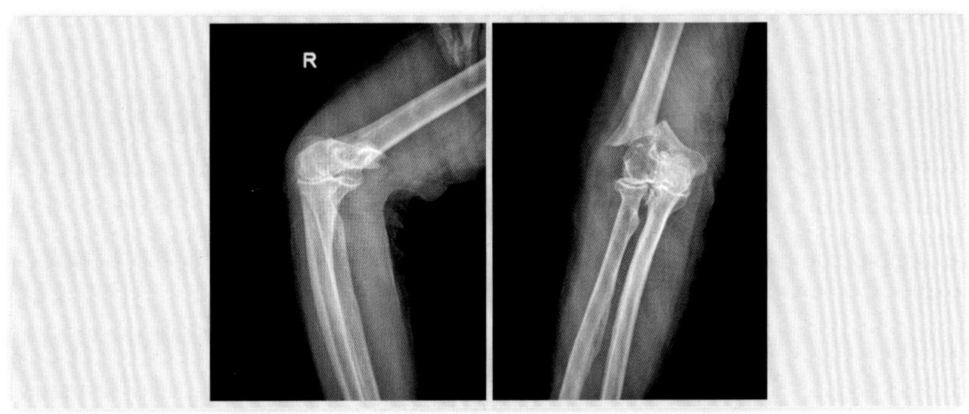

图 3-1-1　术前 X 线示右肱骨下段骨折

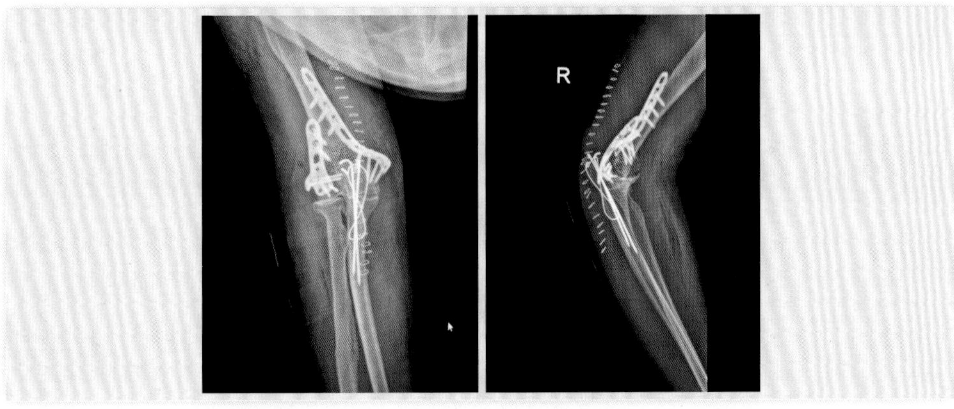

图 3-1-2　术后 1 周 X 线复查影像

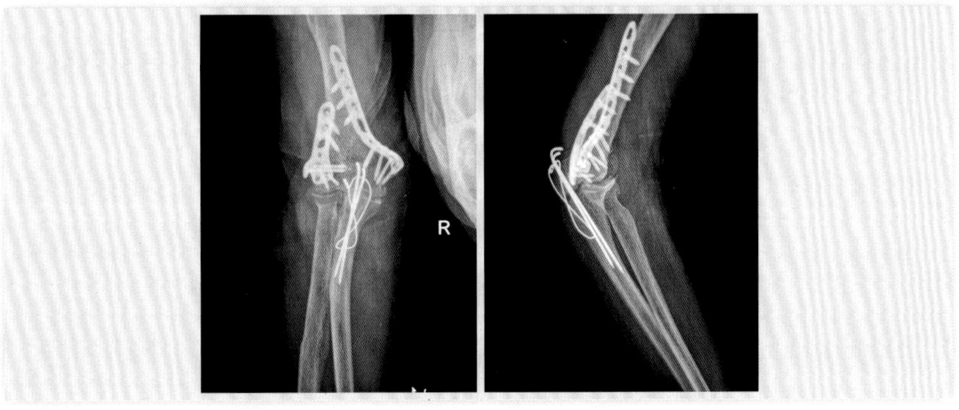

图 3-1-3　术后半年 X 线复查，骨折愈合良好

【病例分析】

老年肱骨髁间及髁上骨折是一类常见且复杂的骨折，治疗难度大，并发症多。我科经过多年总结经验如下。

（1）骨折的复位及临时固定：大部分肱骨髁间、髁上骨折首选手术治疗，对于需要手术治疗的患者建议急诊予以石膏或者支具临时固定。

（2）手术时机：闭合肱骨髁间、髁上骨折应在受伤后尽早进行手术治疗，最好在伤后1周内完成。

（3）手术方式的选择：首选手术方式为切开复位内固定术；对于老年患者，严重骨质疏松或骨折呈粉碎性，以及内固定失败或骨折不愈合的情况，可选择全肘关节置换术。

（4）手术切口及入路的选择：对于肱骨髁间、髁上骨折，手术切口通常选择肘关节后正中切口，在尺骨鹰嘴处轻度偏向桡侧，游离两侧皮瓣后显露、游离尺神经并予以保护，以避免医源性损伤。

最常用的手术入路是尺骨鹰嘴截骨入路及肱三头肌两侧入路。尺骨鹰嘴截骨入路能够最大限度显露肱骨远端，便于术中进行复位及固定，但是截骨破坏伸肌装置，可能影响术后肘关节活动范围和局部肌力，且截骨端可能出现骨折延迟愈合或不愈合；肱三头肌两侧入路能够保留伸肘装置，通过屈曲肘关节显露内外侧窗进行手术操作，局部创伤较小，但对于髁间显露欠充分，对于髁间粉碎程度高的复杂损伤较难进行复位及固定。此例患者采用尺骨鹰嘴截骨入路，选择无误。

（5）内固定物的选择：切开复位内固定术治疗肱骨髁间骨折应符合AO原则（解剖复位、坚强内固定、无创操作、早期无痛活动），采用双柱固定体系，即内侧及外侧双接骨板构型，通常指平行双接骨板（内侧+外侧）和垂直双接骨板（内侧+后外侧）。垂直双接骨板更适合于存在冠状面剪切的肱骨远端骨折，而平行双接骨板更适合极远端肱骨髁间骨折或远端骨折块较小的情况，因为其能够在远端置入较长螺钉，提高稳定性，降低退钉风险，且不易损伤肱骨小头及滑车关节面。临床上应根据骨折形态、术者经验、内固定物准备等情况综合决定内固定构型。

对于接骨板的类型，诸多研究表明，解剖锁定接骨板在治疗复杂肱骨远端骨折中能够较好地获得解剖复位、稳定固定，从而促进早期活动，术后功能恢复及整体预后令人满意。另外，在显露、复位及固定肱骨远端内外侧柱的同时，应注意保护并保留内外侧副韧带，避免术后出现肘关节活动受限或肌力下降。特殊类型肱骨髁间骨折，如骨质疏松或严重粉碎性骨折（严重骨质疏松患者常见于老年患者，骨折块常呈粉碎性，皮质较薄），2块接骨板常无法坚强固定，必要时可考虑使用第3块接骨板。外侧柱后面较平坦宽大，可在外侧柱侧方和后方使用2块接骨板。但应注意尽量减少软组织的剥离，并避免内固定物对肘关节活动的影响。

此例患者骨折无粉碎，采取了内外侧双钢板固定，效果良好。

（6）尺神经处理方式：对于术前存在尺神经症状或术中发现尺神经损伤的患者，应予以尺神经前置；术前无尺神经症状的患者，可根据术者经验、习惯及手术技术综合决定尺神经处理方式，应尽量避免尺神经与内固定物直接接触，否则可考虑尺神经前置。

（7）手术切口的闭合：单纯间断缝合常用于深筋膜、浅筋膜和皮肤的缝合；而单纯连续缝合具有缝合时间快和减少缝线结节的优点。通过上述两种方式对深部组织进行缝合，可有效缓解皮肤张力。肱骨髁间骨折后通常伴有较严重的肿胀，采用后正中切口进行切开复位内固定术后，手术切口通常呈现较大张力。对于张力较大的深部组织可采用“8”字缝合，皮肤切口可采用垂直褥式缝合和减张缝合。对于美观要求较高者，可采取皮内水平褥式缝合。根据所需张力支撑时间，除肌腱、韧带的修复外，可选择含三氯生的可吸收缝线，目前的多部国际指南均推荐此类缝线以降低手术部位感染发生率。

（8）术后康复方案：建议肱骨髁间、髁上骨折术后患者在康复医师和治疗师的参与下共同完成康复训练，对固定稳定的患者，尽早开始训练。①抬高患肢，消除肿胀。②麻醉药作用减退后，尽早开始掌指关节和指间关节运动，用力重复握拳张开，促进远端血液循环，有助于消肿。③相邻关节活动度和肌力训练：肩、腕、手主动康复锻炼。④被动关节活动度训练：24～48小时内引流量＜30 mL即可拔除引流管，拔除后开始进行疼痛可耐受范围内的肘关节被动屈伸、被动旋前旋后。⑤肌力训练：早期开始等长收缩训练。⑥肘关节辅助主动及被动活动：坐位，在体操棒的助力下，开始肘关节的全范围屈伸活动；大臂位于体侧，肘关节屈曲90°，进行旋前、旋后活动。⑦冷敷：每日多次，每次20分钟，减轻疼痛，促进消肿。

在康复过程中应注意：①肱骨髁间骨折后容易出现肘关节僵硬等问题。如果康复过程中，出现肘关节的持续肿胀、疼痛加剧、关节活动范围渐进性减小、手指持续过电式麻木等异常情况，请随时来医院复查。②康复训练要遵循个体化、渐进性、全面性的原则，应根据患者个体情况调整、指导或纠正康复训练方式及策略，逐渐过渡至以日常生活及拮抗阻力训练为主的功能锻炼，切忌暴力被动锻炼。③若患者因疼痛而无法活动，必要时可以给予镇痛（理疗、药物）和辅助训练。④应注意患侧及健侧上肢整体功能恢复，除肘关节外，应注重肩、腕、掌指关节等对于恢复良好生活能力的重要作用。

【病例点评】

此例患者右肱骨髁上骨折，采取的尺骨鹰嘴截骨入路，内外侧双钢板固定，尺骨鹰嘴采用张力带固定。患者老年女性，骨质疏松严重，手术指征明确，术后随访，右肱骨骨折愈合良好，肘关节功能恢复良好。整体治疗方案及术后康复方案合理。

除了骨折的处理外，对于老年骨折患者的骨质疏松治疗应给予充分的重视，积极预防及治疗骨质疏松是骨科需要进一步加强的方面。

39 尺骨冠突骨折1例

【病历摘要】

患者，男性，51岁。外伤致右肘部疼痛、活动困难1+小时。

【现病史】患者于入院前1+小时，行走时不慎跌倒，摔伤右肘部，致局部肿胀、疼痛、活动困难，采取弹性固定。被亲友救起后就诊于外院，行X线检查示右侧尺骨冠突骨折伴肘关节脱位。为进一步治疗就诊于我院急诊，经过相关体格检查及辅助检查后，急诊以“右肘关节脱位伴尺骨骨折”收入我科。患者自受伤以来，精神、食欲可，大、小便正常。

【既往史】心脏支架置入术后9个月，口服阿司匹林、替格瑞洛、阿托伐他汀钙等药物对症治疗。否认结核接触史，否认脑梗死、糖尿病病史。否认其他外伤史及输血史，否认食物及药物过敏史。

【入院查体】神志清楚，言语流利，心、肺、腹无明显阳性体征。右肘关节局部皮肤完整，未见皮肤挫伤，肿胀明显，右肘关节屈伸及前臂旋转功能明显受限，骨擦感明显，肘后三角关系异常，患肢末梢血运，温、触、痛觉感觉尚可，患侧手指功能、活动良好。

【影像学检查】X线示右尺骨冠突骨折，肘关节脱位。

【入院诊断】右侧尺骨冠突骨折，肘关节脱位。

【治疗与转归】入院后患者经过肘关节复位后，给予石膏绷带外固定保护，于全麻下行肘前路尺骨冠突骨折切开复位钢板内固定术，术后患者肘关节功能恢复，活动范围明显好转，疼痛减轻，皮肤感觉及手部功能如常。

术前、术后影像学表现见图3-1-4、图3-1-5。

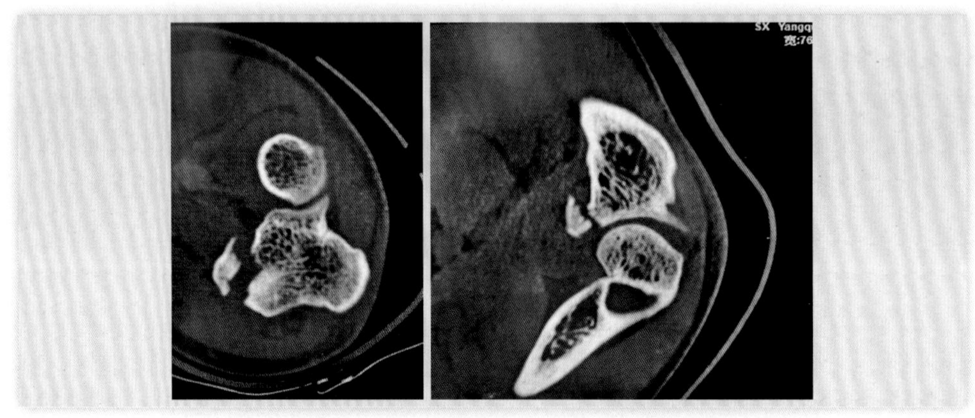

图 3-1-4　X 线片示右尺骨冠突骨折

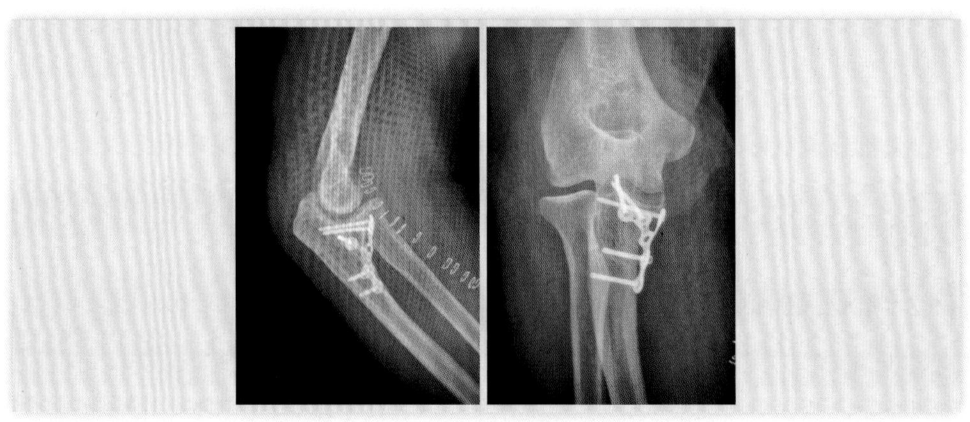

图 3-1-5　术后 1 周复查 X 线片

【病例分析】

尺骨冠突与尺骨鹰嘴构成尺骨半月切迹，与肱骨滑车构成紧密匹配的屈戌关节。尺骨冠突不仅是肱尺关节的主要组成部分，而且也是肘关节内侧副韧带前束、前关节囊和肱肌的附着点，起阻止肱二头肌、肱肌和肱三头肌牵拉尺骨向肘后移位的作用，是维持肘关节稳定的主要结构。同时，尺骨冠突内侧缘高度1/2处是尺侧副韧带前束的附着部，当冠突骨折时，常合并该韧带损伤，尺侧副韧带前束是肘关节尺侧副韧带的主要结构，在对抗肘外翻应力方面起主要作用，如该韧带损伤，将导致肘关节外翻不稳定。

四柱理论：将肘关节结构性稳定系统称为肘关节的稳定环，并将其分为内、外、前、后四个柱。内侧柱由肱骨内侧髁、冠突和尺侧副韧带组成，外侧柱由肱骨外侧髁、桡骨头、外侧副韧带复合体组成，前柱由冠突、前关节囊和肱肌组成，后柱由尺骨鹰嘴、后关节囊和肱三头肌组成。其中任何一柱的损伤都将导致肘关节的不稳定。由此可见，冠突既是前柱的主要组成部分，又是内侧柱的主要组成部分，当其损伤时，将致肘关节前方和内侧不稳定。因此，在治疗尺骨冠突骨折时，恢复或重建冠突的高度和形状，以及修补或重建尺侧副韧带前束，显得非常重要，对维持肘关节的稳定起至关重要的作用。

【病例点评】

维持肱尺关节的稳定须具备三个条件：完整的关节面、完整的内侧副韧带前束和桡侧副韧带复合体。尺侧副韧带前束止于尺骨冠突前内侧，故当尺骨冠突骨折达到冠突高度1/2时，必定损伤前束。因此，Ⅱ型冠突骨折在治疗骨折的同时，应注意尺侧副韧带的修复或重建。骨折固定的适应证：Ⅱ型骨折桡骨头完整，屈曲小于50° 或60° 时，肘关节明显不稳；Ⅱ型冠状突骨折伴桡骨头骨折，肘关节明显脱位（可怕的三联征损伤）；所有Ⅲ型骨折；孤立的前内冠突骨折，因为存在关节面的不连续和脱位倾向。相对禁忌证：如果损伤超过5天，尺肱关节已复位，为避免异位骨化应避免行冠突外科手术。在损伤后期，持续的尺肱关节不稳伴关节面的不连续与异位骨化相比在治疗上更不易获得成功。骨折块较大、较完整者，可选用螺钉或可吸收螺钉固定，但不主张单钉固定。骨折块较小者，可选用克氏针加张力带及钢丝固定。粉碎不严重的骨折，可先将小的骨折块钻孔，并用可吸收线贯穿固定，之后以克氏针加张力带及钢丝固定。

本病例采用肘前侧入路，适用于粉碎性或非粉碎性的Ⅱ、Ⅲ型骨折，尤其适用于粉碎性骨折的固定。前侧入路可更清楚地显露骨折，并在直视下复位、固定骨折。术后取得了满意的效果，继续口服非甾体类药物，减少异位骨化形成。

40 闭合复位髓内钉治疗肱骨干骨折1例

【病历摘要】

患者，男性，49岁。左上臂外伤后肿胀、疼痛伴活动困难1小时。

【现病史】患者于入院1小时前，不慎摔伤左上臂，致局部肿胀、疼痛、活动困难，被家人救起后，就诊于我院急诊，X线检查示左侧肱骨中段骨折，断端错位。为求进一步治疗，急诊收住我科。患者自受伤以来，无心慌、气急、口渴等。

【既往史】否认肝炎、结核等传染病病史、接触史，否认其他外伤、手术及输血史，否认食物及药物过敏史。患高血压，三级，10余年，平日规律口服药物治疗。患脑梗死伴脑梗死后遗症10年，平日规律口服药物治疗。脑出血伴脑出血后遗症。

【入院查体】左肩部及上臂肿胀，无明显皮肤擦挫伤，皮下明显青紫、淤血，局部压痛（+），可触及骨擦感及反常活动；左肩关节及左上臂旋转活动受限，左上肢末梢血运好，皮肤感觉正常。

【影像学检查】X线示左侧肱骨中段骨折，断端错位。

【入院诊断】左侧肱骨中段骨折；高血压（三级）；脑梗死伴脑梗死后遗症；脑出血伴脑出血后遗症。

【治疗与转归】完善术前常规化验及辅助检查，行左侧肱骨中段骨折，闭合复位，带锁髓内钉内固定术。术后切口按期换药及拆线。随访显示患者骨折愈合及功能恢复好。

术前、术后影像学表现见图3-1-6、图3-1-7。

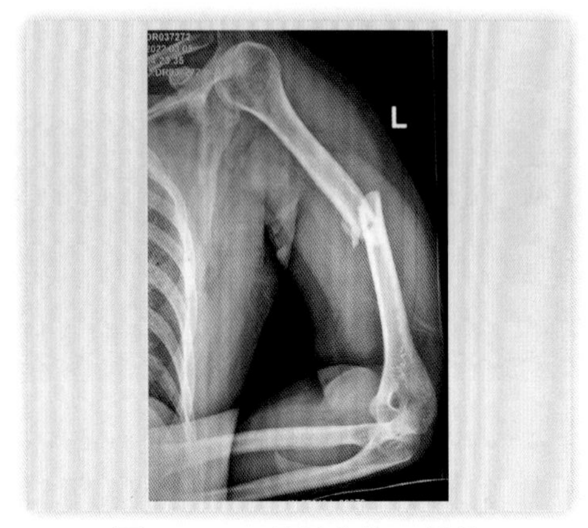

图 3-1-6 骨折术前 X 线片

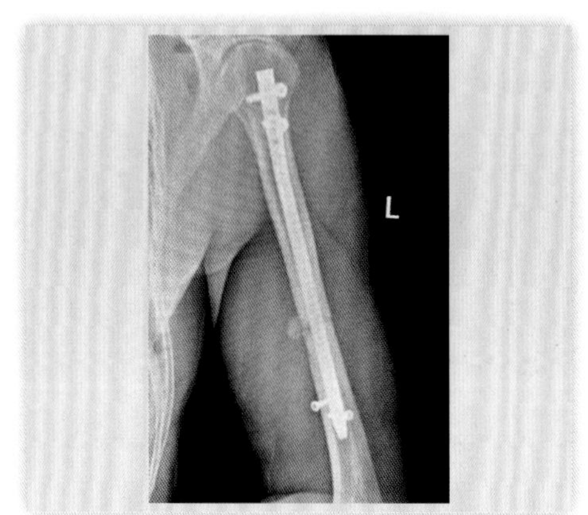

图 3-1-7 骨折术后 1 周 X 线片

【病例分析】

肱骨髓内钉可应用于肱骨近端和肱骨干骨折。此患者因自己不慎摔伤导致肱骨干骨折，对于患者来说，保守治疗时间长，需要手术尽快恢复工作，所以该患者选择了手术治疗，但患者担心术后留下长长的瘢痕。其实肱骨骨折有外固定、髓内钉等多种微创内固定术式。肱骨干骨折闭合复位髓内钉内固定，利用数个小切口，避免切开复位导致的长瘢痕，便于绝大多数患者接受。

将肱骨干部分与接近解剖复位的肱骨近端进行复位。通常通过简单的牵引和闭合手法复位就可以达到骨折复位的目的，但有时也需要插入钩子进行辅助复位。复位过程中必须非常小心以避免损伤腋神经。

需要注意的是只有恢复主要骨折块的对线才能确定正确的髓内钉进针点，肱骨头和肱骨干的移位必须在进行固定前得到纠正。对于近端锁定，必须形成角度稳定性。应尽可能将锁定螺钉拧入骨质良好的肱骨近端后内侧区域，但是，应避免螺钉进入肱二头肌肌腱沟。近端至少需要置入3枚锁定螺钉固定肱骨头，这对于骨质疏松和严重干骺端粉碎的患者尤其重要。为避免螺钉穿入盂肱关节，钻孔的时候应注意不要钻透软骨下骨，使用钝的螺钉丝攻，并用多方向透视来证实。最近端的螺钉需要进行良好的埋头处理以避免肩关节外展时出现肩峰下撞击。为避免结节骨折块再次移位，应用缝线穿过肩袖前上方和后方将其固定在锁定螺钉的头部或周围。远端锁定螺钉应优先选择多平面稳定或角度稳定固定，这样可以最大限度地减少髓内钉转动。

【病例点评】

肱骨骨折是常见的中老年骨质疏松性骨折。中心性固定的髓内钉手术符合微创原则：闭合复位对骨折周围的软组织干扰和破坏小，最大限度地保留了骨折后残存的血供；具有更好的抗折弯能力，可以降低术后复位丢失的发生率。近年来以Trigen和Multiloc为代表的第三代肱骨近端交锁髓内钉开始应用于临床，利用髓内钉治疗肱骨近端骨折成为热门话题。该患者选择了髓内钉手术治疗，在享受了微创髓内固定的好处时，同样承担了其风险。

常见的髓内钉并发症成因分析及对策如下。

（1）与手术操作不当有关。髓内钉插入点错误，髓内钉插入的深度过深或过浅。

（2）髓内钉与国人解剖上的不匹配。与产品欠缺有关的并发症，螺钉分布的不匹配进入结节间沟。

（3）损伤肩袖和破坏近端稳定机制。

（4）附加了近端“钉中钉”模式和斜向内侧距螺钉固定具有更强的抗旋转和抗折弯能力，但斜向内侧距螺钉有导致医源性腋神经损伤的可能。

（5）术中肱骨头和肱骨干对位对线不理想。较细的髓内钉难以通过自身的容积效应来控制骨折断端的侧方移位。肱骨头中心点与肱骨近端解剖轴线之间并不完全吻合，存在一定的偏差（偏心距）。

总之，肱骨髓内钉及其技术一直都在发展。基本的治疗原则是复位重建解剖关系、维持骨折部位的稳定、保护血供和早期运动。按照上述治疗原则，采用新一代的肱骨髓内钉及其技术可以更好地改善患者疗效。

第二节 下肢创伤

41 左下肢股骨病理性骨折的治疗1例

【病历摘要】

患者，女性，88岁。摔倒致左大腿疼痛、肿胀，伴活动受限2天余。

【现病史】患者2天前在家中行走时不慎摔倒，当即出现左大腿疼痛、肿胀，伴活动受限。给予口服镇痛药物对症治疗，症状未见明显缓解。今患者左大腿肿胀明显，疼痛加重，休息后未缓解。遂于今日就诊于我院门诊，行左股骨正侧位X线片检查提示左股骨干骨折，断端明显移位，建议住院进一步治疗。患者及家属表示同意，遂门诊以“左股骨骨折”收住我科。患者自受伤以来，精神、食欲尚可，大小便正常。

【既往史】有高血压病史，自诉血压控制可。否认冠心病，否认糖尿病，否认肝炎、结核病史。发现肺癌2年，未予特殊治疗。

【入院查体】脊柱生理曲度存在，各棘突及椎旁未见明显压痛及叩击痛。左大腿畸形，局部散在瘀斑，肿胀明显。局部压痛（+），叩击痛（+）。有骨擦音及骨擦感。左足末梢感觉及运动可，足背动脉可触及。

【入院诊断】左股骨病理性骨折（肺癌转移？）。

病理结果：左股骨髓腔内可见低分化鳞状细胞癌浸润伴出血。

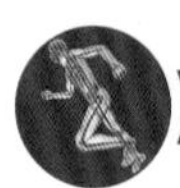

【治疗与转归】根据患者术前检查检验，考虑患者年龄较大，术后需早期进行功能锻炼，预防卧床并发症。术中可见部分髓腔内有“鱼肉样”组织，完整切除病变骨段后行骨水泥填充+髓内钉、钢板内固定术。术后患者用支具固定，术后1周后可以自行抬起左侧下肢，并在指导下早期进行功能锻炼。

术前、术后相关情况见图3-2-1 ~ 图3-2-3。

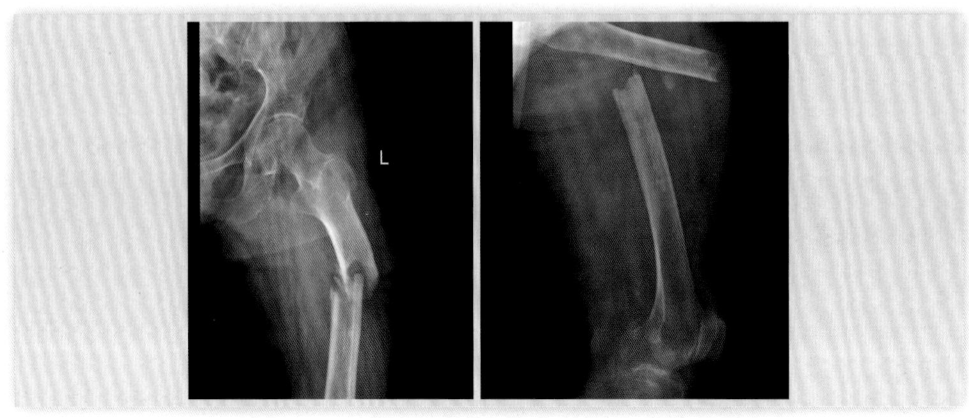

图 3-2-1　术前 X 线检查示左股骨病理性骨折

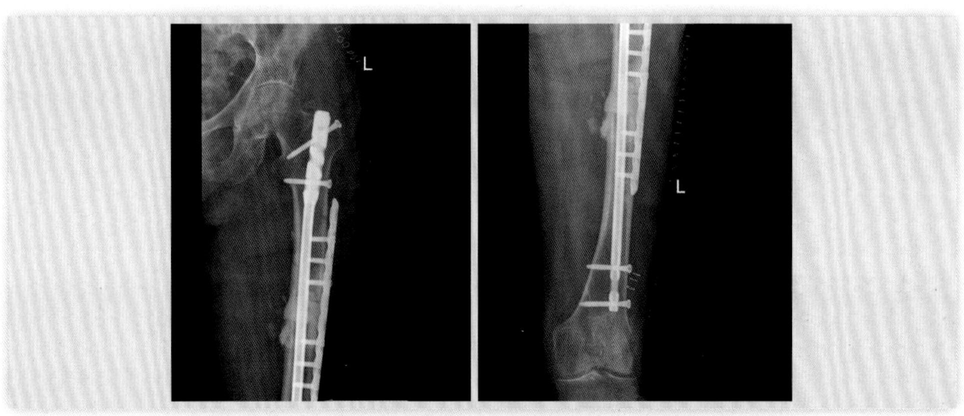

图 3-2-2　术后 3 天 X 线检查示内固定术后，位置良好

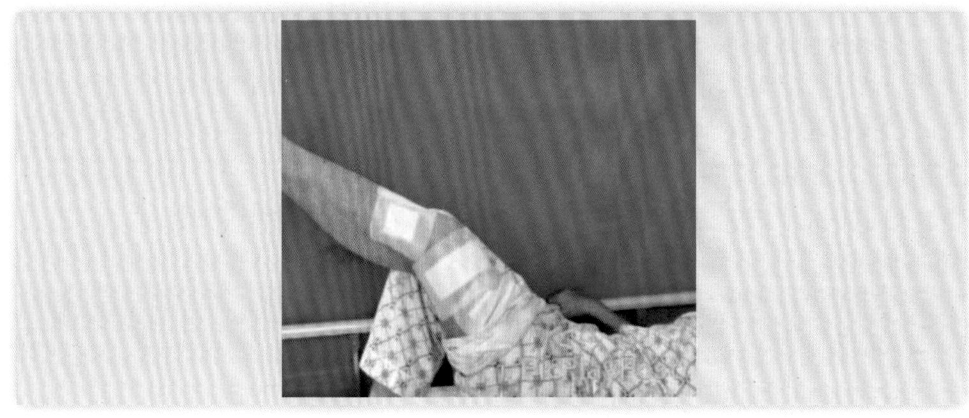

图 3-2-3　术后 6 天恢复情况

【病例分析】

骨转移癌的发病人群集中在中老年，男性发病率是女性的3倍，以乳腺癌、肺癌、肾癌、甲状腺癌和前列腺癌转移多见，占骨转移肿瘤来源的90%以上。男性骨转移癌中原发肿瘤第一位是肺癌，女性为乳腺癌。脊柱是骨转移癌最易发生的部位，其次是骨盆。肢体长骨转移癌虽发生率低，但容易发生病理性骨折，尤其是下肢。78%的老年人病理性骨折由转移癌所致，发病部位前三位依次为股骨、椎体、肱骨，其中50%以上发生在股骨。骨转移癌的生存期主要与原发肿瘤类型有关，其5年生存率，甲状腺癌转移者为40%，乳腺癌转移者为20%，肺癌转移者最差，<5%。

对于轻微外力所致的骨折或者患者有恶性肿瘤病史，则应高度怀疑病理性骨折。对于明确的病理性骨折应把肿瘤转移作为第一排查原因。其中原发病灶的查找及诊断是重点，这对患者能否采用手术治疗、手术方式及术后治疗方案有着决定性的影响。首先是影像学检查，ECT检查主要是用作骨转移癌的筛查及判断是否有多发转移。X线检查是临床上最常见的一种检查方法，价格低廉，容易被患者所接受，并具有一定的特异性。CT较X线能更加详尽地显示肿瘤侵犯骨质情况。MRI检查最显著的特点是不仅可以全方位的评估肿瘤及周围骨、软组织、血管的情况，并且可为术前治疗计划提供较为详尽的参考。PET-CT敏感性及特异性较高，近年来应用率逐渐增加，缺点是费用昂贵。实验室检查包括红细胞沉降率、血钙、碱性磷酸酶、肿瘤特异性抗原等。组织活检病理学检查可用于诊断骨转移癌，但由于创伤较大，且存在转移风险，临床使用较少。

手术治疗肢体长骨转移癌病理性骨折的目的是在患者有限生存期内尽可能提供坚强的内固定，恢复或改善肢体功能。但临床对长骨转移癌病理性骨折采取何种内固定方式，需根据患者预计生存期、骨折部位等情况综合考虑。对乳腺癌、前列腺癌、甲状腺癌等一些生存期较长的患者，如原发病灶已切除或为发展相对缓慢的孤立性骨转移病灶，可行肿瘤广泛切除术并安装合适的人工假体，重建患肢肢体功能，降低局部复发率。但手术方式在一定程度上是根据骨折部位而决定的，发生在邻近关节部位的骨转移癌病理性骨折，人工关节假体置换可作为首选治疗方案，切除肿瘤的同时可有效覆盖骨缺损，具有良好的功能和强度，术后早期可进行功能锻炼，避免长时间卧床，假体选择上建议应用骨水泥型人工假体。对于骨干骨折，因髓内钉固定为中心型固定，其应力分布均匀且对血运损伤较小，临床应用广泛，联合骨水泥、同种异体骨、瘤段骨灭活填充骨缺损疗效确切，其中填充材料骨水泥聚合反应释放的热量可对癌细胞进行灭活，同时热效应也会破坏周围感觉神经末梢，因此具有一定的镇痛效果。应用骨水泥重塑瘤段切除术后骨缺损可获得较好疗效。

【病例点评】

本例患者采取肿瘤切除和肢体功能重建手术（髓内针固定术联合骨水泥钢板固定术）。术后2个月患者VAS评分均低于术前，Karnofsky肢体功能评分均高于术前，说明肿瘤切除联合肢体功能重建手术可明显减轻病理性骨折患者的疼痛，改善肢体功能，提高生活质量。此外，对骨干的转移癌病理性骨折，节段型骨干假体治疗手术操作简单，疗效确切，并发症发生率低，允许早期负重，对疼痛缓解明显。肢体长骨转移癌病理性骨折手术方式选择需根据患者原发病、预计生存期、骨折部位、身体状况等决定。但也有研究表明，对骨转移癌患者进行骨折风险评估，并对骨折高风险患者提前行预防性内固定治疗，不但可降低骨折发生率，而且手术操作难度、手术风险及术后并发症发生率均较低，预后明显好于骨折发生后再进行手术治疗的患者。目前，临床评估骨转移癌患者骨折风险主要应用评分系统，Mirels评分 8 分或 8 分以上者建议预防性手术治疗。因此，对确诊的骨转移癌患者应定期进行骨折风险评估，必要时可行预防性手术治疗。

42 股骨头骨折脱位（PipkinⅣ型）1例

【病例摘要】

患者，男性，38岁。车祸致右髋部肿胀、疼痛、活动困难2小时余。

【现病史】患者于入院2小时前，因车祸致右髋部局部肿胀、疼痛、活动困难，不能站立及行走，被家人救起后，现场未做特殊治疗，急就诊于我院。入我院急诊后，见右髋部局部肿胀、疼痛、活动困难，行X线检查示右侧股骨头骨折伴脱位。为求进一步检查、诊断、治疗，急诊收住我科。患者自受伤以来，无心慌、气急、口渴等。

【既往史】有糖尿病病史，甘精胰岛素治疗，效果尚可。否认肝炎、结核等传染病病史、接触史，否认心脏病、高血压病史，否认其他外伤、手术及输血史，否认食物及药物过敏史。

【入院查体】右髋部局部肿胀，无明显皮肤擦挫伤，局部皮肤、皮下明显青紫、淤血，局部疼痛、压痛（+），右下肢短缩、外旋畸形明显，右下肢足跟叩击试验阳性，右侧髋关节活动受限，右下肢末梢血运好，皮肤感觉正常。

【影像学检查】X线检查示右侧髋关节脱位，右侧股骨头近端撕脱骨折。骨盆CT示右侧股骨头骨质断裂，伴多发碎骨，部分股骨头向后上移位。

【入院诊断】右侧股骨头骨折伴髋关节脱位。

【治疗与转归】入院后在腰硬联合麻醉下行右髋关节手法复位术，由于患者右侧股骨头骨折错位明显，复位失败，给予右下肢骨牵引。完善相关术前检查，于入院4天后，在腰硬联合麻醉下行右髋关节切开复位股骨头内固定术。术中患者取左侧卧位，常规消毒、铺无菌单，手术开始，以左股骨大粗隆为中心弧形切开皮肤、皮下，钝性分离皮下肌肉、组织及骨质。见关节囊撕裂，暴露股骨头，见股骨头缺损，寻至游离骨块，复位，三枚克氏针临时固定。拧入合适长度的空心螺钉三枚，手法复位股骨头，C臂机透视见螺钉位置及长度合适。冲洗切口，逐层缝合切口，留置橡皮引流管一枚，无菌敷料包扎两处切口。术后患者右下肢持续骨牵引4周，伤口一期愈合。术后半年复查股骨头无坏死，骨折愈合良好。

术前、术中、术后相关情况见图3-2-4 ~ 图3-2-6。

【病例分析】

股骨头骨折是指股骨头结构连续性的完全或部分断裂。股骨头骨折多由严重的车祸伤导致，坠落伤等暴力性损伤相对少见。因此，首先要明确是否存在其他系统的合并损伤，如胸腹联合伤、颅脑外伤等，更易危及患者生命。1957年，Pipkin根据骨折线与股骨头中央凹的关系，以及有无股骨颈骨折和髋臼骨折，创建了股骨头骨折的分型方法。

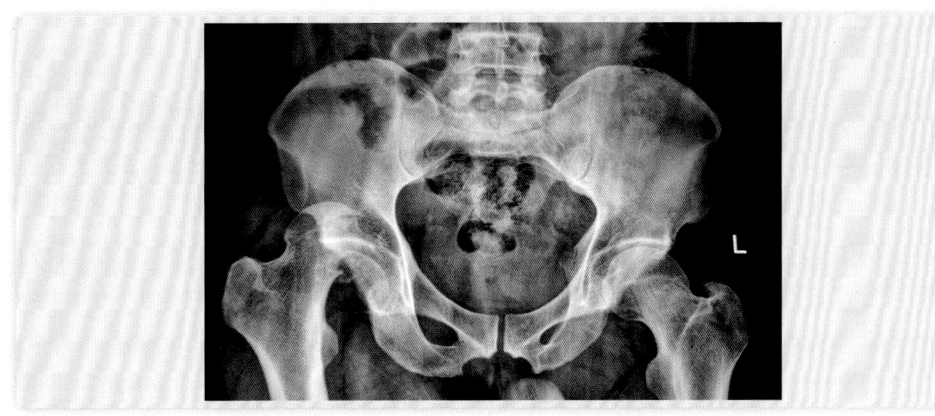

图 3-2-4　术前 X 线检查示右股骨头骨折伴脱位

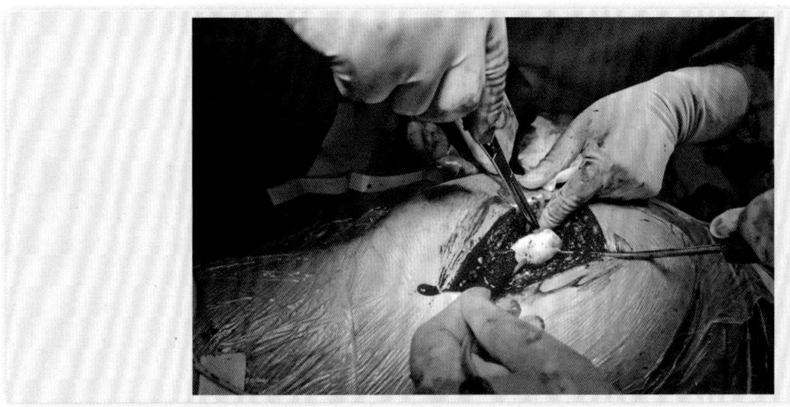

图 3-2-5　术中股骨头骨折骨片情况

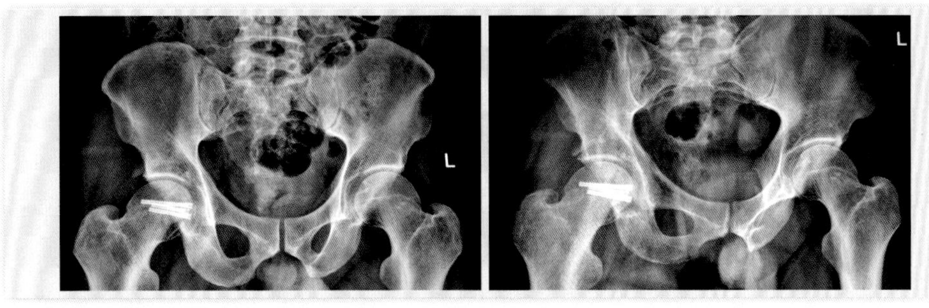

图 3-2-6　术后一周及术后半年 X 线复查可见骨折位置良好，股骨头无坏死

（1）Ⅰ型，骨折块位于中央凹的下方，此时骨块的血供来自于内下方支持带血管。

（2）Ⅱ型，骨折线位于中央凹的上方，此时骨折块的血供还来自于圆韧带血管。

（3）Ⅲ型，任意类型的股骨头骨折合并股骨颈骨折，这类骨折需要急诊手术，最为少见。

（4）Ⅳ型，合并髋臼骨折的股骨头骨折，髋臼骨折的类型多为后壁型、横断型或T型骨折，Ⅳ型骨折合并的髋臼损伤类型对于选择手术切口具有重要的意义。

手术指征：对于PipkinⅠ型，没有移位的话，建议保守治疗；对于PipkinⅡ型，因为涉及负重区，即使没有移位，多数情况也采取手术治疗；对于PipkinⅢ型，需手术治疗，股骨头骨折用可吸收螺旋钉固定，股骨颈骨折钛制空心钉内固定；对于PipkinⅣ型，需手术治疗，通常用可吸收螺旋钉固定股骨头骨折，钢板、螺钉固定髋臼骨折。

手术入路：既往手术治疗股骨头骨折，一般有两种不同的切口，前切口（S-P入路）和后切口（K-L入路）。两种入路各有优缺点：S-P入路避开了后方主要的血管，保护了血供，但操作空间有限，影响骨折的复位效果；K-L入路相对于S-P入路显露更充分，对于骨折复位固定有优势，但后方入路加重了后方血供的破坏。

2001年，瑞士的Ganz教授提出了一种新的髋部入路，称为改良K-L入路，又称为外科脱位技术。该入路结合了以上两种入路的优点，有效解决了显露与保护血供之间的矛盾。外科脱位技术最早用于股骨头坏死的保髋治疗，当人们发现这种入路在显露髋关节上的巨大优势后，开始将其用于其他髋关节疾病，包括Pipkin骨折。Ganz教授采用该入路治疗200多例不同髋部疾病，无一例发生股骨头坏死。

此例患者，为PipkinⅣ型股骨头骨折，采取手术改良K-L入路治疗效果显著。

【病例点评】

此例PipkinⅣ型股骨头骨折患者采取了改良K-L入路空心钉固定骨折具有以下优势。

（1）将微创理念贯穿于骨折处理的全过程。运用髋关节外科脱位技术，在保证清楚显露股骨头碎骨块的前提下，不损伤供应股骨头最主要的血供来源——旋股内侧动脉升支，最大限度地降低了股骨头坏死的发生。

（2）直视下清理髋关节腔内的碎骨块，固定前用工具加压牢固股骨头骨折块，维持复位拧入双加压螺钉固定，坚强固定确保了手术效果，将术后关节僵硬、创伤性关节炎风险降到最低。

43 胫骨平台骨折的微创治疗1例

【病历摘要】

患者，男性，42岁。外伤致右小腿及头部疼痛、出血1小时。

【现病史】患者于入院前1小时余，工作时被货架砸伤右小腿及头部，当时即感右侧小腿局部肿胀、疼痛、活动困难，站立及行走困难，被他人救起后，现场未做治疗，立即被送诊于我院。入我院门诊后，见右小腿局部肿胀、疼痛、活动困难，立即行X线检查示右侧胫骨骨折。急诊予以头部创口缝合，为求进一步检查、诊断、治疗，急诊收住我科。患者自受伤以来，无心慌、气急、口渴等。

【既往史】有结肠炎病史，曾行阑尾炎切除、胆囊切除手术。头孢曲松过敏史。无特殊疾病史，否认肝炎、结核病史。预防接种史不详。否认手术、其他外伤史。否认输血史及输注血液制品史。无其他食物、药物过敏史。

【入院查体】神志清楚，言语流利，心、肺、腹未见明显异常。右小腿上段肿胀严重，皮下轻度青紫、淤血，压痛（+），右下肢纵向叩击痛明显。右膝关节活动度因疼痛无法检查。右小腿纱布敷料覆盖，局部血性渗出。右踝关节活动可，足趾活动好，末梢血运及感觉好。双侧巴宾斯基征（–）。

【入院诊断】右胫骨近端粉碎性、开放性骨折。

【治疗与转归】入院后给予右小腿内侧伤口清创缝合，右小腿给予支具外固定，对症治疗，消肿、抗感染治疗，积极完善术前检查。待患者右小腿内侧伤口明确无感染，愈合良好，术前检查就绪后，于入院后一周在腰硬联合麻醉下行右胫骨近端骨折复位微创切开内固定术。考虑到患者右小腿内侧有伤口，为预防术后感染，于右小腿上段外侧取纵行切口6 cm，分离皮肤及皮下组织，暴露胫骨近端骨折端，骨折复位后，将内固定钢板沿皮下插入远端，C臂机下透视位置良好，经皮钻孔并拧入螺钉。术后患者常规镇痛，抗凝治疗，伤口一期愈合，术后8个月复查愈合良好，取出内固定钢板。

术前、术后影像学表现及相关情况见图3-2-7 ~ 图3-2-10。

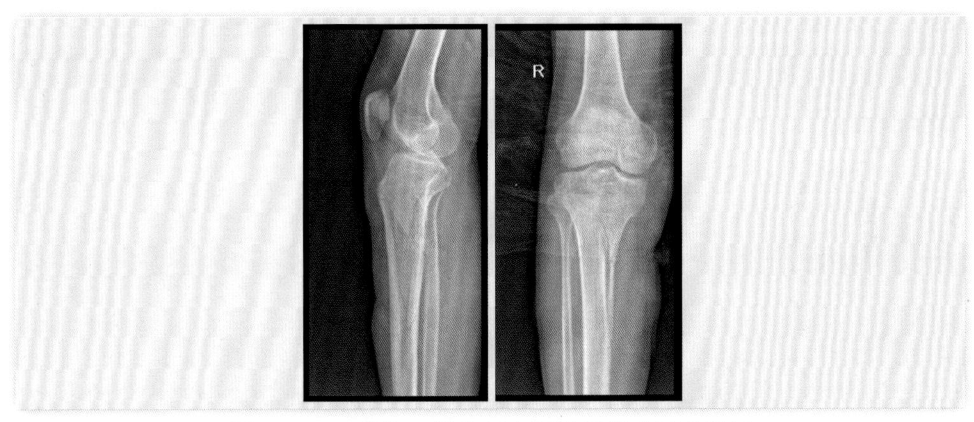

图 3-2-7　术前 X 线片示右胫骨近端粉碎性骨折

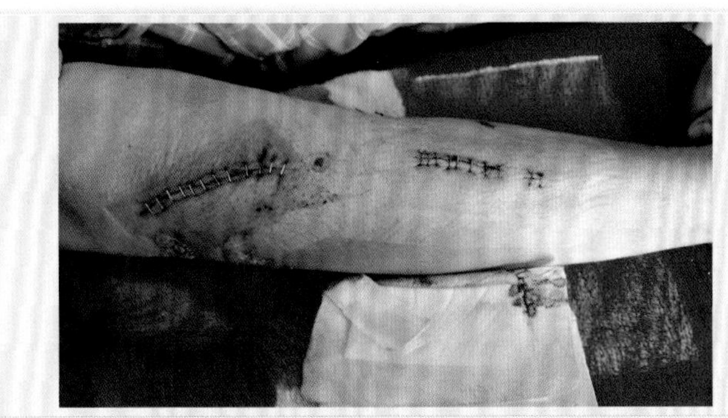

图 3-2-8　术后 1 周手术切口情况

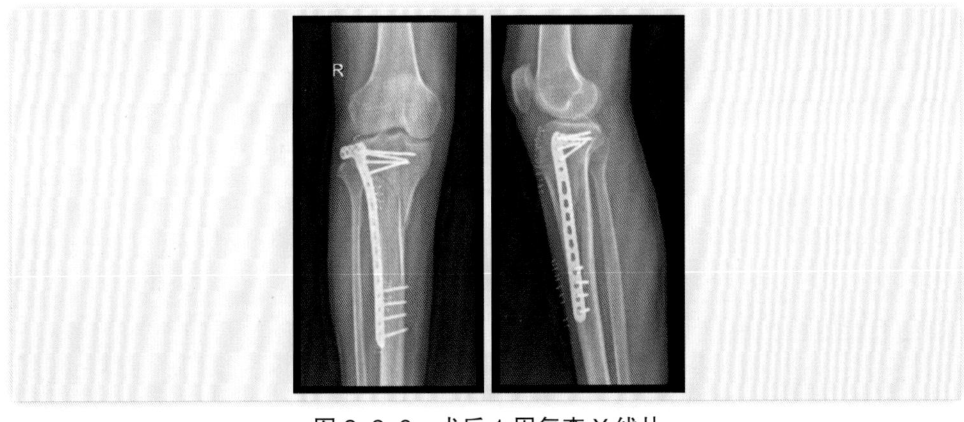

图 3-2-9　术后 1 周复查 X 线片

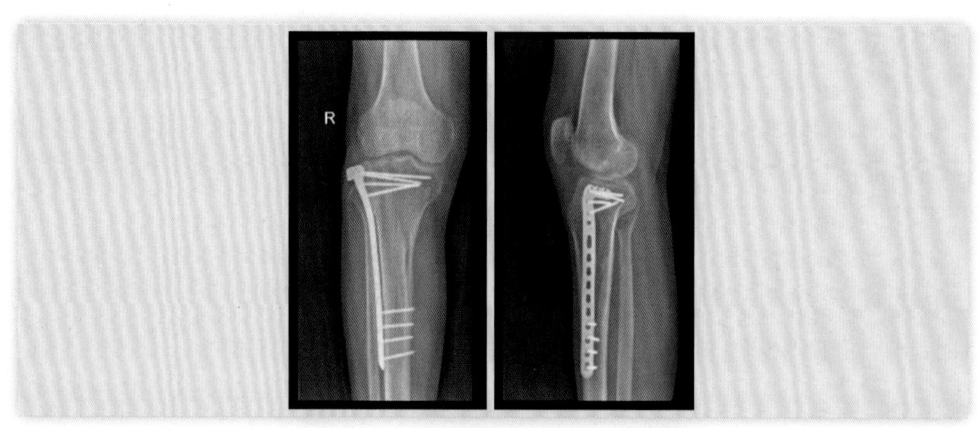

图 3-2-10　术后半年复查 X 线片

【病例分析】

胫骨平台骨折约占全身骨折的1.66%，占膝关节周围骨折的26.1%，根据最近3年的流行病学研究报道，发病率呈逐年增加趋势。胫骨平台骨折是典型的关节内骨折，如果处理不当，易引起膝关节功能障碍、骨折不愈合、延迟愈合、关节不稳、感染等并发症。传统治疗方法为切开复位内固定，创伤大、并发症发生率高。目前，微创治疗胫骨平台骨折已成为临床研究热点。微创治疗关节内骨折，是在顺应机体生理学特性和生物学特性的基础上复位骨折，最大限度地避免或减少次生损伤。闭合复位微创固定不进关节腔，坚强固定、早期个体化康复，已成为当今的共识与主流。此例患者采取了经皮微创接骨板固定，此种术式主要应用于胫骨近端及远1/3骨折的治疗。通过间接复位，在达到胫骨力线功能复位的情况下尽量少干扰骨折的局部微环境，通过骨折远近端小切口微创插入固定接骨板达到有效固定的目的。通过远期随访，可见手术效果优异。

【病例点评】

此例胫骨平台骨折采用的微创内固定技术，其适应证包括：①骨折可以闭合复位。②胫骨远、近端关节面较完整。③骨折的远近端可以有足够的骨质能够固定足够数量的螺钉。④可以适用于简单与复杂类型的骨折，但对于简单骨折闭合复位难以达到解剖复位，与切开复位内固定术相比并无优势，对骨折线较长或粉碎病例微创经皮钢板内固定（minimally invasive plate osteosynthesis，MIPO）技术有一定的优势。其相对禁忌证包括：①陈旧骨折，其骨折端有瘢痕组织填充，不易闭合复位，容易发生延迟愈合或不愈合。②局部有感染存在。③关节面损伤较重者，一般均需切开复位。

对胫骨近端骨折的治疗，微创内固定系统（less invasive stabilization system，LISS）是MIPO操作的典范。

MIPO技术的优势在于对于粉碎的骨折可以不必暴露骨折端，减少了对骨折端血运的干扰，但对于简单骨折，由于不切开骨折端很难做到精确的复位，骨折端间隙的存在可造成骨折的延迟愈合及不愈合。MIPO手术虽然手术切口较小，但闭合复位经皮置入接骨板，接骨板与骨间的间隙较大，一方面，许多患者主诉皮下异物刺激感较重；另一方面，局部皮下无效腔的存在容易导致感染的发生。

44 纵向骨搬移治疗胫骨骨不连及骨髓炎1例

【病历摘要】

患者，男性，29岁。右胫骨内固定术后1年，右小腿红肿、疼痛、不适1个月。

【现病史】患者于入院前1年，车祸外伤致右小腿疼痛、活动受限入院，当时住院完善检查明确右侧胫骨中下段骨折，行钢板内固定术，术后半年伤口不愈合并感染，取出钢板后换药治疗伤口仍不愈合，且存在胫骨骨不连及骨髓炎。

【既往史】平素体健。无特殊疾病史，否认肝炎、结核病史。预防接种史不详。否认手术、外伤史。否认输血史及输注血液制品史。无食物、药物过敏史。

【入院查体】右侧小腿中下段胫前切口局部红肿，可见有部分脓性分泌物渗出，量不多，局部皮肤温度稍高于健侧，右小腿骨折处局部触痛、压痛阳性，骨擦感及反常活动可触及，右小腿活动受限，右踝关节活动尚可，右足诸足趾活动可，右下肢末梢血运尚可，皮肤感觉正常。

【辅助检查】骨搬移术前X线检查示骨髓炎、骨不连影像表现；术前2日行细菌培养：伤口细菌送检标本中分离到两株金黄色葡萄球菌，一株为溶血株，另一株未出现溶血，两株均进行药敏试验，结果一致，均为耐甲氧西林金黄色葡萄球菌。此时患者红细胞沉降率11 mm/h，白细胞计数6.01×10^9/L，中性粒细胞百分比70.8%，中性粒细胞计数4.26×10^9/L。

【入院诊断】右侧胫骨中下段骨不连并骨髓炎。

【治疗与转归】完善术前常规化验及辅助检查，进一步明确诊断。患者无明显手术禁忌证，于2019年3月30日行右侧胫骨中下段骨髓炎、右侧胫骨中下段骨折内固定术后感染，病灶清除+胫骨外固定架固定骨搬移+抗生素骨水泥填充术，术中取病灶后行细菌培养。术后平卧床休息，右下肢抬高；吸氧，监护。术后行抗感染、镇痛、营养支持及其他对症药物治疗。于2019年4月16日行右侧胫骨中下段外固定架固定骨搬移术后抗生素骨水泥更换术。二次术后平卧床休息，右下肢抬高；吸氧、监护。二次术后行抗感染、镇痛及其他对症治疗。术后切口按期换药及拆线。术后扶拐下地适当进行功能锻炼。术后定期复查X线。术后定期每日骨搬移治疗。骨搬移术后半年骨折愈合取出装置，下地完全负重行走良好。

术前、术后相关情况见图3-2-11 ~ 图3-2-16。

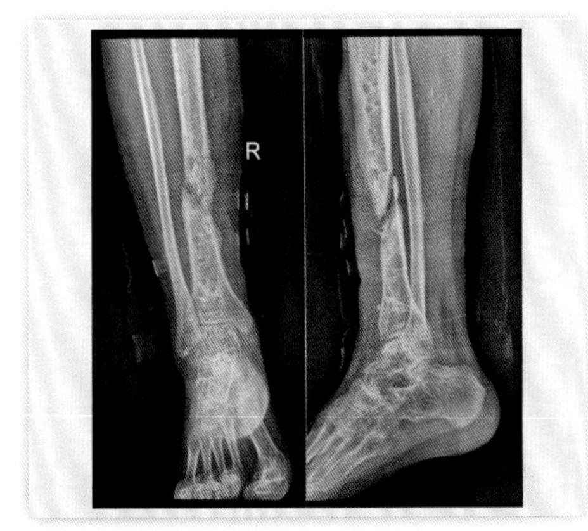

图 3-2-11　骨搬移术前 X 线片及骨髓炎、骨不连影像学表现

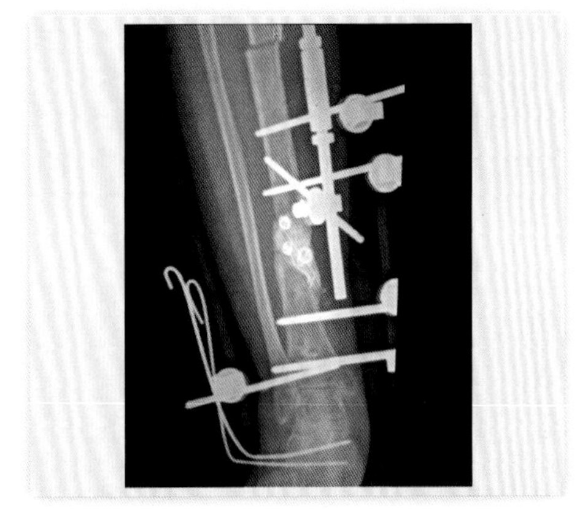
图 3-2-12　骨搬移术后 X 线片

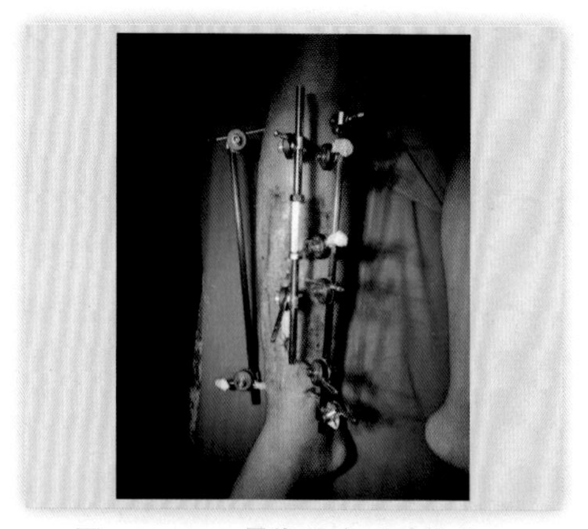
图 3-2-13 骨搬移术后肢体外观

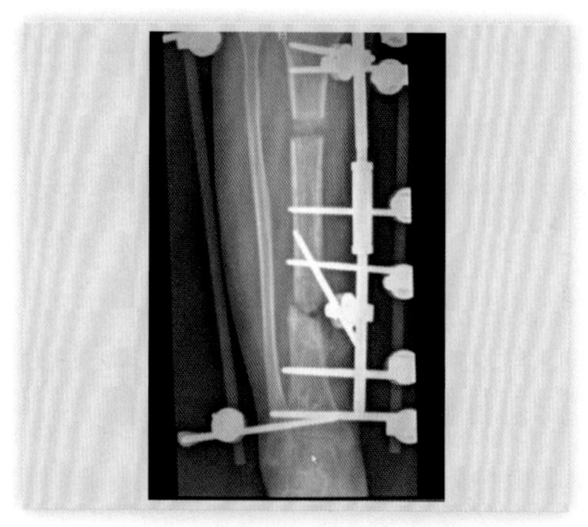
图 3-2-14 骨搬移术后 1 个月 X 线片

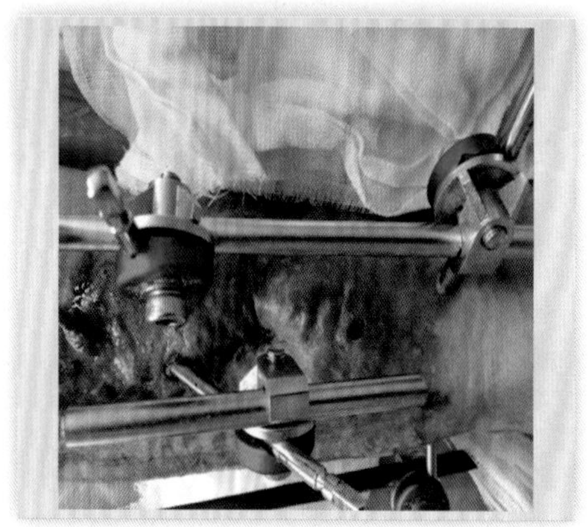
图 3-2-15 骨搬移术后 4 个月伤口外观

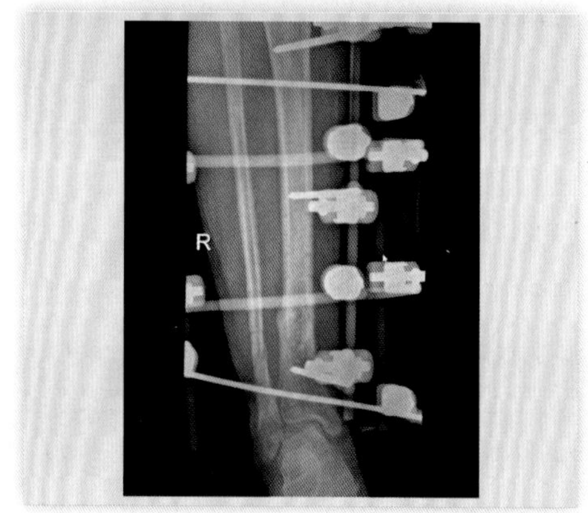

图 3-2-16 骨搬移术后 6 个月 X 线片

【病例分析】

该患者1年前因车祸导致右侧胫骨中下段骨折，到医院治疗，术后恢复慢，可见明显骨外露，出现溃破面，伴有脓性分泌物，有异味。辅助检查及细菌培养均证明该患者出现骨不连及骨髓炎。治疗骨不连的传统方式多为二次手术剔除死骨和硬化骨，取自体骨植骨，更换内固定或采用外固定方式等。

根据患者特殊情况，对患者施行胫骨纵向骨搬移手术进行治疗。该手术难度较大，需要通过外固定器对损伤或缺损的肢体提供支持，完成矫形，撑开或压缩，然后截断骨缺损部位干骺端活骨，利用移动的外固定装置将活的骨段按照规定方向、合适的速度与频率每天移动1mm，搬移到预期的部位，移动骨块逐渐与对应骨端靠拢，直到骨不连部位修复，截骨部分则形成延长骨痂，最终使骨不连修复愈合。下肢慢性难愈性创面的治疗周期长且预后差，绝大部分患者最终会因疗效不佳而截肢。基于张力-应力法则的Ilizarov技术的应用为下肢难愈性创面的治疗带来了希望。Ilizarov技术或牵张成骨技术除诱导骨生成外，还可刺激微血管增生和改善微循环，分为纵向骨搬移和胫骨横向骨搬移技术（胫骨近端皮质部分截骨后横向牵张）。这两类技术在临床中的应用各有其优缺点及适应证。纵向骨搬移主要用于促进成骨，适用于大段骨缺损、骨坏死或骨感染（伴或不伴软组织缺损）。而胫骨横向骨搬移技术为部分截骨搬移治疗，创伤小，对肢体稳定性的影响小，手术操作简单，并发症少，主要应用于下肢难愈性创面的治疗，如糖尿病足、血栓闭塞性脉管炎（Buerger病）、动脉粥样硬化闭塞症、静脉性溃疡、创伤引起的难愈创面等。

【病例点评】

一般半年后愈合不良叫延迟愈合，8个月后愈合不良即骨不连、骨不愈合。胫骨中下段是上下血管的盲区，也就是血管供应的薄弱环节。所以此处一旦骨折以后，血管受到创伤，或手术过程中剥离过多，加上医源性损伤，容易造成骨不连或延迟愈合。通过此病例有以下总结。

（1）骨搬移是治疗骨髓炎的一种重要的方法，特别是对于伴有骨缺损的患者。

（2）疗程长、外固定架护理不便是其主要的缺点。

（3）对于较轻的骨髓炎：彻底清创+抗生素骨水泥珠链；对于较重的骨髓炎，特别是伴有骨缺损的骨髓炎：骨搬移；对于距关节太近或大面积软组织缺损的骨髓炎：皮瓣覆盖。

45 髓内钉治疗股骨粗隆下粉碎性骨折1例

【病历摘要】

患者，男性，38岁。外伤后，左大腿疼痛、肿胀、活动困难2小时。

【现病史】患者于入院2小时前，摘柿子时不慎从树上跌落摔伤左大腿。当时神志尚清楚，即感患处局部肿胀、活动困难，左大腿局部畸形，被他人救起后，立即就诊于我院。入我院急诊后，立即补液防止创伤失血性休克，待患者情况稍平稳后，行X线检查示右侧髂骨外侧缘粉碎性骨折，断端错位；左侧股骨小转子处及上段粉碎性骨折，断端明显错位。为求进一步检查、诊断、治疗，急诊收住我科。患者自受伤以来，无明显神志不清，无烦躁不安，无恶心、呕吐等。

【既往史】平素体健。无特殊疾病史，否认肝炎、结核病史。预防接种史不详。否认手术、外伤史。否认输血史及输注血液制品史。无食物、药物过敏史。

【入院查体】患者神志清，骨盆挤压、分离试验（+），右侧髋部及臀部周围肿胀，左大腿中上段短缩、畸形，该患处压痛、叩痛明显，可触及骨擦感，患处周围皮肤紧张，皮下肿胀明显，局部无明显皮肤擦伤，皮下青紫淤血，左髋及膝屈伸活动略受限，左下肢皮肤感觉正常，末梢血运好。

【入院诊断】左侧股骨粗隆间及粗隆下复杂粉碎性骨折；右侧髂骨外侧缘粉碎性骨折。

【治疗与转归】住院前我院急诊给予抢救休克及补液支持治疗，皮肤裂伤给予清创，加压包扎。急诊收住我科后继续完善术前常规化验及辅助检查，进一步明确诊断。给予精制破伤风抗毒素注射液肌肉注射；一级护理，吸氧、监护，留置导尿，低盐饮食，测血压；平卧床休息，左下肢抬高；局部冷疗，皮肤及口腔护理；给予左下肢外固定临时保护患肢，避免加重损伤。给予补液、预防感染、镇痛、消肿、保护胃黏膜及其他对症药物治疗。病情稳定后择期行左侧股骨粗隆间及粗隆下粉碎性骨折切开复位，加长股骨近端抗旋髓内钉、钛缆内固定术。术后一级护理，吸氧、监护，留置导尿，测血压。术后指导患者下地康复锻炼。术后8个月骨折基本愈合。

术前、术后影像学表现见图3-2-17～图3-2-20。

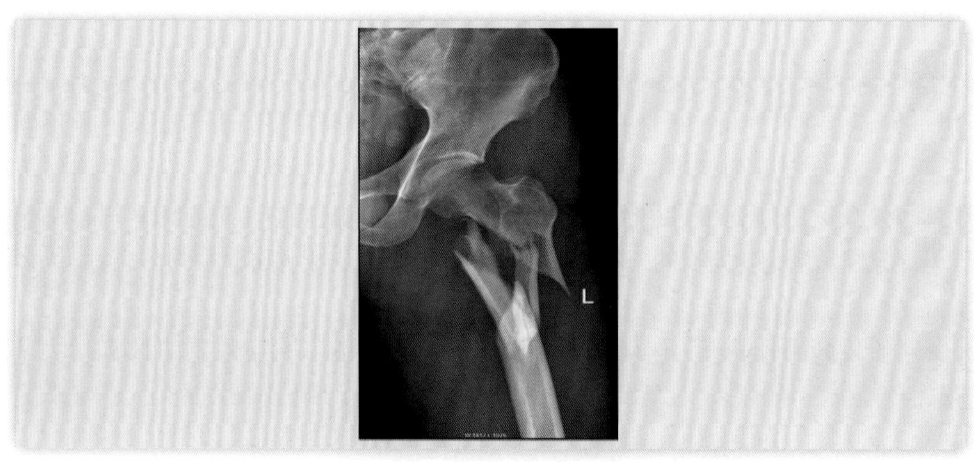

图 3-2-17　骨折术前 X 线片

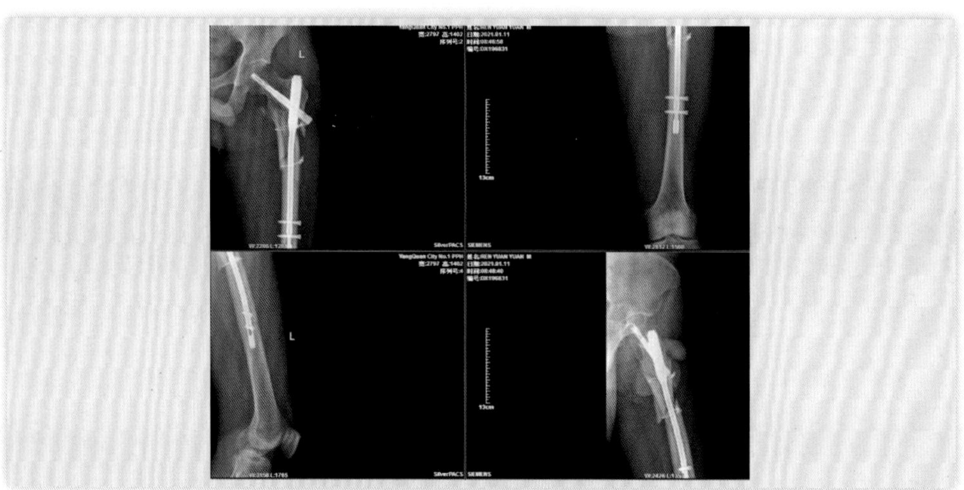

图 3-2-18　骨折术后 2 个月 X 线片

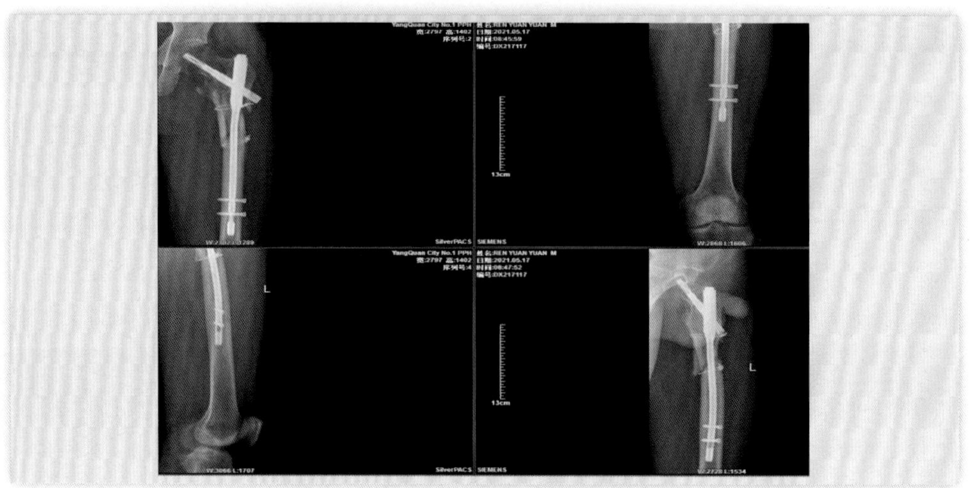

图 3-2-19　骨折术后 6 个月 X 线片

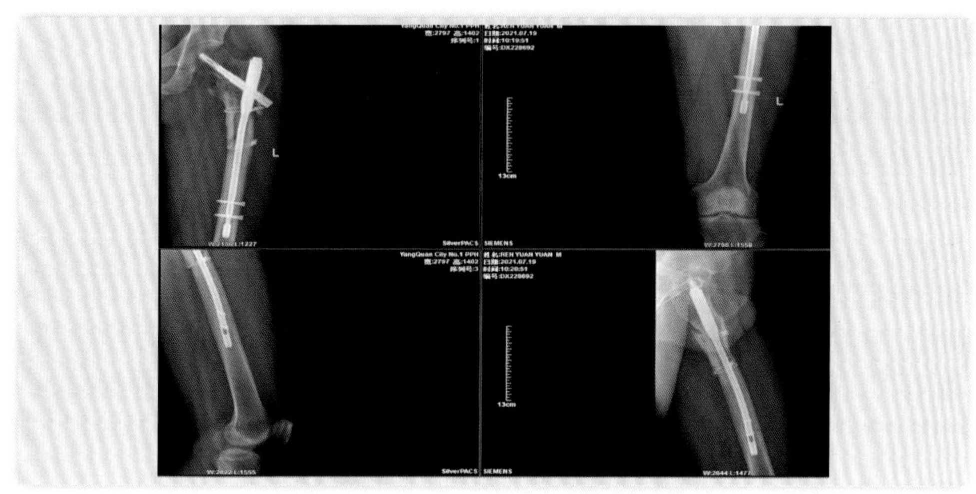

图 3-2-20　骨折术后 8 个月 X 线片

【病例分析】

股骨粗隆间及粗隆下复杂粉碎性骨折一直是创伤骨科的一项治疗难题，治疗不当会导致骨折不愈合或畸形愈合，严重损害患肢功能。股骨粗隆下骨折的Seinsheimer分型共分为五型。Ⅰ型为无移位的骨折。Ⅱ型为两部分骨折，分为3个亚型：A型为横行骨折；B型为螺旋形骨折，小转子与近侧断端相连；C型为螺旋形骨折，小转子与远侧断端相连。Ⅲ型为三块螺旋形骨折，分为2个亚型：A型为小转子形成一单独骨块，B型为股骨近端形成一单独蝶形骨块。Ⅳ型为粉碎性骨折，有4块以上的骨片。Ⅴ型为股骨粗隆下骨折合并股骨粗隆间骨折。该病患为Ⅴ型，股骨粗隆下骨折合并股骨粗隆间骨折。

目前使用髓内钉微创手术治疗此类骨折，是首选的治疗方式。考虑本病例患者年轻，体重大，大腿肌肉发达，为达到良好的复位效果，采取切开复位内固定。

【病例点评】

股骨粗隆下骨折是骨折线位于小粗隆远端5 cm以内的股骨近端骨折，复杂类型股骨粗隆下骨折指伴有粉碎性骨折块且闭合复位困难的骨折类型。股骨粗隆下骨折最早在1949年由Boyd提出，由于术后有较多不满意结果，近年来一直是国内外学者争论的热点。争论的焦点为内固定方式的选择，髓内钉固定和髓外钢板固定相比哪种方式更具有临床优势，目前尚无统一的认识。Jasper和西部战区总医院周军等人认为纠正旋转畸形与骨折断端加压是治疗粗隆下骨不连的关键，在这方面钢板螺钉固定优于髓内钉固定，常采用空心螺钉结合桥接钢板技术治疗复杂型股骨粗隆下骨折；但与髓内固定比较，髓外固定失败率、二次手术率、内翻畸形发生率明显更高，术中出血量及手术切口长度明显劣于髓内固定。

本病例因闭合复位断端不满意，故行切开复位髓内钉治疗+钛缆双重固定。缺点为切开复位手术切口大，出血量也比较多；考虑髓内固定相对于钢板固定更加稳定、不容易断，故加用钛缆捆绑固定周围断端翘起的骨折块。

46 加长髓内钉治疗股骨粗隆间粉碎性骨折1例

【病历摘要】

患者，女性，75岁。左大腿外伤疼痛、肿胀，伴活动困难2小时。

【现病史】患者于入院前2小时，自己不慎摔倒，左髋部着地，致左髋部局部肿胀、疼痛、活动受限，不能站立及行走，被家人救起后，现场未做特殊治疗，急就诊于我院。入我院门诊行X线检查示左侧股骨粗隆间粉碎性骨折，断端错位。为求进一步检查、诊断、治疗，急诊收住我科。患者自受伤以来，无心慌、气急、口渴等。

【既往史】有高血压、糖尿病、冠心病、脑梗死病史，平日规律口服药物对症治疗。否认肝炎、结核等传染病病史、接触史，否认其他外伤、手术及输血史，否认食物及药物过敏史。

【入院查体】左髋部局部肿胀，局部皮下青紫、淤血，局部叩痛、压痛（+），可触及骨擦感，有反常活动；左下肢呈短缩、外旋畸形，左下肢足跟叩击试验阳性，左下肢末梢血运好，皮肤感觉正常。

【入院诊断】左侧股骨粗隆间粉碎性骨折；骨质疏松症；高血压病，二级（高危）；糖尿病；冠心病；脑梗死。

【治疗与转归】完善术前常规化验及辅助检查，控制血糖及血压、镇痛、消肿及其他对症药物治疗。行左侧股骨粗隆间粉碎性骨折闭合复位髓内钉系统内固定术。术后指导患者下地进行康复锻炼，随访结果显示患者骨折及功能恢复好。

术前、术后影像学表现见图3-2-21、图3-2-22。

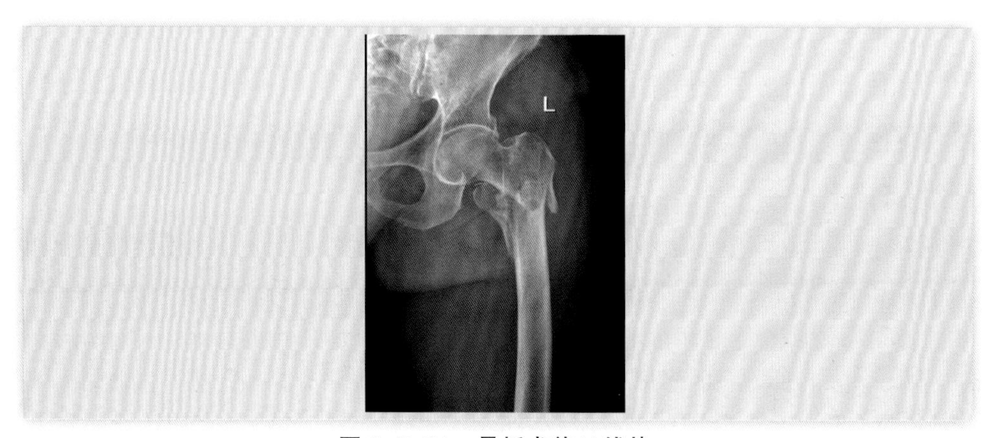

图 3-2-21 骨折术前 X 线片

【病例分析】

国际内固定研究协会（Association for the study of Internal Fixation，ASIF）将股骨粗隆间骨折纳入其整体骨折分型系统中归为A类骨折。A1型：经转子的简单骨折（两部分），内侧骨皮质仍有良好的支撑，外侧骨皮质保持完好，分为3种，包括沿转子间线、通过大转子、通过小转子骨折。A2型：经转子的粉碎骨折，内侧和后方骨皮质在数个平面上破裂，但外侧骨皮质保持完好，分为3种，包括有一内侧骨折块、有数块内侧骨折块、在小转子下延伸超过1 cm。A3型：反转子间骨折，外侧骨皮质也有破裂。AO分型便于进行统计学分析，既可对股骨转子

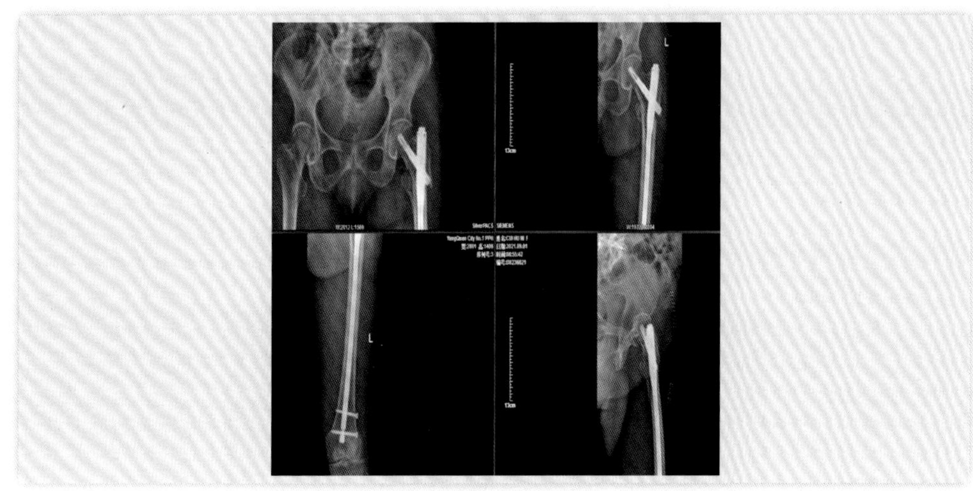

图 3-2-22　骨折术后 1 周 X 线片

间骨折进行形态学描述，又可对于预后做出判断。同时在内固定物的选择方面也可提出建议。该患者为A2型。加长股骨近端抗旋髓内钉（Proximal femoral nail anti-rotation，PFNA）内固定系统适用于不稳定骨折及合并骨质疏松的患者。该病例为老年女性伴骨质疏松，故采用加长PFNA内固定系统固定，可避免或减少断钉概率等。

【病例点评】

加长PFNA治疗股骨粗隆间骨折，在促进骨折愈合，改善髋关节功能方面具有一定优势，有助于改善患者预后，降低内固定失败率。该方法可增加有效固定距离，可获得坚强固定，从而有效防止髋内翻畸形的发生。但是，加长PFNA也存在手术时间长、创伤性大的不足，对于手术耐受性差的患者，不适宜选用加长PFNA治疗。针对此病例，采用闭合复位、微创髓内钉治疗，手术切口小，出血少，基本不破坏骨折断端周围的血运，随访结果也证实了闭合微创髓内钉治疗的优点——骨折愈合时间缩短，下地锻炼时间早，功能恢复好。

47 切开复位双钢板治疗胫骨平台粉碎性骨折1例

【病例摘要】

患者，男性，55岁。骑车被绊倒后致左膝部肿胀、疼痛、活动困难3小时余。

【现病史】患者于入院3小时余前，夜间骑电动车时不慎被路上的电线绊倒后摔伤，即感左侧膝部及左小腿上段局部肿胀、疼痛、活动困难，不能站立及行走，被他人救起后，立即送诊于我院急诊，X线检查示左侧胫骨平台粉碎性骨折，断端错位；左腓骨头骨折。为求进一步治疗，急诊收住我科。自受伤以来，无心慌、气急、口渴等。

【既往史】患糖尿病多年，平日规律口服药物对症治疗。否认肝炎、结核等传染病病史、接触史，否认其他外伤、手术及输血史，否认食物及药物过敏史。

【入院查体】左膝关节及小腿上段肿胀，皮下青紫，有多处大小不等的皮肤擦挫伤，局部压痛（+），左下肢纵向叩击痛明显。左膝关节活动度因疼痛无法检查。左膝关节及小腿上段有明显骨擦感，左踝关节活动可，足趾活动好，末梢血运及感觉好。

【入院诊断】左侧胫骨平台粉碎性骨折；左侧腓骨头骨折；左下肢多处皮肤擦挫伤；糖尿病。

【治疗与转归】完善术前常规化验及辅助检查，行左侧胫骨平台粉碎性骨折切开复位+钛板、螺丝钉内固定术。术后切口按期换药及拆线。指导患者下地进行康复锻炼，随访结果显示患者骨折及功能恢复好。

术前、术后影像学表现见图3-2-23、图3-2-24。

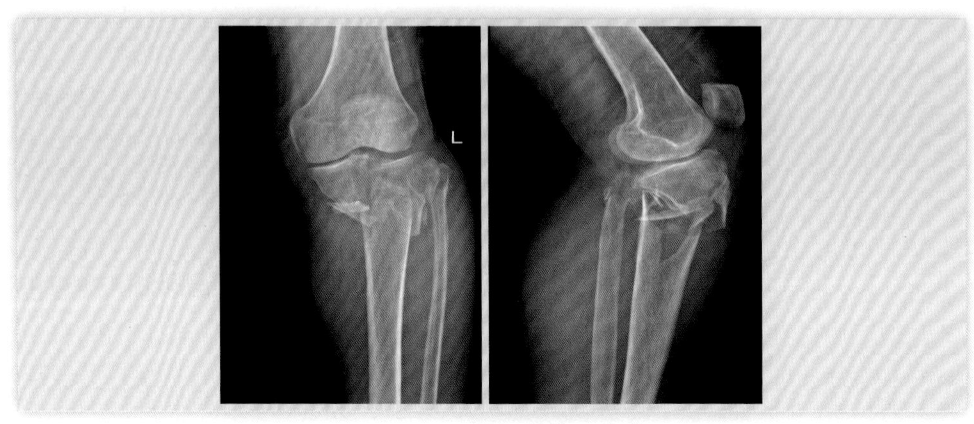

图 3-2-23 骨折术前 X 线片

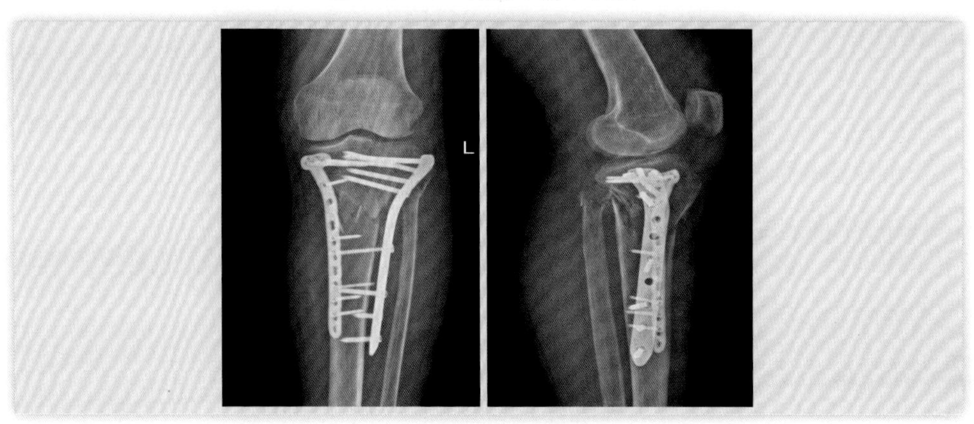

图 3-2-24 骨折术后 3 天复查 X 线片

【病例分析】

胫骨平台骨折是膝部常见骨折之一，约占全身骨折的1%。复杂的胫骨平台骨折大部分是由高能量损伤造成的，比如车祸外伤、重物砸伤、高处坠落，特别是患者骑摩托车时膝关节先着地。膝关节周围有比较重要的神经、血管，会出现周围重要的神经、血管及韧带的损伤，比如外侧韧带损伤、前交叉韧带损伤、后交叉韧带损伤及半月板损伤。一般要及时地进行手术治疗，治疗前应该进行CT及磁共振成像检查，观察骨折移位的情况，是否有周围的韧带损伤、半月板损伤及交叉韧带损伤，进行综合的判断，采取相应的治疗方法。骨折可以切开复位内固定，半月板损伤一般要进行膝关节镜下半月板修复及交叉韧带重建手术。胫骨平台骨折治疗包括保守治疗和手术治疗。

无移位的胫骨平台骨折可以采用下肢石膏托固定4～6周，即可进行功能锻炼。有移位的胫骨平台骨折为关节内骨折，必须坚持解剖复位、加强固定的原则，有骨缺损时，应植骨填充，早锻炼晚负重；6～8周后可逐渐开始活动，至骨折愈合后才可以完全负重。按照Schatzker分型，该病患为SchatzkerⅤ型。手术指征明确，故采取内外侧双切口双钢板固定的方法。

【病例点评】

该病例手术指征是明确的，从影像资料分析，该例骨折是由垂直外翻暴力所致。基于CT的胫骨平台三柱分型：取CT上胫骨平台横断面，以胫骨棘连线的中点为中心，分别向胫骨结节、胫骨平台内侧嵴、腓骨头前缘做连线。3条线将胫骨平台分为3部分，分别定义为外侧柱、内侧柱和后侧柱，将累及皮质破裂的骨折定义为柱骨折。外侧平台外旋、外翻，平台前方塌陷，内侧平台因其解剖特点而没有发生较大的移位，所以，首先将内侧平台复位后，以此为参照来复位外侧平台，内外侧板“排筏”技术固定。患肢驱血后，在止血带应用下进行手术。因为术前认为关节面塌陷不平整，所以内外侧采用双切口进行，先把内侧复位钢板临时固定后，通过翘剥复位外侧平台，最终透视后效果比较满意。从术后的影像资料来看，关节面基本恢复平整、内外侧关节间隙基本一致、平台宽度恢复正常。对于累及关节面的骨折，需要切开关节囊在直视下复位关节面，这样可以保证复位质量，缩短手术时间。

48 “漂浮膝”髓内钉微创手术治疗1例

【病历摘要】

患者，男性，49岁。车祸致胸部、左大腿、小腿疼痛、肿胀，伴活动受限2小时。

【现病史】患者于入院前2小时被车撞伤致胸部、左大腿、小腿疼痛，活动受限，由120救护车送往我院急诊科，当时患者无恶心、呕吐、腹痛等症状，急诊行X线、胸部CT、脑CT检查提示多发肋骨骨折，肺挫伤，蛛网膜下腔出血，左股骨干、胫骨干骨折。现为求进一步诊治，入住我院。自发病以来，患者精神差，二便正常。

【既往史】患者平素体健，否认高血压、冠心病、肝炎、结核病病史，否认手术、外伤史，否认食物及药物过敏史，否认输血史。

【入院查体】一般情况差，双肺呼吸音清，心率116次/分，血压102/60 mmHg，双侧瞳孔等大等圆，反应灵敏，颈部活动可，胸廓挤压试验（+），左大腿和左小腿肿胀、畸形、活动受限，可触及骨擦感，左下肢纵向叩击痛（+），足背动脉搏动可。

【影像学检查】X线检查示左股骨干骨折，左胫骨干骨折。CT检查示蛛网膜下腔出血，双侧多发肋骨骨折。

【治疗与转归】入院后给予输血、补液、氧化雾化，以及应用止血药物等治疗，调整患者全身状况，待治疗1周后病情稳定，行左股骨干骨折、左胫骨干骨折闭合复位髓内钉固定术。术后给予抗感染、补液、输血、镇痛对症治疗，复查血常规、肝功能等检验学指标，及时纠正低蛋白血症、贫血，同时给予低分子肝素预防血栓治疗。术后2周伤口愈合良好，开始进行膝关节无负重屈伸训练，避免关节僵硬，影响远期关节功能。

术前、术后影像学表现见图3-2-25、图3-2-26。

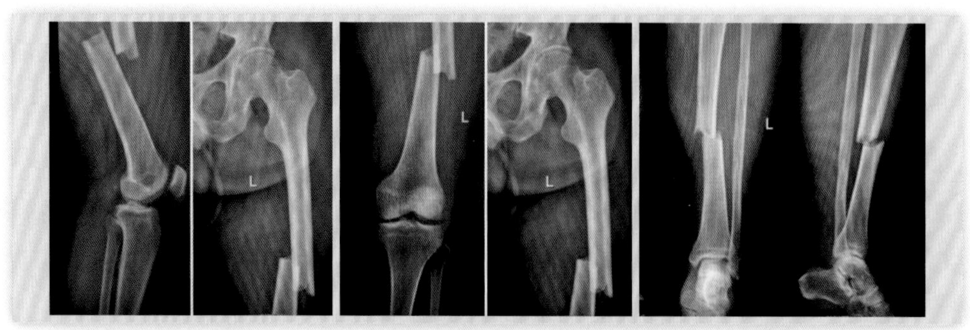

图 3-2-25　术前 X 线检查示左股骨及左胫骨骨折

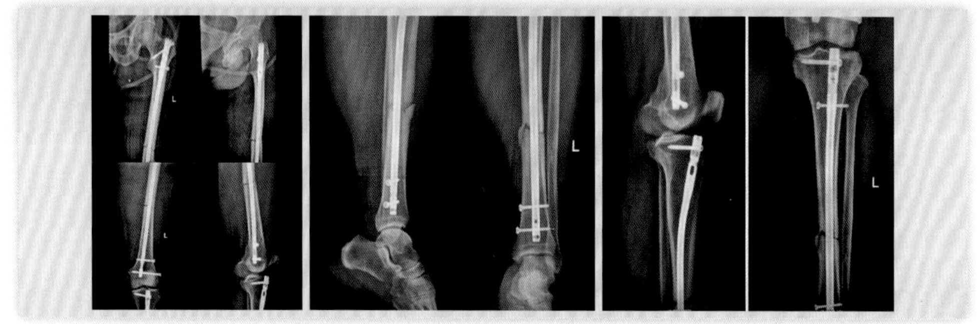

图 3-2-26　术后 3 天复查 X 线片

【病例分析】

"漂浮膝"是指同侧股骨和胫骨同时发生骨折，通常会合并血管和软组织的损伤，病情严重者甚至会危及生命。因此首先要进行创伤高级生命支持治疗（包括气道维持、呼吸通气、循环维持等），待病情稳定后再进行后续的评估和治疗。患者合并多发伤，尤其是合并血管损伤的患者，其预后功能相对较差。此外，合并头部损伤的患者，其出现肺部并发症风险较高。因此，早期对下肢骨折复位并行稳定固定至关重要，有利于减少并发症发生。同时需评估患者骨盆、股骨颈、髋臼等处有无骨折，然后再根据患者的全身情况、骨折的类型和软组织的损伤程度选择合适的临时或终末固定方式。

临床上常用的骨折固定方式包括外固定、髓内钉或者钢板固定等。目前大部分漂浮膝损伤需行手术治疗。术者依据临床分型判断损伤程度及采用何种手术方式，常见临床分型以Letts分型分为五型，Ⅰ型：股骨与胫骨骨折均在骨干，且为闭合性；Ⅱ型：一处骨折位于骨干，另一处位于干骺端，两处均为闭合性；Ⅲ型：一处骨折在骨干，另一处为骨干骺端分离移位；Ⅳ型两处骨折中，有一处为开放性骨折；Ⅴ型：两处骨折均为开放性骨折。骨折类型及术前软组织损伤程度也是影响预后的重要因素。该患者先行胫骨骨折闭合复位髓内钉固定术，行髌腱内侧纵切口，长约5 cm，切开皮肤及皮下组织，将髌腱向外侧牵开，显露胫骨结节上端，但不切开关节囊，整复骨折，交锁髓内钉固定，打入髓内针，打入交锁螺钉（包括远端及近端各两枚），缝合。待胫骨伤口缝合完毕后，再行股骨干骨折固定，行股骨骨折髓内钉固定术。治疗过程中需注意预防感染、深静脉血栓形成、膝关节僵硬、骨不连、骨折畸形愈合、术后创伤性关节炎等并发症的发生。

【病例点评】

漂浮膝患者在全身条件稳定的情况下应尽早实施手术治疗，对于减少并发症的发生和关节功能的恢复有重要意义，且利于膝关节的进一步检查及软组织的修复。对于开放性漂浮膝，应尽早修复皮肤及软组织，可以避免深部组织暴露、感染、坏死，可以促进复杂伤口一期愈合。如果肢体软组织损伤界限不清或感染严重，早期清创及一期修复创面受到了限制，追求一期闭合创面难以实现，比较稳妥的做法是分期进行，急诊或一期先行覆盖创面，必要时行封闭式负压引流，待感染控制有新鲜肉芽组织长出后，再行皮瓣转移术。该病例采用顺行股骨髓内钉+胫骨髓内钉固定术，术中采用手法复位后用髓内钉连接骨折断端，保护骨折断端周围凝血块，避免切开破坏骨折端骨膜及骨组织血运。

绝大多数伴有韧带损伤的漂浮膝损伤为前交叉韧带损伤，其韧带损伤发生率较单纯胫骨或股骨骨折高，且容易漏诊，原因为漂浮膝损伤患者膝关节稳定性差、软组织肿胀及不耐受痛苦，影响了韧带和半月板损伤的早期诊断。因此，建议对漂浮膝损伤在骨折固定后评估膝关节稳定性，于术中在麻醉下行应力检查（如侧方应力试验、拉赫曼试验和后抽屉试验等）和关节镜检查有助于发现韧带损伤。对于侧副韧带不完全损伤首选保守治疗，如为完全损伤应尽早手术修复，以利于膝关节早期恢复稳定性，减少相关并发症发生。漂浮膝损伤患者伴有的血管损伤约16%为腘动脉损伤，术前血管造影和多普勒超声及外周动脉搏动检查有助于血管损伤诊断。合并的神经损伤如为神经挫伤可行保守治疗，观察3个月后再评估，对功能恢复差者可行神经探查术；如为神经撕裂，则一期行神经修补术。

49 股骨远端骨折逆行髓内钉手术治疗1例

【病历摘要】

患者，女性，72岁。摔伤致左大腿疼痛、肿胀，伴活动受限7小时余。

【现病史】患者于入院前7小时余，走路时不慎从1米高处跌落摔伤，致左大腿疼痛、肿胀，伴活动受限，当时患者无头晕、恶心、呕吐等症状，就诊于当地医院，行X线检查提示左股骨远端斜形骨折。给予长夹板固定，余未做特殊处理，后由120救护车转运至我院急诊科。自发病以来，精神、食欲可，二便正常。

【既往史】患者有高血压、糖尿病病史，否认肝炎、结核、脑梗死病史，否认手术及外伤史，否认输血史及食物、药物过敏史。

【入院查体】一般情况差，双肺呼吸音清，颈部活动可，双上肢运动、感觉未见明显异常，左大腿及左膝局部肿胀、压痛、畸形、活动受限，纵向叩击痛阳性，左足背动脉搏动可，左足末梢血运可。

【入院诊断】左股骨远端骨折。

【术前化验】白细胞数3.8×10^9/L，红细胞数3.5×10^9/L，血红蛋白100 g/L，空腹血糖16.13 mmol/L。

【治疗与转归】完善检查，患肢制动，抬高，请内分泌科医生会诊调整用药，控制血糖达8.1 mmol/L以下后，择日进行手术治疗。术后活动膝关节骨折断端相对稳定。术后给予抗感染、补液、输血，对症治疗，观察患者肢体远端血运情况。术后1天开始加强股四头肌等长收缩训练，术后3周开始进行免负重膝关节屈伸训练。

术前、术后影像学表现见图3-2-27、图3-2-28。

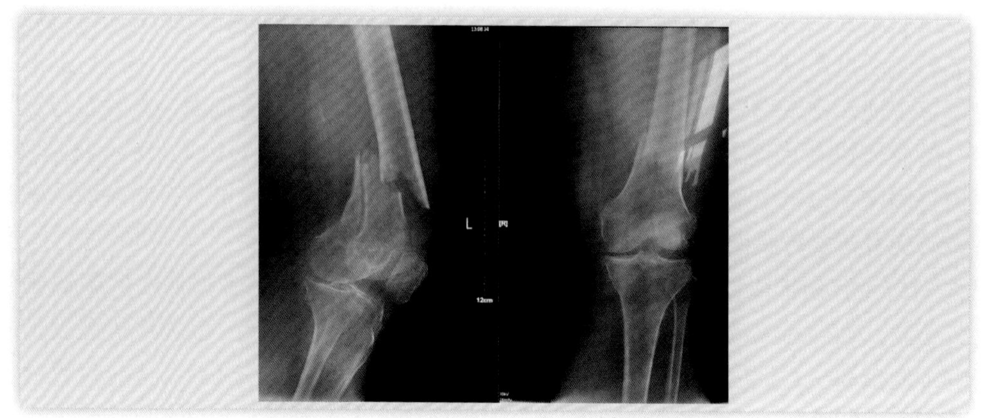

图 3-2-27 术前 X 线检查示左股骨远端骨折

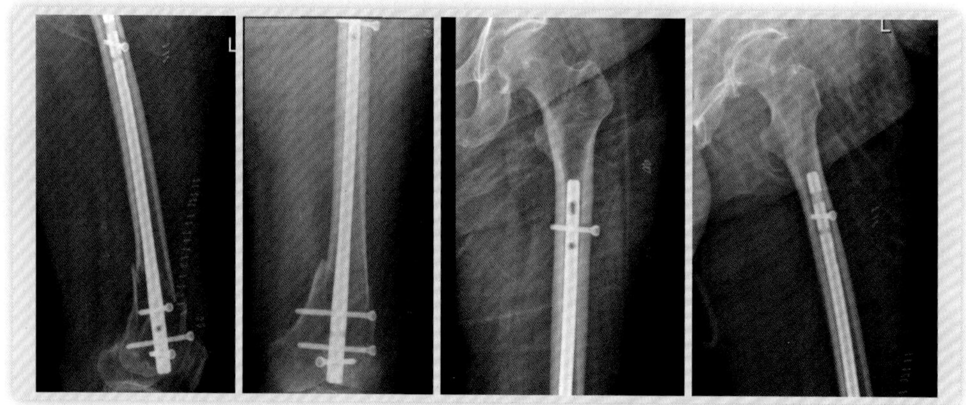

图 3-2-28 术后 3 天 X 线复查示骨折复位良好

【病例分析】

随着膝关节置换术日益常见，术后股骨远端假体周围骨折的发生呈现明显增加趋势。股骨远端骨折在解剖上通常是指股骨远端关节面以上15 cm左右的骨折，包括干骺端骨折和关节面骨折，占所有骨折的4%～6%，多伴有其他损伤或严重的软组织损伤。单纯股骨远端骨折仅占总数的20%，约20%伴有膝关节韧带损伤或股动脉损伤。股骨远端骨折好发于高能量损伤年轻人或低能量损伤、伴有骨质疏松的老年人。股骨远端复杂骨折具有以下特点：关节内严重复杂的损伤；股骨远端骨折粉碎；髁部有压缩或者缺损，严重软组织损伤；骨折延伸到股四头肌伸膝装置；此类骨折损伤常见的伴随损伤包括血管损伤，神经损伤，膝韧带损伤，半月板、软骨损伤，胫骨平台骨折（内外翻应力），胫骨干骨折，髌骨骨折，股骨颈、髋臼骨折，膝关节后脱位。该患者手术采用膝前正中切口，长约2 cm，依次切开皮肤、筋膜，髌韧带，显露股骨髁间窝，牵引复位骨折断端，由髁间窝将导针插入髓腔连接骨折远端、近端，直达股骨近端，选择合适长度的髓内钉沿导针打入股骨髓腔直达近端，骨折断端稳定，于股骨远端、近端打入防旋交锁螺钉。

【病例点评】

股骨远端骨折同其他部位骨折的治疗一样，良好复位、可靠固定和早期功能康复训练是骨折治疗和功能恢复的基础。股骨远端骨折的治疗包括非手术治疗和手术治疗。手术技术及内固定材料的发展未成熟之前，非手术方法是股骨远端骨折治疗的主要手段，包括牵引、手法复位后石膏托固定等。由于保守治疗不能有效维持骨折的坚强固定，长期卧床增加了患者压疮、吸入性肺炎等并发症的发生，同时制动周期过长易导致膝关节僵硬，所以目前已很少使用。20世纪90年代由AO提出BO原则：强调生物学固定，其目的是最大限度地保护骨折周围血供。内固定不要求一期稳定，要求保存有活力的骨块与主骨连接，其血供不因内固定操作而受到破坏，不以破坏局部血运的手段进行解剖复位。除关节内骨折要求解剖复位外，关节外骨折主要以恢复肢体长度，纠正成角及旋转畸形为主。依据BO原则，Krettek等提出了经皮微创钢板固定技术（minimally invasive percutaneous plate osteosynthesis，MIPPO），该技术包括骨折间接复位技术、保护骨折愈合的生物学环境、内支架对骨折进行固定、普通钢板对骨折进行桥接固定。

该病例患者为典型股骨远端骨折，AO分型为A1型，为简单骨折类型，手术治疗可采用逆行髓内钉或者锁定钢板固定。患者为老年人，存在骨质疏松，考虑钢板固定存在内固定失效或断裂风险，依据力臂越长固定越稳定及轴心固定原理，故采用加长逆行交锁髓内钉固定治疗。术后1天开始加强股四头肌等长收缩训练，术后3周开始进行免负重膝关节屈伸训练。术后预防下肢深静脉血栓及肺栓塞并发症。术后加强营养、预防感染、纠正贫血及低蛋白血症，调整全身状况有利于伤口及骨折愈合。

50 胫骨平台后缘骨折手术治疗1例

【病例摘要】

患者，男性，54岁。摔伤致左膝疼痛、肿胀伴活动受限1小时入院。

【现病史】患者于1小时前从高处跌落摔伤致左膝局部肿胀、疼痛、活动受限。当时左膝受力，无头晕、恶心、呕吐等症状，后由家人陪同，送至我院急诊科。行X线CT检查提示左胫骨平台骨折。彩超示未见腹部脏器出血及损伤。为求进一步诊治，入住我科。自发病以来，患者精神、食欲可，二便正常。

【既往史】平素体健，否认高血压、冠心病、糖尿病、肝炎、结核、脑梗死病史，否认食物及药物过敏史。否认手术及外伤史，否认输血史。

【入院查体】一般情况可，双肺呼吸音清，颈部活动可，双上肢运动、感觉未见明显异常，左膝局部肿胀、压痛、活动受限，纵向叩击痛（+），前、后抽屉试验（–），左足背动脉搏动可，末梢血运可。

【入院诊断】左胫骨平台骨折（后柱骨折）。

【治疗与转归】完善相关检查，经后方入路行切开复位内固定术，术后抗感染、镇痛、输血、补液、对症治疗。术后伤口愈合良好，2周拆线，后期复查骨折愈合良好。

术前检验学指标提示无特殊异常，符合手术要求。

术前、术后影像学表现见图3-2-29、图3-2-30。

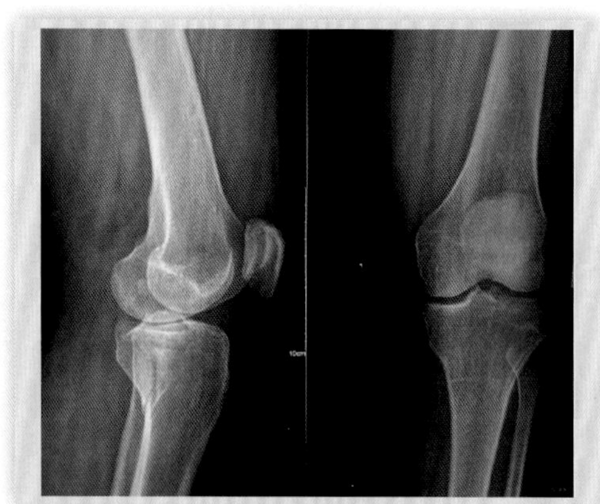

图 3-2-29 术前 X 线检查示左胫骨平台后方骨折

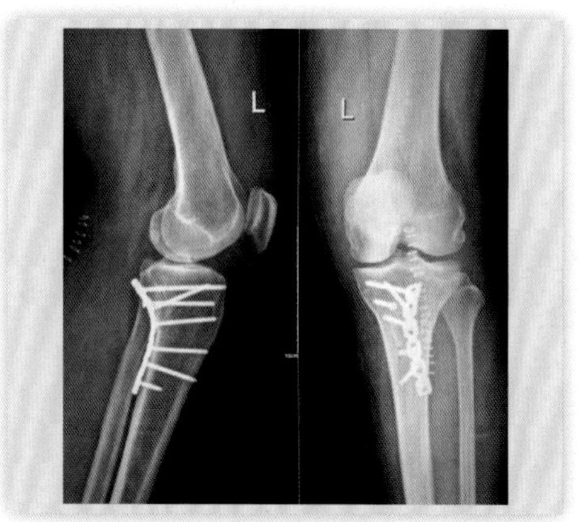

图 3-2-30 术后 3 天复查 X 线片

【病例分析】

胫骨上端与股骨下端形成膝关节。胫骨上端与股骨下端接触的面为胫骨平台。胫骨平台是膝关节重要的承受负荷结构，一旦发生骨折，内、外平台受力不均匀，可产生骨关节改变。由于胫骨平台内、外侧分别有内、外侧副韧带，平台中央有胫骨粗隆，其上有交叉韧带附着，当胫骨平台骨折时常发生韧带及半月板损伤。胫骨平台骨折占全身骨折的1%～2%，多由高能量损伤所致。在受伤过程中，小腿在瞬间固定的情况下过度伸膝，导致胫骨内、外侧平台发生以前方压缩为主的骨折，也可累积后方，其复杂程度早已得到认识。因其骨折线走行常位于冠状面，以往运用的多种分型方法都不能形象地反映胫骨后髁骨折。Schatzker分型将胫骨平台骨折分为六型，但缺乏对胫骨平台后方冠状面骨折情况的描述；罗从风等描述的基于CT的三柱分型中将后柱独立出来，为经后方支撑钢板处理此类型骨折提供了理论依据。

该患者自膝关节线至腓肠肌内侧头取倒“L”形切口，长7～10 cm，显露半腱肌、半膜肌和腓肠肌内侧头，向外侧牵开腓肠肌内侧头，向内牵开半膜肌，纵向切开膝关节后方关节囊，显露胫骨平台后柱骨折线。骨膜下剥离可显露半月板后角、后交叉韧带附着点损伤及胫骨平台后柱骨折和关节面塌陷情况。骨膜剥离子翘起后侧骨块恢复胫骨平台后柱关节面平整状态，残腔较大可采取自体髂骨或同种异体骨植入填充，关节面下0.8 cm左右放置塑形T型支撑钢板固定，支撑臂位于胫骨平台后方，用适合长度的螺钉固定钢板。

【病例点评】

胫骨平台骨折常由侧方暴力、垂直暴力或侧方暴力合并垂直暴力导致，具体受伤机制直接关乎骨折损伤程度及骨折线走向。胫骨平台后柱骨折受伤机制：膝关节位于屈曲位时受到垂直暴力作用造成胫骨平台后髁冠状面上的损伤。由于正常胫骨关节面与胫骨干纵轴存在5°～6°的后倾角，当膝关节屈曲时胫骨平台后方负荷增大，此时轴向力量冲击胫骨和股骨接触点位置，易导致胫骨平台骨折。如果冲击进一步加大，可造成膝关节前后交叉韧带、腘肌腱、半月板不同程度的损伤。

膝关节传统的前外侧、前内侧入路无法对涉及胫骨平台后柱的骨折进行有效的显露，前内侧入路主要显露内髁，向后继续显露有损伤内侧副韧带的风险，且在骨折复位和钢板置入、固定过程中，强行牵拉、剥离增加了皮肤坏死的风险。传统的前外侧入路显露范围主要位于胫骨外侧髁，由于腓骨头及腓总神经的阻挡，无法向后进一步延伸。且前路固定内固定物无法对骨折端形成有效加压固定，手术治疗效果无法保证。针对胫骨平台后柱骨折，后正中“S”形入路，可充分显露后关节间隙及胫骨平台后髁，为骨折的复位、固定和植骨提供较好的操作空间。但此入路解剖结构复杂，需解剖腘窝血管及胫神经、腓神经，技术要求高，有损伤神经、血管的风险。Lobenhoffer设计膝关节后内侧入路治疗胫骨平台后柱骨折，该入路能保护周围神经、血管，清晰显露骨折断端，有足够的操作空间。该患者为胫骨平台后柱骨折，属于关节内骨折，AO分型为B型骨折，三柱分型为后柱骨折，为手术适应证。依据患者术前评估的局部软组织状况及全身状况，无手术禁忌，采用Lobenhoffer入路，显露后柱骨折块，锁定支撑钢板坚强内固定，术后内固定贴附可。

第三节 足踝外科创伤

51 跟骨骨折（经跗骨窦入路）治疗1例

【病历摘要】

患者，男性，55岁。右足跟摔伤后，疼痛、活动困难1小时余。

【现病史】患者于入院约1小时前，在工作时不慎踏空跌落至1米深沟内，损伤右足跟，当时即感右足跟肿胀、疼痛、活动困难，不能站立及行走。被同事救起后，现场未做特殊治疗，急就诊于我院，X线检查示右足跟骨粉碎性骨折，断端错位。为求进一步治疗，立即由急诊收住我科。患者自受伤以来，无心慌、气急、口渴等。

【既往史】高血压病史5年，规律口服苯磺酸左氨氯地平片每次5 mg，每日1次治疗，血压控制平稳。否认肝炎、结核等传染病病史、接触史，否认糖尿病、心脏病病史，否认手术、输血史，否认食物及药物过敏史。

【入院查体】神志清楚，言语流利，心、肺、腹无明显阳性体征。专科检查示右足肿胀，足跟部肿胀明显，足弓低平，局部皮肤淤血、青紫，未见明显皮肤破损。右足跟部局部疼痛、压痛阳性，局部均可触及骨擦感，足跟活动时疼痛加重，踝关节活动尚可，无明显触痛、压痛。双下肢末梢血运好，皮肤感觉正常。

【影像学检查】CT检查示右侧跟骨粉碎性骨折。

【入院诊断】右侧跟骨粉碎性骨折。

【治疗与转归】行经过跗骨窦入路切口的右侧跟骨骨折切开复位内固定术，患者术后足跟高度恢复正常，伤口愈合良好。

术前、术后相关情况见图3-3-1、图3-3-2。

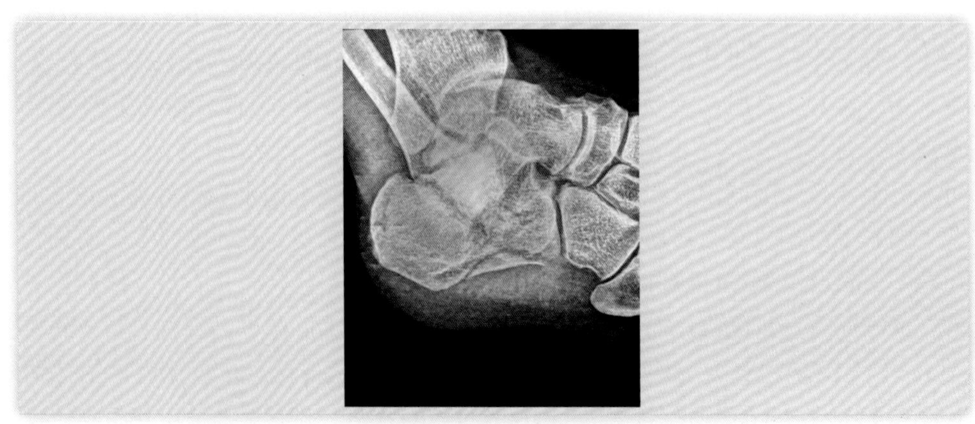

图 3-3-1　术前 X 线检查示右跟骨粉碎性骨折

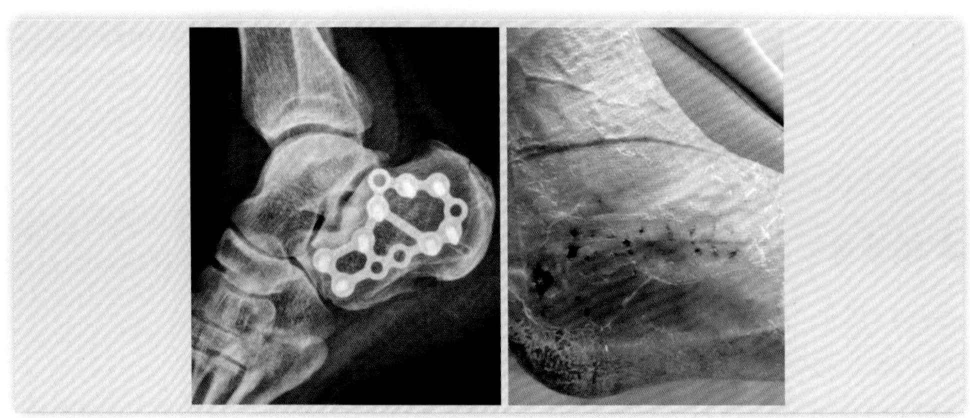

图 3-3-2　术后 2 周复查伤口情况

【病例分析】

传统的切开复位内固定是治疗跟骨骨折的有效手段之一，其中以传统的外侧“L”形切口入路行切开复位内固定最为常见，几乎可以应对各种复杂类型的跟骨骨折。但是随着大量的研究及随访报道，人们发现该入路术后有较高的并发症（皮肤坏死、感染、骨髓炎等）发生率，这成为一个困扰众多外科医生及患者的难题。近年来随着微创技术在足踝外科的快速发展，跗骨窦入路被提了出来，并通过国内外大量的研究及临床应用证实，跗骨窦入路治疗跟骨骨折术后临床随访的各项指标甚至优于传统外侧“L”形切口入路。

跗骨窦入路同传统“L”形切口入路相比，有以下优势：充分避开跟骨外侧血管，尽可能减少对外侧皮肤软组织血供的损伤，可以早期进行手术治疗，并有效降低皮肤坏死、切口感染、不愈合、延迟愈合等并发症的发生率；可以充分暴露距下关节、后关节面及前外侧骨折块；该入路无须切断跟腓韧带及腓骨肌下支持带，术中可以通过适当内翻增加关节间隙，具有切口小、出血少等优点，借助各种器械更易对骨折块进行复位。跗骨窦入路可以应用于大部分跟骨骨折，包括SandersⅡ、Ⅲ型跟骨关节内骨折，对于此类骨折，跗骨窦入路几乎可以替代传统外侧“L”形切口入路。也有学者认为移位严重的SandersⅢ型骨折不适宜采用跗骨窦入路，原因在于此部分移位严重、复杂的骨折通过此入路术中显露不够充分、复位较困难等，影响手术的疗效。因此，跗骨窦入路无法完全代替传统入路。

【病例点评】

跟骨骨折是最常见的跗骨骨折，占跗骨骨折的60%，占全身骨折的2%，约75%为关节内骨折，20%～45%伴有跟骰关节损伤。因跟骨及周围解剖结构复杂，局部软组织覆盖质量差，故治疗困难且后遗症多，预后较差。选择正确的手术切口及内固定是手术成功的关键。

切口选择原则：能做1个切口不做2个切口，能够选择小切口不选择大切口，按照血管供区选择切口，不在有感染可能的部位选切口，尽量不在有重要组织的部位上选切口，尽量避开有血性张力性水泡的部位，对于吸烟或血循环不好的患者尽量选小切口（吸烟对跟骨骨折手术是非常不利的，至少禁烟1周后再进行手术）。

采用跗骨窦入路有以下优点：①缩短手术时间；②缩短住院时间为3～4天；③减少伤口并发症；④复位质量与传统入路没有差别。此病例跟骨骨折诊断及分型明确，采用跗骨窦入路治疗获得良好的效果。

52 三踝骨折治疗1例

【病历摘要】

患者，男性，47岁。滑倒摔伤后右踝部畸形伴肿胀、疼痛、活动困难2小时。

【现病史】患者入院前2小时，因下雪路滑，于回家途中不慎滑倒摔伤，扭伤右踝关节，受伤当时神智清楚。患者自觉右踝部明显畸形、疼痛、活动困难，不能站立及行走。拨打我院120急救电话，经急救车送至我院急诊。行X线检查，踝关节正侧位片示右侧内、外、后踝骨折，断端明显错位，伴踝关节脱位。经我科会诊后，行手法复位及石膏外固定，以“右踝关节骨折伴脱位”收住入院。患者自受伤以来，精神可，未进食，未解大小便。

【既往史】既往体健，否认结核、肝炎病史，否认手术及输血史，否认食物及药物过敏史。预防接种史不详。

【入院查体】右侧踝部皮肤无破损，踝关节呈跖屈外翻向前脱位固定畸形，右踝部高度肿胀，内、外侧均有局部疼痛、压痛（+），局部可触及骨擦感及反常活动，右踝关节活动时疼痛加重，右足诸足趾活动尚可，右足背动脉搏动良好，各趾皮肤针刺觉正常。足趾末梢血运良好。

【入院诊断】右三踝骨折。

【治疗与转归】患者入院时存在踝关节脱位，经过复位后行石膏绷带外固定，肿胀明显，经过一系列治疗后，择期行右踝关节切开复位内固定术，术后患者踝关节活动范围恢复，无明显不适。

术前、术后影像学表现见图3-3-3、图3-3-4。

【病例分析】

三踝骨折又称Cotton骨折，是一种严重的踝关节骨折。交通事故、高处坠落是三踝骨折的主要原因，并且发生率有逐年上升的趋势。踝关节是人体负重最大的关节，三踝骨折系踝关节严重损伤，一般合并踝关节脱位。骨折后若关节面稍有不平或关节间隙稍有增宽，容易发生创

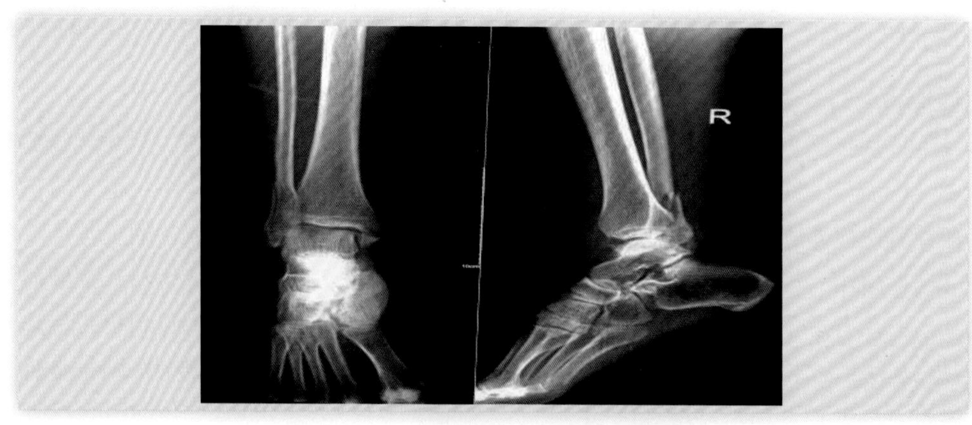

图 3-3-3 术前检查示右踝关节骨折

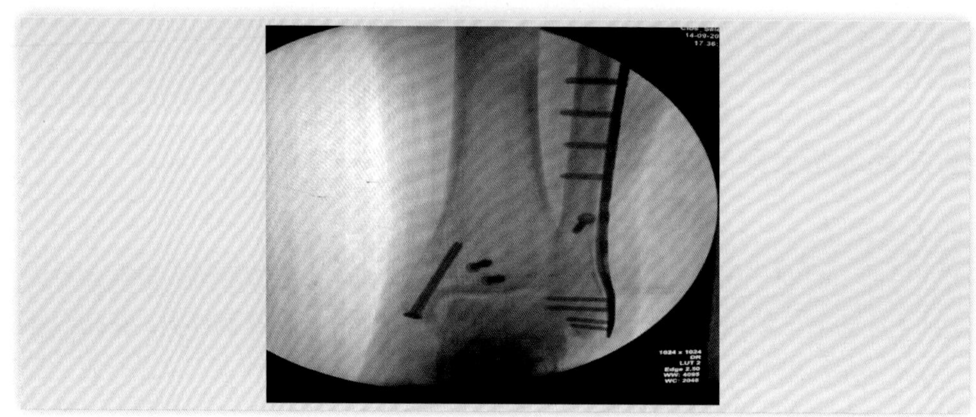

图 3-3-4 术后 3 天复查

伤性关节炎，影响患者的生活质量及日常工作。

三踝骨折手术入路主要取决于后踝骨折，后踝骨折有多种切口可以选择：Gatellier和Chastang入路、Colonna和Ralston入路、Broomhead入路、踝关节后侧入路、踝关节后外侧入路等。由于踝关节后外侧入路在处理累及Volkmann三角的踝关节骨折方面具有简单、安全和快捷的优点，故目前临床应用较多。主要根据CT显示的后踝骨块位置选择手术入路。后踝骨折的内固定指征一般是根据骨折块的大小来确定，后踝骨折累及胫骨远端关节面1/4以上时，距骨稳定性显著下降，易向后上方脱位，应予复位内固定。

闭合伤且有明显胫距关节脱位者，术前必须尽早行手法复位；开放伤患者予以彻底清创。术前根据踝关节正侧位及踝穴位X线片或CT检查明确骨折分型。在踝穴位X线片上，距骨移位提示关节失稳。

该患者在连续硬膜外麻醉下进行手术，手术顺序为后踝、外踝、内踝。若后踝骨折块靠近腓侧，取后外侧改良弧形切口，寻找踇长屈肌与腓骨长短肌间隙，显露踝关节囊后缘及后踝骨折线，将后踝骨折解剖复位后用2枚松质骨螺钉或3.5 mm的可吸收螺钉固定；同一切口腓骨长短肌前缘显露外踝，整复后用1/3管型钢板或拉力螺钉固定；内踝标准切口整复后用松质骨螺钉或钢丝张力带固定。若后踝骨折块靠近内踝，则取后内侧入路，由胫后肌前缘暴露内踝和后踝。若仅能暴露内侧之后踝，术中屈膝、屈踝可以改善暴露情况，外踝取外侧单独切口。下胫腓联合固定方法：用1～2枚皮质骨螺钉向前倾斜30°，通过钢板钉孔或单独螺钉固定。

疗效可分为优良、可、差3种。优良：踝关节功能恢复正常，无痛，X线检查示骨折解剖复位，踝穴正常，无骨性关节炎改变；可：踝关节功能可，走路时踝关节轻微肿胀及疼痛，X线检查示踝穴骨侧间隙稍增宽，无骨性关节炎改变；差：踝关节负重痛，行走肿胀、疼痛，X线检查示踝穴不对称，踝穴骨间隙增宽超过2 mm，有骨性关节炎的改变。

三踝骨折治疗的关键是恢复关节面的平整状态，保持踝关节的稳定性及灵活性。其手术治疗的要求为踝穴解剖对位；内固定必须坚强，以便早期进行功能锻炼；必须彻底清除关节内骨与软组织碎片。

【病例点评】

当踝关节骨折涉及后踝时，其预后通常比单纯的内外踝骨折预后更差。在影响预后的多种因素中，对于年轻患者主要是暴力程度影响预后，对于年老患者则主要是伴随疾病影响预后。年轻患者将面临逐渐发展的创伤性踝关节炎，在出现疼痛和影响踝关节功能后，将降低患者生活质量。对于年老患者，尤其是存在控制较差的糖尿病和重度骨质疏松时，他们更关心切口并发症、感染和内固定失效，在一些严重的病例中，甚至会致残和截肢。因此，个体化治疗踝关节骨折很重要。对于无症状患者不需要常规取出内固定。

采用后外侧切口入路具有较多优势。首先通过该切口可以清楚地显露骨折部位，并进行直视下复位，骨折的解剖复位对于预防踝关节创伤性关节炎非常重要。对于一些延迟或二期手术的患者，只有清除了骨折部位的瘢痕或骨痂，才可能达到解剖复位，恢复关节面的平整状态，这是闭合复位或者间接复位技术办不到的。通过此切口，“合页样”翻转后踝骨折，能够检查或者处理关节面压缩的小的骨软骨块及距骨后方的合并损伤。通过此切口，可以轻松地对后踝进行内固定，符合AO固定技术原则，通过同一切口可以很好地处理外踝和后踝骨折，牢固的骨块固定为早期康复训练和负重行走创造了条件。此病例选择后外侧切口，对骨折端做到了很好的复位及固定。

53 踇外翻矫形术1例

【病历摘要】

患者，女性，62岁。双足踇趾疼痛2年。

【现病史】患者入院前2年，无明显诱因出现双足踇趾外翻畸形，未予以处理，后逐渐严重，目前明显影响走路，来我院门诊就诊，查体考虑踇外翻畸形，为求手术治疗，由门诊收入我科，患者自发病以来，精神、食欲好，大小便如常。

【既往史】平素体健。无特殊疾病史，否认肝炎、结核病史。预防接种史不详。否认手术、外伤史。否认输血史及输注血液制品史。无食物、药物过敏史。

【入院查体】神志清楚，言语流利。心、肺、腹无明显阳性体征。双足踇趾外翻畸形，跖趾关节处骨赘形成，局部疼痛、压痛（+），跖趾关节处肿胀明显，外翻角40°，无大面积胼胝形成，足趾活动尚可，足背动脉搏动好，皮肤感觉正常。

【影像学检查】双足正斜位片示双足第1趾呈外翻改变，双足诸骨骨质疏松，关节间隙未见明显异常。

【入院诊断】先天性踇外翻。

【治疗与转归】术后佩戴支具，抬高患足，给予镇痛对症治疗，局部伤口冷敷。第3天开始穿前足减压鞋扶拐下地行走，术后伤口愈合良好，18天拆线，术后6周去除支具，2个月去除双拐行走。

术前、术后影像学表现见图3-3-5、图3-3-6。

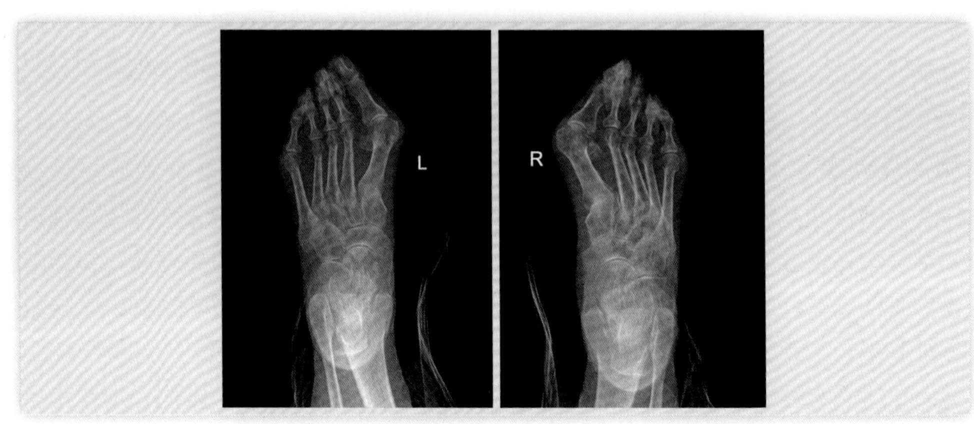

图 3-3-5 术前 X 线检查示双侧踇外翻角度加大，第 1 跖骨内侧骨赘增生

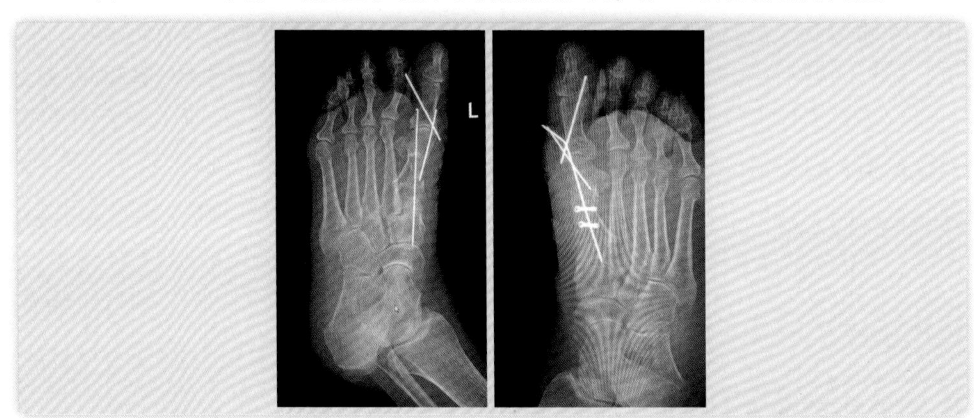

图 3-3-6 术后 X 线检查示双侧踇外翻角度正常，骨赘清除

【病例分析】

中老年女性每3～5个人中就有一个人有不同程度的踇外翻，踇外翻是严重影响中老年人健康的老年性疾病。踇外翻手术方法非常多，手术的并发症也非常多，大多由不当手术导致。不同类型的踇外翻需要选择不同的治疗方法，因此良好的术前评估特别重要，我们最常用的一个评估指标是踇指外翻角。

该病治疗目的是纠正踇趾外翻，切除第1跖骨头内侧骨赘和踇囊，纠正增大的跖间角，稳定内侧序列，调整跖骨头负重及处理合并的外侧足趾病变。在制订手术方案时需考虑患者主诉、年龄、职业、运动爱好、体格检查、影像学检查、足部神经血管功能等方面的因素。目前还没有一种手术方法可以解决踇外翻所有问题，因此需要了解患者各种病理变化选择合适的手术方式，了解各种术式的适应证及优缺点。

【病例点评】

踇外翻的治疗分为两个阶段：第一阶段是让鞋子适应脚，即保守治疗，通过更换宽松舒适、支撑力好的鞋子减少对骨突的摩擦，支撑足弓，并辅助以踇趾外展肌肉的力量练习，如果合并跖骨头下的胼胝及疼痛可以采用特殊的足弓垫将跖骨颈抬高，减少跖骨头的负重，从而减轻症状。对于很多的踇外翻矫形器和分趾器，没有研究证实它们具有矫正畸形的效果。第二个阶段是让脚适应鞋子，即无论如何更换鞋子，采用保守治疗，大脚趾的疼痛都无法很好地解决，影响日常生活，可以考虑手术治疗，纠正前足的畸形。

手术方式必须根据患者的症状、查体和X线表现综合判断，具体术式因人而异，不可武断地用一种手术方式治疗所有的患者。所以，术前要仔细研究制定具体的手术方案。Scarf手术是在第1跖骨由内向外做“Z”形截骨，跖骨远端向外侧平移，并使跖骨头向外侧旋转，以减小第1、2跖骨间角，用2枚螺钉固定截骨面。Scarf手术适用于第1、2跖骨间角>15°且<20°者。本患者术后获得满意效果。

54 横向骨搬移治疗糖尿病足1例

【病历摘要】

患者，男性，68岁。右足第5趾坏疽伴渗出1月余。

【现病史】患者于入院前5年，自觉双下肢发凉感，乏力，行走后双小腿及足部酸痛不适，休息后缓解，未就诊于医院及口服相关药物对症治疗。入院前2年，双下肢开始出现斑片状及点状色素沉着斑，主要分布于小腿中下段，右侧为重，未予以重视，自行保暖，未规律就诊。于1个月前，无明显诱因出现右足第5趾疼痛不适，伴有皮肤暗红，渐进性皮肤颜色转黑紫、皮肤皱缩、干性坏疽伴有渗出加重2周，自行口服头孢拉定胶囊等药物治疗无效，未规范治疗。为求进一步诊断、治疗，就诊于我院门诊，经过相关体格检查及辅助检查，以“糖尿病足坏疽伴感染”收住我科。患者自发病以来，精神、食欲可，大小便正常，体重无明显减轻。

【既往史】患者有糖尿病病史30年，平时口服二甲双胍片5 mg/d每日2次，血糖控制尚可。血压最高150/90 mmHg，未规律口服药物，平素血压不高。无腰椎间盘突出病史，否认肝炎、结核病史。预防接种史不详。无食物、药物过敏史。

【入院查体】双膝关节及以下皮肤温度较正常偏低，双下肢无水肿，肌肉轻度萎缩，肌力4级，肌张力如常，针刺、温、痛觉减弱，双下肢胫骨前可见色素沉着斑，右足第5趾皮肤黑紫、皱缩，伴触痛，趾蹼间可见少量稀薄分泌物，可闻及腐肉味，双侧足背动脉搏动未触及，末梢循环欠佳。

【影像学检查】2020年6月16日双下肢血管（常规）超声检查示双下肢动脉粥样硬化斑块形成，右侧股浅动脉局部狭窄（狭窄程度约50%），左侧股浅动脉局部狭窄（狭窄程度约60%）。2020年6月17日胸部（低剂量）CT检查示两肺轻度间质病变，肺气肿。同日颅脑CT平扫检查示左侧顶叶脑软化灶；老年性脑萎缩。心电图示正常心电图。

【入院诊断】右足第5趾坏疽伴感染；糖尿病足；肺气肿；2型糖尿病；双下肢动脉粥样硬化伴闭塞；老年性脑萎缩。

【治疗与转归】完善入院相关辅助检查及化验，明确诊断；评估患者病情后，于手术室麻醉下行右足第5趾清创截趾术；局部麻醉下行右下肢动脉球囊扩张支架置入术。于手术室行右糖尿病足病坏死清创+VSD负压引流，右胫骨横向骨搬移术。术后定期换药，给予抗感染镇痛、扩血管、高压氧、规范抗凝等对症治疗，创面肉芽组织生长良好。

术前、术中、术后相关情况见图3-3-7 ~ 图3-3-10。

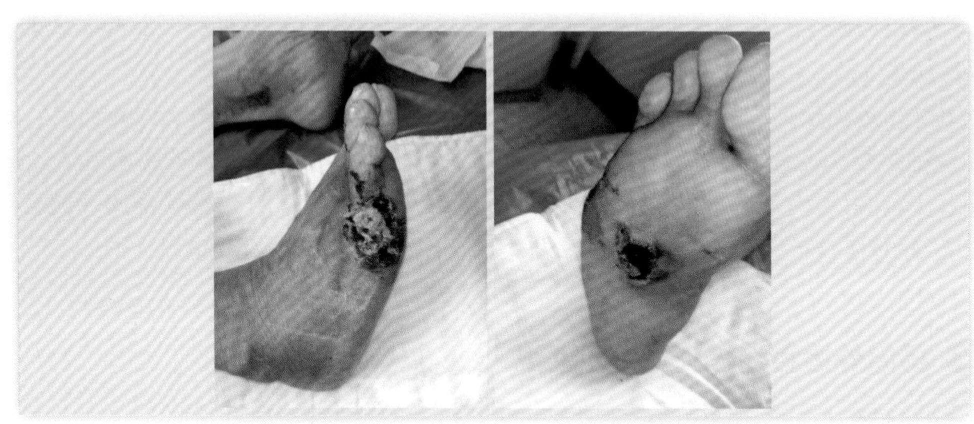

图 3-3-7 术前患足小趾近端和足底可见溃疡创面形成

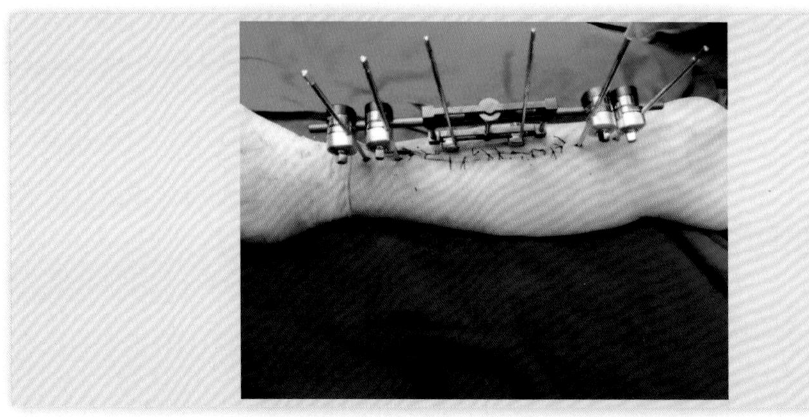

图 3-3-8 术中胫骨开窗后安装外固定支架

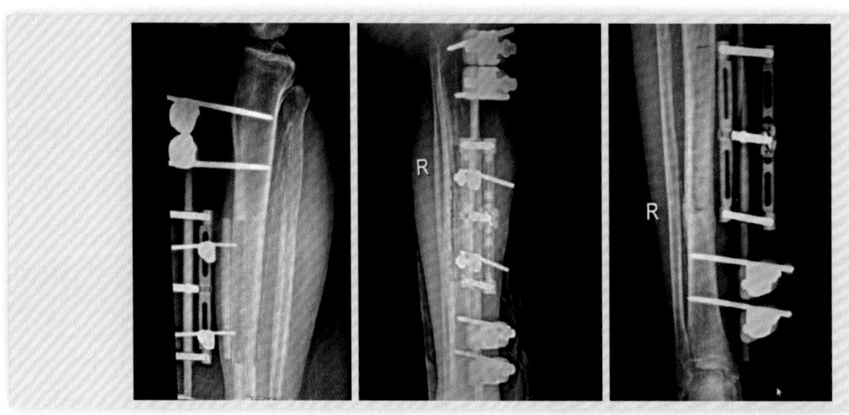

图 3-3-9 术中 X 线片显示在外固定支架的牵引下胫骨横向骨搬移

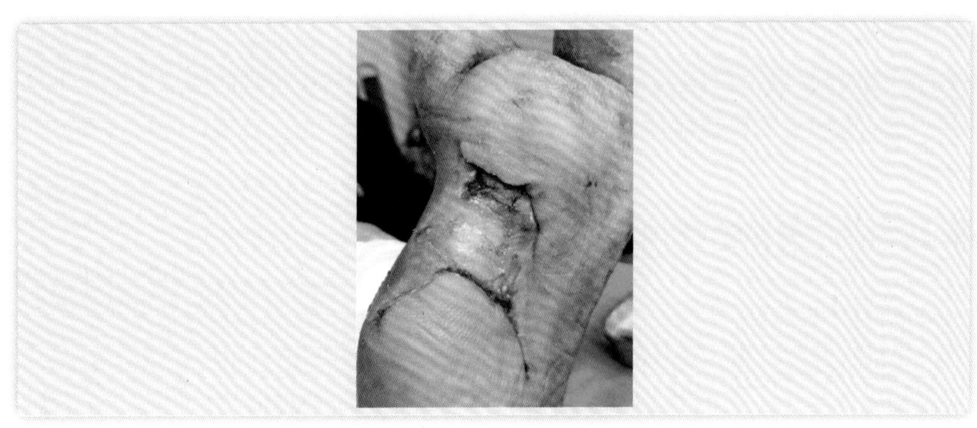

图 3-3-10 术后足底血运改善，创面消失

【病例分析】

目前糖尿病足是骨科和临床科室面临的难题之一，它具有住院时间长、手术次数多、花费高、临床效果差等特点，国内外相关报道发病率为5%~10%，其中25%的糖尿病患者在患病过程中会出现足部溃疡或坏疽。随着糖尿病发病率的增高，糖尿病足的发病率也逐年增加，传统的治疗技术如血管再通术、转流术虽有一定的疗效，但治疗效果不佳。近年来，相关的临床试验和动物实验研究证实牵拉组织再生技术可促进毛细血管再生及组织再生，刺激“血管网”形成。Ilizarov的骨搬移微循环重建技术在下肢缺血性疾病的广泛应用，为糖尿病足的治疗提供了新的方法。

目前治疗糖尿病足的方法有很多，基本的治疗手段有伤口清洗及清创、抗感染、敷料、负压、高压氧、血小板衍生生长因子治疗。

横向骨搬运给糖尿病足的治疗带来了新的希望，其基本原理是张力-应力法则，它是前苏联专家Ilizarov创立的肢体再生与功能重建理论。有研究表明，骨折后骨折断端血肿中富含丰富的血管内皮生长因子，可促进血管再生及重建血运。胫骨横向骨搬运术制造的微损伤，可以通过牵拉组织引起血管再生、成骨，从而重建血运，改善肢体缺血状况。

【病例点评】

糖尿病足的处理仍然是一个重大的治疗挑战。疼痛、感染、住院和截肢等问题将不断困扰着慢性糖尿病溃疡患者。对患者及其家庭乃至整个社会造成了巨大的经济和社会心理负担。目前对糖尿病足的分级多采用Wagner分级。0级：有发生足溃疡的危险，皮肤无开放性病灶。1级：表面有溃疡，临床上无感染。2级：有较深的溃疡感染病灶，常合并软组织炎，但无脓肿或骨的感染。3级：深度感染，伴有骨组织病变或脓肿。4级：骨质缺损，部分趾、足坏疽。5级：足的大部或全部坏疽。

糖尿病足是糖尿病全身症状的一个方面，应该本着预防为主，防治结合，采用内外科多学科力量综合治疗的原则。而作为外科手段的治疗方法之一，横向骨搬运具有较高的安全性和有效性，值得临床推广和应用，其围手术期处理的细节及手术的具体操作步骤也需要临床的大量实践和多中心的循证数据支持。本手术操作步骤跟其他某些医院有一定的差异，较多细节问题尚需进一步探讨，如骨窗的大小及位置、开始搬运的时间、搬运的时间长短、反复搬运的次数、回搬的间隔时间、搬运的速度、每天调整的频次、搬运途中护理的要点、监测评估指标等问题均需要进一步的临床和基础研究，从而制订出一套最佳的治疗方案，为广大糖尿病足患者真正带来福音。

55 跖跗关节骨折治疗1例

【病历摘要】

患者，男性，25岁。被人踩伤致左足肿胀、疼痛、活动受限2+小时。

【现病史】患者于入院前2+小时，被人踩伤左足，当时神志清楚，自觉左足背肿胀、疼痛剧烈伴活动受限，无心悸、气短、头晕等不适。被朋友救起后送往我院急诊，来院后完善相关检查，行X线检查显示左足第2跖骨骨折，左足第2～5跖骨脱位。我科会诊，建议手术治疗。患者为求手术治疗，以左足第2跖骨骨折，左足第2～5跖骨脱位收住我科。患者自受伤以来，精神、食欲差，未解大小便。

【既往史】否认咳嗽、发热及相关上呼吸道感染症状。否认肝炎、结核等传染病病史，否认高血压、心脏病、糖尿病、脑梗死病史，否认输血史，否认食物及药物过敏史。预防接种史不详。

【入院查体】神志清楚，言语流利。心、肺、腹无明显阳性体征。左足皮肤完整，左足背肿胀明显，局部畸形，压痛（+），可触及骨擦感及反常活动。患肢末梢血运及感觉好。余（–）。

【影像学检查】2020年11月16日足X线检查（正斜位）示左足第2跖骨向外侧脱位。2020年11月17日足CT检查（平扫+重建+骨三维成像）示左内侧楔骨、第2跖骨近端骨折；第2～5跖骨脱位。

【入院诊断】左足跖跗关节骨折。

【治疗与转归】完善入院相关辅助检查，排除禁忌证后，择期行切开复位钢板、螺钉克氏针内固定术，术后辅助石膏绷带外固定，患者疼痛等一般情况得到改善，术后长期回访，未见明显中足不适。

术前、术后影像学表现见图3-3-11、图3-3-12。

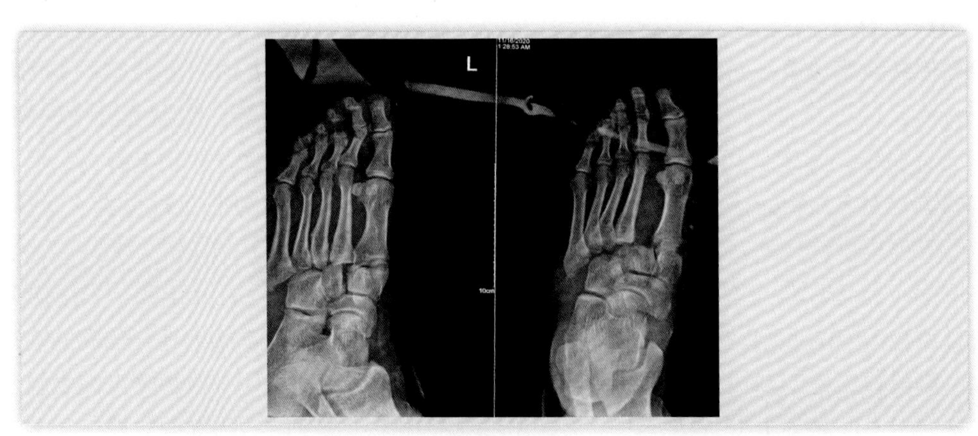

图 3-3-11　术前 X 线检查示患足第 2~5 跖骨向外侧移位畸形

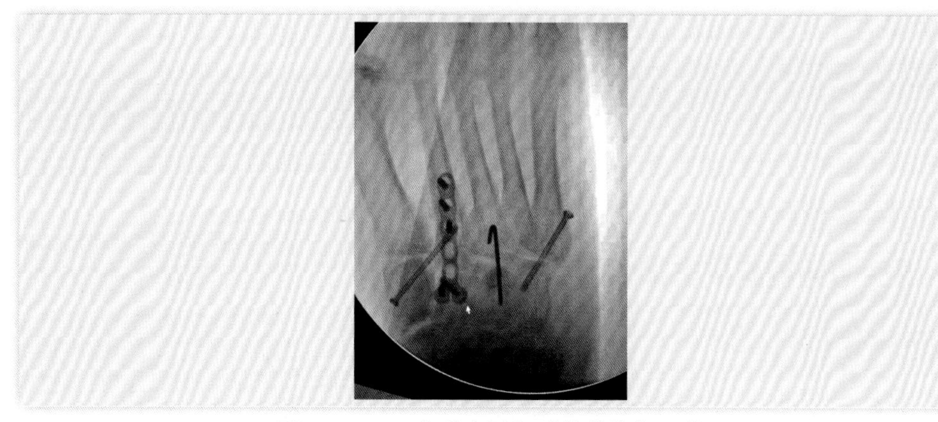

图 3-3-12 术后患足跖跗关节恢复正常

【病例分析】

跖跗关节骨折被称为Lisfranc关节骨折，包括其关节部位及韧带组织的损伤。随着近年来交通事故的不断增多，跖跗关节部位发生损伤骨折脱位的比率逐年上升。对于跖跗关节部位的处理，如果不能采取解剖复位，通常会使患者行走时足部感到疼痛，甚至发生骨关节部位变形，造成生活上的不便。因此，大多数骨科医生急诊时采取石膏固定骨折部位，然后再采取切开复位内固定的方法来治愈跖跗关节的骨折脱位。

对于不同程度的损伤在治疗上有着明显的区别。相对来说，患者较为严重的跖骨间接部位的损伤更容易诊断，但是其引发的后果也比较严重，包括部位的畸形，甚至导致残疾。因此，在治疗上也相对困难。对于低程度的关节损伤，医疗机构通常要对患者进行常规的X线检查。对于极其轻微的部位损伤，X线检查就可能造成误诊漏诊的现象，但是其确诊后的治愈率相对较高，治疗相对容易。因此，为了对患者跖骨关节骨折进行准确定位，还建议采取CT检查等措施，来检查小部位的跖骨骨折脱位。

通常，对于跖骨关节骨折的患者来说，会发生不同程度的脚部水肿等现象。对于较轻程度的脚部肿胀患者我们可以采取静脉药物辅助治疗，以及适当地抬高肿胀的足部，用冰敷的方法降低肿胀程度。

在常规治疗中，多数医师对跖骨关节骨折脱位的病理机制及治愈过程并不明确。对于轻度的跖骨骨折脱位患者通常采取石膏固定等方法。对于严重的骨折患者采取先固定，再用克氏针进行交叉固定处理的方法。然而，此种治疗效果并不理想。因此，对于跖骨关节的损伤脱位最为科学有效的方法就是解剖复位。

【病例点评】

Lisfranc关节骨折是足部常见损伤，常因漏诊、误诊而延误治疗，造成不良后果。低能量的Lisfranc关节骨折常因症状较轻而被漏诊，而伴有严重软组织损伤的Lisfranc关节骨折常因过度重视软组织问题或脱位为一过性而被忽视。Lisfranc关节包括内侧柱、中间柱和外侧柱，内侧柱为第1跖列，中间柱为第2、3跖列，外侧柱为第4、5跖列。若Lisfranc关节骨折未得到及时有效的治疗，常会导致中足复合体不稳定、足弓塌陷、步态异常及创伤性关节炎。对于Lisfranc关节骨折，目前保守治疗因疗效不佳而被摒弃，切开复位内固定成为其主流治疗方

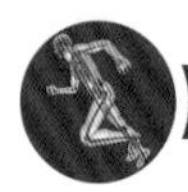

法。但直接暴力导致的Lisfranc关节骨折常由于软组织条件限制，无法通过一期手术获得完全治疗，需进行二期手术。

本病例虽然由直接外力导致，但伤肢外部软组织条件良好，未见明显开放伤，一期行内柱、中柱切开复位内固定，外柱克氏针、螺钉内固定术。手术取得了良好的疗效，术后随访中患足也未出现明显移位，做到了软组织与骨性结构的兼顾处理。

56 踝关节外侧副韧带损伤1例

【病历摘要】

患者，女性，23岁。右踝关节扭伤肿胀、疼痛、活动受限1年加重1周。

【现病史】患者于入院前1年下楼时不慎扭伤右踝关节，当即感觉右踝关节疼痛、肿胀、活动受限，就诊于当地医院，行右足X线检查未见明显异常，给予休息、镇痛治疗，疼痛症状消失，后患者反复出现右踝关节扭伤，1个月达10次，为求进一步治疗就诊于我院，行MRI检查显示右踝关节外侧副韧带损伤。为进一步治疗，收入住院。

【入院查体】右踝关节前外侧局部压痛显著，前抽屉试验（+），距骨倾斜试验（+）。右足末梢循环好。

【入院诊断】右踝关节外侧副韧带损伤。

【治疗与转归】行右踝关节外侧副韧带重建术，术后石膏制动6周，开始指导患者进行功能锻炼，术后3个月恢复正常功能，可正常进行正常体育运动。

术后影像学表现见图3-3-13、图3-3-14。

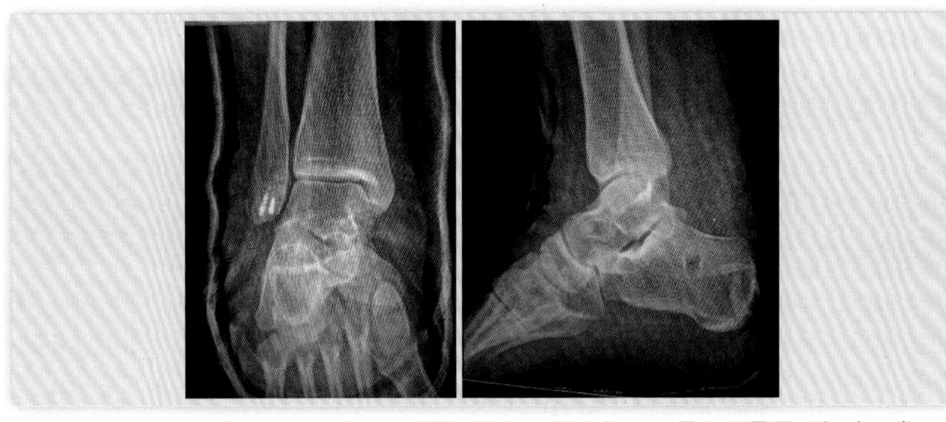

图 3-3-13　术后 6 周 X 线片显示腓骨侧锚钉位置良好，距骨和跟骨界面钉孔正常

【病例分析】

踝关节外侧副韧带损伤伴有慢性踝关节不稳，一般是由运动损伤造成外侧副韧带急性牵拉撕裂或出现撕脱性骨折，未就诊或治疗不合适造成，完善X线及磁共振成像检查，结合查体确诊并不困难。踝关节外侧副韧带损伤伴有慢性踝关节不稳的非手术治疗效果有限，通常需要手术结合术后康复功能训练促进踝关节功能恢复。踝关节外侧副韧带损伤主要的手术种类包括解剖修复术、非解剖重建术及解剖重建术。解剖重建术对恢复踝关节稳定性作用更强，最大行走距离更长。解剖重建手术可以有效恢复踝关节外侧稳定性，尤其适用于功能期望值较高的青壮

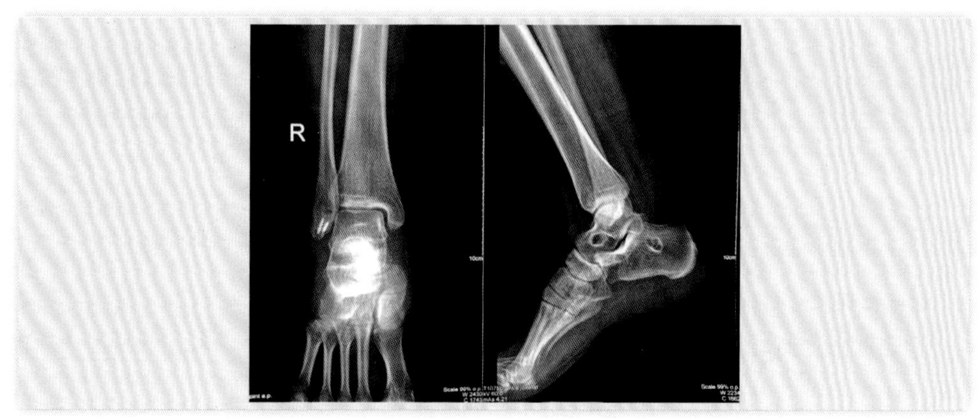

图 3-3-14　术后 3 个月 X 线片锚钉位置良好

年患者及韧带残端质量较差患者的翻修手术。本例患者年轻，体重指数（BMI）高，踝关节稳定性特别差，选择了自体半腱肌腱解剖重建修复。

【病例点评】

踝关节扭伤患者常见的主诉是自觉踝关节不稳，尤其是于不平地面行走时、反复内翻或旋后扭伤、踝关节活动时疼痛。除此之外，有55.0%～77.2%踝关节外侧扭伤的患者长期伴有残余症状。足踝外侧副韧带损伤可以按照解剖和功能进行分级。解剖分级：Ⅰ级，距腓前韧带长度增加，临床主要表现为外踝中度肿胀，踝关节活动不受限或轻、中度受限，无关节松弛。Ⅱ级，距腓前韧带完全撕裂合并跟腓韧带部分撕裂，临床表现为局部肿胀伴活动受限，可有轻、中度关节松弛。Ⅲ级，距腓前韧带和跟腓韧带完全撕裂，伴有关节囊和距腓后韧带撕裂，临床表现为踝关节前外侧和足跟部弥漫性肿胀，距腓前韧带和跟腓韧带起止点或走行处有明显压痛。功能分级：Ⅰ级，患者可以完全负重和行走。Ⅱ级，患者行走时伴有明显跛行。Ⅲ级，患者完全不能行走。然而，即使进行了适当的功能康复，在急性踝关节扭伤后，仍有10%～40%的患者会继续发展为踝关节慢性不稳。因此，手术治疗常常被视为重要的治疗方式。手术治疗指征包括：①在3～6个月的非手术治疗后仍有慢性踝关节外侧不稳的症状。②查体示外侧副韧带仍有压痛或前抽屉试验阳性或距骨倾斜试验阳性。③通过应力摄片或MRI检查证实慢性踝关节外侧不稳的诊断。根据修复韧带的方式基本可以分为3种：解剖修复、非解剖重建和解剖重建。每种术式都有其自身的适应证及优缺点。考虑到术后的远期效果，建议首选解剖修复或解剖重建。而对于接受解剖修复或重建的慢性踝关节外侧不稳患者，开放式或关节镜下手术均可，但尚无有足够效力的两者的比较性研究，仍有待于进一步的研究。

第四节　骨盆创伤

57　骨盆骨折的手术治疗1例

【病历摘要】

患者，女性，35岁。高处坠落伤致左髋部疼痛、活动受限1+小时。

【现病史】患者于1+小时前从3米高处跌落摔伤致左髋部疼痛、活动受限，当时左髋部受力，自觉无法活动，后由同事陪同，呼叫120将患者送往我院急诊科就诊，当时无头晕、恶心、呕吐、腹痛等症状，行X线、CT检查提示骨盆多发骨折（左髂骨翼、左髋臼骨折）。当时给予补液、对症治疗，后为求进一步诊治，入住我科。自发病以来，患者精神、食欲可，二便正常。

【既往史】患者平素体健，否认高血压、冠心病、糖尿病等内科病史，否认食物及药物过敏史，否认输血史及手术外伤史。

【入院查体】一般情况可，心率110次/分，呼吸20次/分，血压105/80 mmHg，双肺呼吸音清，颈部活动可，双上肢运动、感觉未见明显异常，胸廓挤压试验（-），骨盆挤压分离试验（+），左髋部局部压痛，活动受限，局部叩痛（+），双下肢足背动脉搏动可，末梢血运可。

【入院诊断】骨盆多发骨折（左髂骨翼骨折，左髋臼骨折）。

【治疗与转归】完善检查后，择日行骨盆骨折切开复位钢板内固定术，采用传统髂腹股沟入路，经髂骨内缘向下显露骨折断端，保护耻骨联合周围，保护股动静脉血管束及子宫圆韧带，建立通道，沿弓状线耻骨梳放置钢板，拧入螺钉固定。髂骨翼顶部重建钢板固定。术后抗感染、镇痛、输血、补液、对症治疗。

术前、术后影像学表现见图3-4-1、图3-4-2。

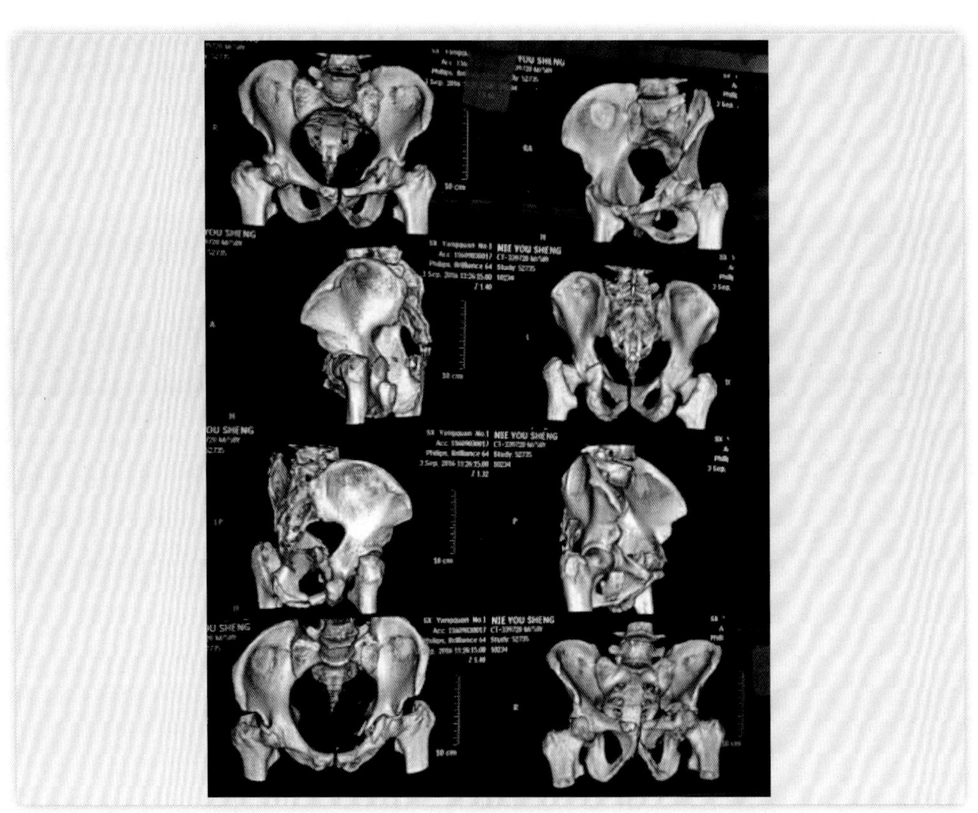

图 3-4-1 术前 CT 影像

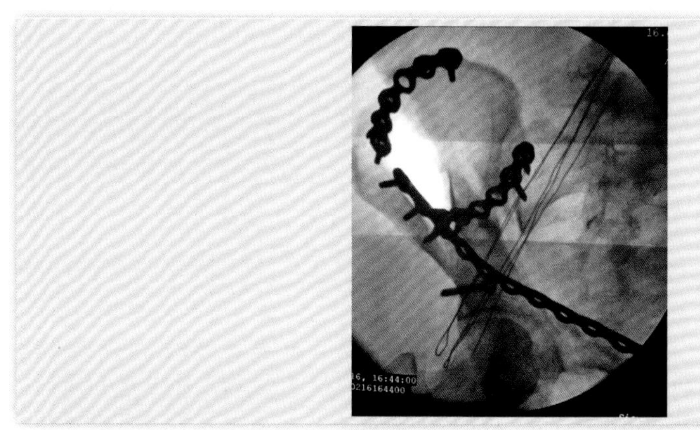

图 3-4-2　术后 1 天复查 X 线片

【病例分析】

骨盆骨折约占全身骨折的3%，常见原因包括机动车碰撞、高处坠落等。随着社会发展，交通事故和工伤意外伤害增加，骨盆骨折发生率有上升趋势。骨盆骨折分为稳定型骨折和不稳定型骨折，后者有较高的死亡率和致残率。准确判断骨盆骨折是否稳定，对于其后治疗有重要指导意义。不稳定性骨盆骨折常伴有严重并发症：大血管损伤、脏器损伤、重要神经损伤。其中大出血是骨盆骨折最严重的并发症，是致死首要因素。骨盆由骶尾骨和两侧髋骨构成环状结构，髋骨由耻骨、坐骨和髂骨构成，髂骨与骶骨构成骶髂关节，并借助腰骶关节与脊柱相连；两侧髋臼与股骨头构成髋关节，与双下肢相连。骨盆骨折分型Young-Burgess分类是基于受伤力学与骨盆稳定性相结合的分类法：①APC型（前后挤压型）又分为APC 1、2、3型。②LC型（侧方挤压型）又分为LC 1、2、3型。③VS型（垂直不稳定型骨折或剪力型损伤）。④CM型（复合机制损伤）为各类骨折的组合形式。骨盆骨折常有较严重的伴发伤合并伤，早期治疗应以抢救生命为主，首先治疗危及生命的颅脑、胸腹部损伤，其次治疗合并伤或并发伤，最后及时有效的治疗骨盆骨折在内的骨与关节损伤。多数稳定性骨盆骨折可采取卧床、骨牵引、应用骨盆带等保守治疗。对于不稳定性2型以上骨折需行手术治疗。本例患者为骨盆环和髋臼前柱骨折，我们给予骨折复位和前柱内固定术，骨折固定可靠，可早期进行功能锻炼。

【病例点评】

该患者Yung-Burgess分型为APC 2型，为骨盆骨折不稳定类型，手术采用髂腹股沟入路。手术中需建立软组织通道，以利于钢板穿行，避免损伤髂神经血管束、股外侧皮神经、精索或子宫圆韧带。骨盆骨折术中出血较多，要注意术后输血、补液，改善患者全身状况，以利于患者康复。术后注意加强下肢功能康复训练，预防下肢血栓形成及肺栓塞并发症发生。

58 肿瘤切除骨水泥填充克氏针内固定治疗髋臼转移瘤1例

【病历摘要】

患者，男性，83岁。左髋部疼痛伴活动受限2个月。

【现病史】患者主因发现血糖高22年，血糖控制不佳入住内分泌科，检查发现肝部占位、胆囊结石后转入普外科行腹腔镜下手术治疗，发现左髂骨骨肿瘤，之后转入我科行手术治疗。

【入院查体】左髋部皮肤颜色正常，局部温度不高，腹股沟上方压痛（+），下肢纵向叩击痛（+），左髋关节活动受限，左下肢感觉及末梢血运好。

【入院诊断】骨盆转移瘤（肝癌）。

【治疗与转归】完善相关术前检查，排除手术禁忌证，给予左侧髂骨肿瘤切除术、骨水泥填充、髋臼成形克氏针内固定术，术后髋关节疼痛较术前减轻，病情稳定后，于肿瘤科继续化疗。

术前、术后影像学表现见图3-4-3、图3-4-4。

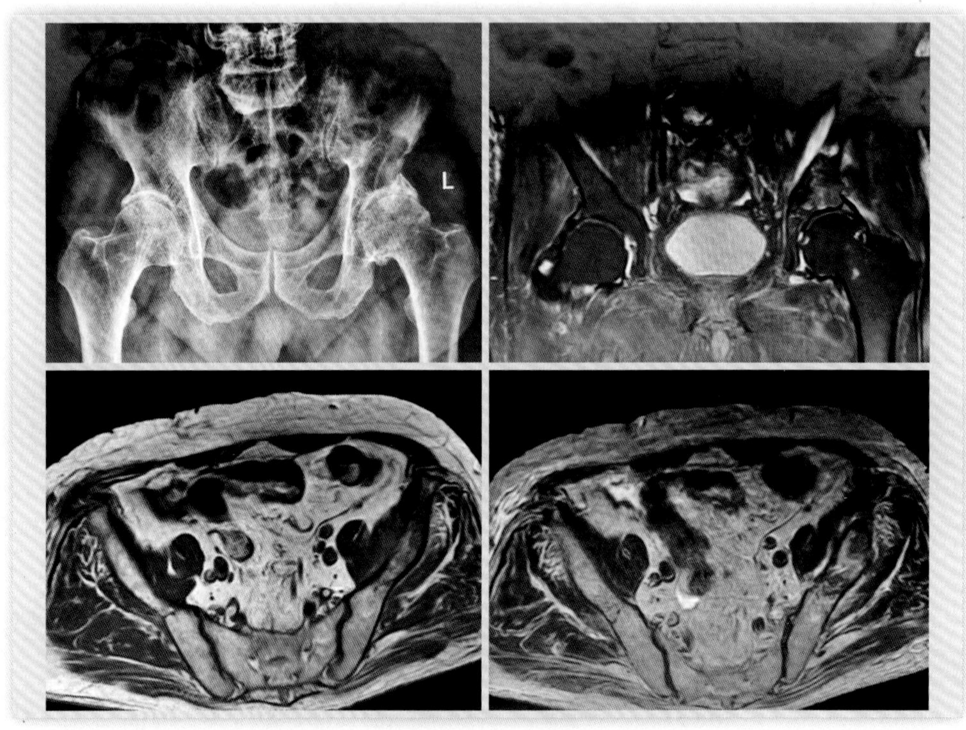

图 3-4-3　术前影像

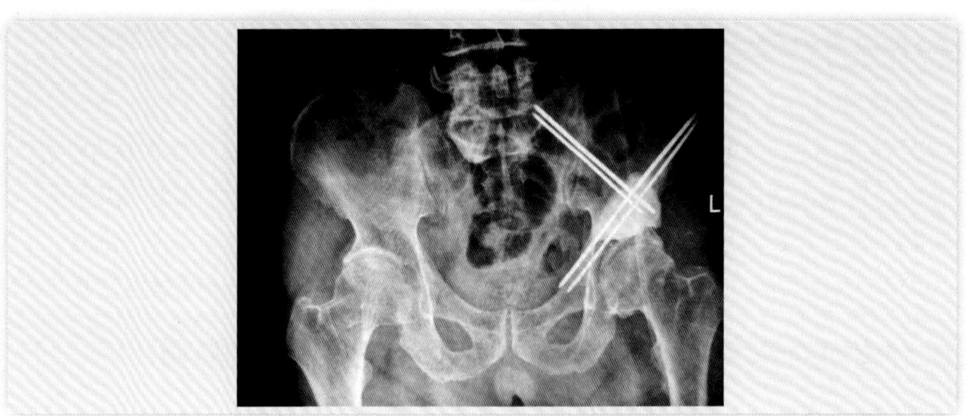

图 3-4-4　术后 3 天复查情况

【病例分析】

骨盆转移瘤是指原发于骨盆外组织或器官的恶性肿瘤，通过血行或淋巴结转移至骨盆，形成肿瘤，当转移瘤累及髋臼和骶髂关节时，常发生剧烈疼痛，影响患者行走，需及时治疗，手术是目前常用的治疗方法。

骨盆转移瘤根据髋臼病损部位不同，可分为Ⅰ型、Ⅱ型、Ⅲ型、Ⅳ型，可根据分型采取相应的手术方法进行治疗。Ⅰ型：患者髋臼顶和内侧壁完好，髋臼下及前后方破坏缺损，治疗时可采用全髋关节置换术，然后用骨水泥堵塞缺损。Ⅱ型：患者髋内侧壁缺损，治疗时可先用骨水泥金属网填充缺损区，再通过金属杯将应力引致髋臼缘，最后安装髋臼假体。Ⅲ型：患者髋臼外缘及髋臼顶缺损，可用骨水泥填充缺损处，然后将应力引到正常骨质。Ⅳ型：患者髋臼广泛破坏，可将肿块完整切除。如果原发肿瘤已切除，可采取半骨盆切除、人工半骨盆置换、植骨或结合内固定术等方法。如果原发病灶不能完全切除或为非孤立性骨转移瘤，应行非手术治疗。

本例患者肝癌为原发病灶，已手术切除，骨盆为孤立性转移病灶，且患髋疼痛、活动受限，给予局部肿瘤切除骨水泥填充内固定术，术后症状缓解，于肿瘤科继续进行相关治疗。

【病例点评】

骨盆是肿瘤骨转移的好发部位之一。视具体情况采用放疗、化疗、生物治疗、中医药治疗，必要时可采用手术治疗。治疗目的是减少痛苦、保存功能、提高生存质量、延长寿命。转移性骨肿瘤在诊断明确之后，应及时采用综合治疗，包括支持疗法、对症治疗、全身治疗和局部治疗几部分。原发性肿瘤病变的治疗是整个治疗中的主要环节。骨骼的病变可以采用手术清除、局部放疗和全身化疗等方法。全身治疗包括针对原发病的联合化疗、放疗、免疫治疗、内分泌治疗、放射性核素治疗及中草药治疗等。局部治疗主要是手术和介入治疗。无论是选择全身治疗还是手术治疗均要根据患者的病情、骨转移瘤症状的严重程度、每项治疗的目的和可能带来的后果及家属的愿望来综合判断。

发生骨转移是早期病情或诊疗延误与治疗失败的结果，因此骨转移瘤的诊疗应扩展到：①对中老年人群的筛查监测与防治；②对恶性肿瘤患者的防治与监测；③对微转移患者监测及择时治疗；④对骨转移瘤患者的治疗。

第五节 手外科创伤

59 断腕再植1例

【病历摘要】

患者，女性，22岁。左腕部被切割机锯伤离断1小时。

【现病史】患者于入院前1小时，在操作切割机时，不慎被机器锯伤左腕部致完全离断。自行采用衣物包裹伤口及残肢，上臂使用绳子捆绑止血后，就诊于我院急诊并入住我科。

【既往史】患者平素体健，无特殊疾病史，否认肝炎、结核病史，预防接种史不详，否认手术、外伤史，否认输血史及输注血液制品史，无食物、药物过敏史。

【入院查体】患者左腕部完全离断，创缘整齐，可见活动性出血，无明显异物。残手保存良好，无明显肿胀及污染。

【影像学检查】X线片示左腕骨多发骨折，部分骨质缺损。

【入院诊断】左腕部肢体离断。

【治疗与转归】因患者上臂“止血带”已捆绑1小时，所以在入院后，以无菌敷料加压包扎左腕部残端，放松15分钟后，重新用止血带压迫止血。完善各项术前准备后，急诊麻醉下行伤口清创+断肢再植术。术中伤口彻底冲洗及清创后，先以交叉克氏针固定腕掌关节，依次缝合各腕屈肌腱、腕伸肌腱、指屈肌腱及指伸肌腱、正中神经、尺神经、桡动脉、尺动脉、头静脉、贵要静脉及尺静脉和桡静脉。探查血管吻合通畅后，缝合伤口。包扎后患肢以石膏辅助外固定为功能位。术后给予预防感染、镇痛、解痉等相关治疗。术后1周，患手血供良好，确定再植成功。

术前、术后相关情况见图3-5-1～图3-5-3。

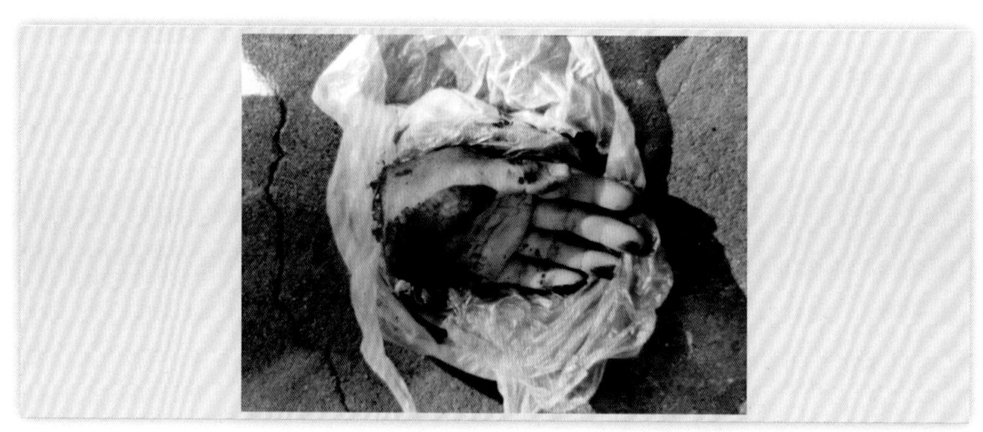

图 3-5-1　残手

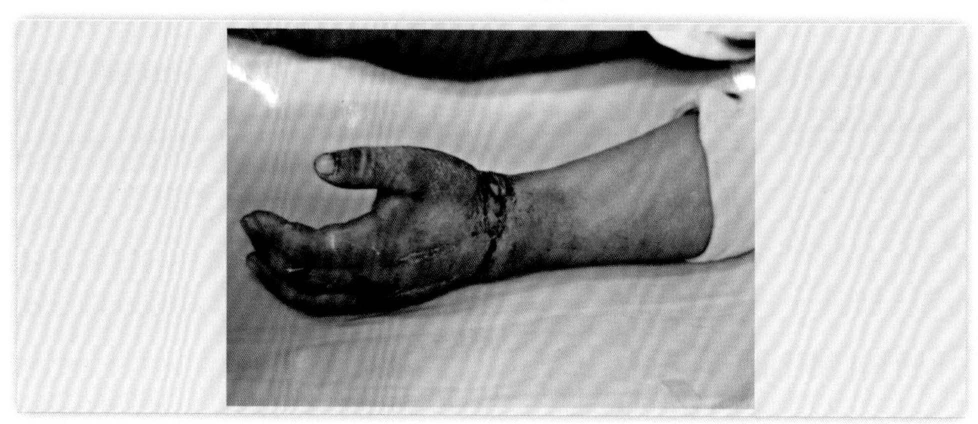

图 3-5-2　再植术后 1 个月

【病例分析】

自20世纪60年代陈中伟院士在国际上率先报道肢体离断成功再植以来，自体肢体离断再植取得了相当大的成功。大肢体的离断伤通常是由机械力牵拉、挤压或旋转瞬间导致的肢体分离，患者局部软组织挫伤严重，并且往往合并其他重要脏器的损伤，大部分患者存在创伤失血性休克，因此再植手术前应充分评估患者的生命体征，仔细把握适应证。

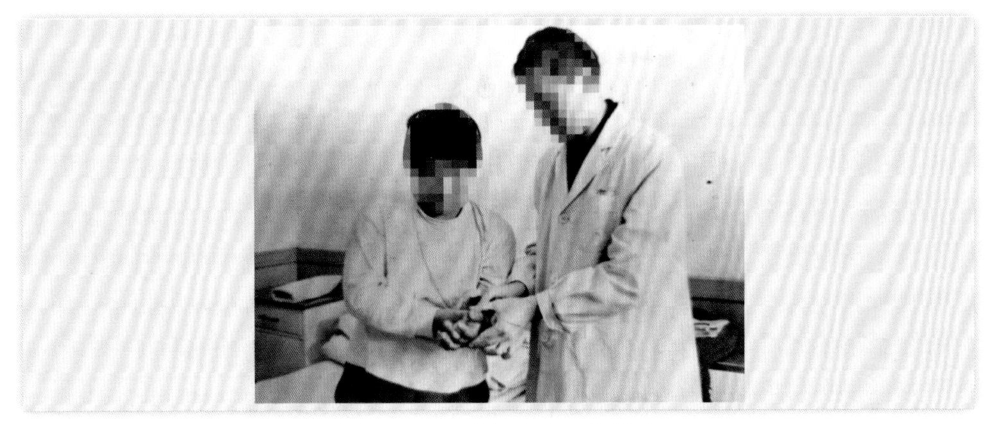

图 3-5-3　指导患者功能锻炼

在再植术中，损伤组织修复的顺序非常重要。快速有效地行离断骨、关节固定，恢复骨骼的支架作用是再植手术的第一步，也是软组织修复的基础。在术中应根据软组织床的情况，适度缩短骨折断端。有了稳定的内固定，将肌肉组织缝合，即刻行血管修复。本科室通常先吻合动脉血管，常规松止血带或松血管夹，给远端肢体供血3～5分钟，使远端血液循环通畅，尽可能减少断肢的缺血时间。并通过远端肢体静脉出血将产生的乳酸及毒素部分带走，然后做静脉的吻合，再行肌腱及部分肌肉的修复，之后行神经修复，最后缝合皮下及皮肤。

肢体再植的术后管理非常重要。首先要注意全身情况，及时补充血容量；其次术后均应给予制动，“三抗”治疗；最后是局部的处理，包括患肢的抬高、烤灯的局部照射及严密的肢体局部血液循环的观察，若有异常，随时处理，必要时需行急诊手术探查血管。

在断肢再植术后随访中发现术中精细神经的修复对愈后意义重大。修复神经要有吻合血管的耐心，关键是清除挫伤的神经组织，确保神经断端有健康的神经乳头，然后在手术显微镜下行无张力外膜缝合。镜下吻合神经的后期感觉、运动效果优于肉眼修复。

综上所述，在治疗大肢体离断时应综合考虑、综合治疗，既要严格把握再植手术的适应证，又要注重围手术期的准备及治疗，这是肢体再植成功的重要保证。

【病例点评】

断腕、断掌、断指再植手术是手显微外科的基础，需要扎实的显微操作技术。我们国家断指再植术在世界处于领先地位，十指完全离断再植成活也已经有了先例。对于肢体离断应注意患者的全身情况，选择再植的适应证，合理全面的清创固定，及时正确的修复血管、神经、肌肉、肌腱等组织，术后给予补充全身血容量、抗感染、抗凝、抗痉挛及有效的局部处理，以及合理的康复锻炼及功能重建，能提高再植肢体的成活率和促进肢体功能恢复，有效提高患者生存质量，对患者生理、心理恢复意义重大。

（1）重视术前准备和再植适应证是挽救生命、肢体能够再植的重要前提条件。

（2）重视术后注意事项是提高肢体存活率和促进肢体功能恢复的关键。

（3）重视肢体的保存：肢体离断后，组织缺血缺氧，细胞受损，发生进行性损害，从而导致再植肢体的功能障碍。因此在临床工作中更好地保存离断肢体、最大限度地降低缺血所造成的细胞损害、延长细胞活性成为提高再植成功率的关键。

（4）重视肢体的清创：临床工作中，大肢体离断原因多为绞压伤，断面污染严重且不规整，因此术中应彻底清创，这样将大大降低创面的感染率，降低肢体再植的风险。

（5）重视骨筋膜室综合征的防治：对于高位离断的肢体，在远端组织缺血特别是肌肉组织缺血后，肌肉组织水肿变性，由于肌肉被筋膜所覆盖，肌肉组织无太多空间缓冲压力，当组织血液再灌注后，肿胀并不会随之消退，相反可能由于缺血时间较长，缺血再灌注后组织的炎性介质引发的组织损伤加重组织的肿胀，导致骨筋膜室压力进一步加剧，形成骨筋膜室综合征。这一临床征象多在术后发生，尤其是小腿或前臂离断，由于其解剖结构的特殊性，增加了骨筋膜室综合征形成的可能。所以当缺血时间较长同时合并前臂或小腿离断时，术中及时行骨筋膜室切开减压术将会更有意义。

（6）重视骨骼连续性的恢复：离断肢体清创后，首先应恢复骨骼的连续性，术中可先行克氏针简易固定，待血管吻合重建血运后，再改用安装外固定架或石膏外固定。由于大肢体离断大多组织碾挫伤较重，骨膜破坏且污染较重，不适宜桥接钢板固定。所以安装外固定架是最佳选择，不但有利于手术操作，而且可以缩短肢体缺血时间，不需要石膏固定，有利于为二期手术提供空间。

60 游离股前外侧皮瓣联合异体肌腱治疗手背部皮肤肌腱缺损1例

【病历摘要】

患者，男性，35岁。机器绞伤左手背疼痛伴手指功能受限2小时。

【现病史】患者于入院前2小时，在工作时被机器绞伤左手背侧，自觉患处疼痛，局部出血伴手指功能受限。随即来我院就诊，受伤以来神志清楚，无恶心、气紧等不适。

【既往史】体健，否认肝炎、结核病史。预防接种史不详。否认其他手术、外伤史。否认输血史及输注血液制品史。否认药物过敏史。

【入院查体】左手背部10 cm × 10 cm皮肤缺损，第3～5指伸指肌腱缺损，断端外露。手指背伸不能，掌屈功能可。手指末梢血运及感觉可。

【入院诊断】左手背部皮肤撕脱伤，左手第3～5指伸指肌腱开放性缺损（Ⅴ区、Ⅵ区），第4、5掌骨头骨折。

【治疗与转归】入院后行伤口清创、第4、5掌骨头骨折复位外固定架固定及创面VSD负压吸引术，同时予以预防感染等对症支持治疗。去除VSD装置后，发现上述3指肌腱残端坏死，予以切除。左手背皮肤行股前外侧皮瓣移植覆盖，为避免出现屈指肌腱挛缩，行左手第2～5指背伸位外固定架固定。1个月后拆除外固定支架，开始进行手指被动屈伸功能锻炼。屈曲功能锻炼满意后，行左手第3～5指同种异体肌腱移植手术。术后石膏外固定，予以预防感染、镇痛等对症支持治疗，定期换药。1个月后拆除石膏，开始进行手指屈伸功能锻炼。屈伸功能锻炼满意后行手背皮瓣整形手术。目前患者左手外观满意，手指屈伸功能可。

术前、术后相关情况见图3-5-4～图3-5-8。

【病例分析】

在大面积的手部损伤中，常合并手指肌腱的缺损，尤其是在手背部，因此部位皮肤、软组

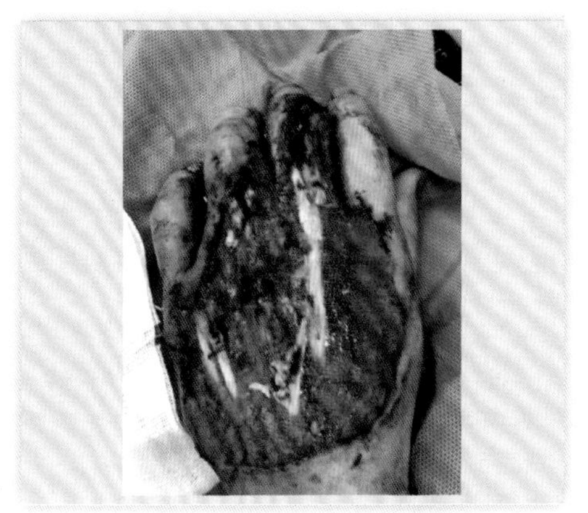

图 3-5-4　手背部创面

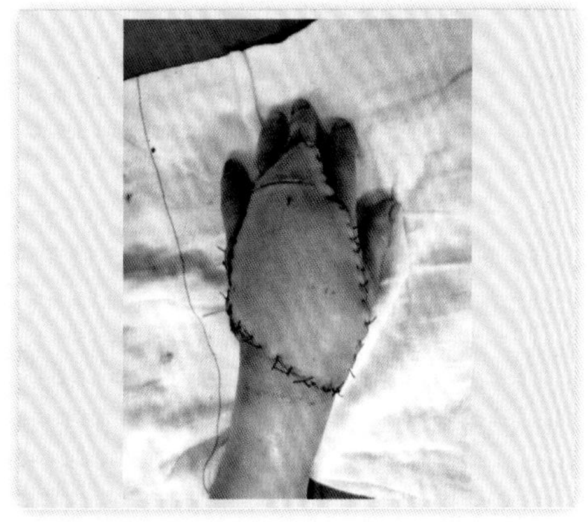

图 3-5-5　游离股前外侧皮瓣移植术后

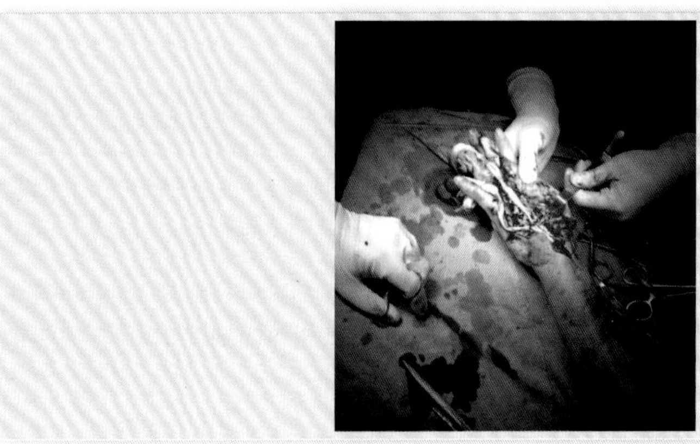

图 3-5-6　同种异体肌腱移植

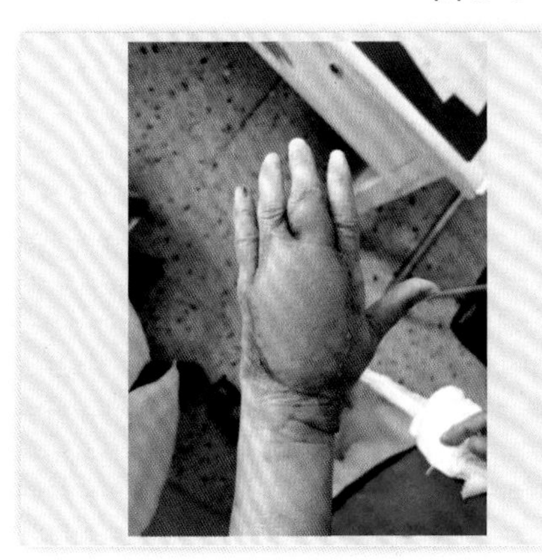

图 3-5-7　术后外观及手指背伸

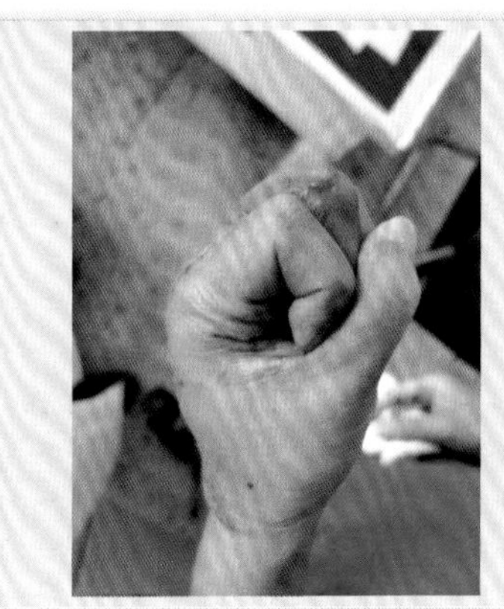

图 3-5-8　手指掌屈

织较薄，损伤常伴有伸指肌腱的缺损，以致患者手部伤口不易愈合，手部屈伸功能受限。因此需要一种既能早期封闭创面，减轻患者痛苦，又能最大限度地恢复手指功能的治疗办法。由于手背部创面有骨骼、肌腱、血管、神经外露，没有条件良好的软组织床覆盖，无法行植皮手术治疗。

随着显微外科的发展及显微技术的飞跃提高，吻合血管的游离股前外侧皮瓣已被广泛应用于肢体软组织缺损的修复，均取得了较满意的疗效。股前外侧皮瓣优点包括供区隐蔽，皮瓣面积大；皮瓣血管蒂较恒定，血管蒂长，管径粗；皮瓣切取后不影响肢体功能；于仰卧位切取，手术较方便。由于上述诸多优点，该皮瓣已成为临床较常用的皮瓣之一。但是，移植皮瓣只是封闭了创面，因肌腱缺损，手指仍无法活动。因此，在皮瓣血运建立后，再择期行肌腱移植，就可以恢复患者手指背伸功能，彻底解决患者的问题。所移植的肌腱有自体肌腱、同种异体肌腱及人工肌腱三种。应用自体肌腱虽然行之有效，但因取材有限，尚不能满足临床需要；人工肌腱的研制和组织工程肌腱的研究虽然有了长足的进展，但距临床应用尚有一些距离。自20世纪80年代起，异体肌腱的相关研究就被人们重视。异体肌腱的优点有来源充足、取材方便、手术时间短、能减少患者的手术创伤及可能给供区带来的功能障碍。国内外学者对异体肌腱的获取、处理、保存、临床应用和预后方面做了大量的研究工作，以使异体肌腱移植技术日臻完善。

【病例点评】

对于大面积手背皮肤缺损合并伸指肌腱缺损者，以往的治疗方法是先用皮瓣覆盖创面，皮瓣多采用腹股沟带蒂皮瓣，患肢需与腹壁连接3周后再断蒂。手术治疗周期长，患者痛苦较大。本例患者采用游离股前外侧皮瓣一次手术完成创面覆盖，缩短了治疗周期，也提高了患者的舒适性。以往在腹部皮瓣成活后行二期伸指肌腱移植，但因自体肌腱取材有限，患者的伸指功能往往不能完全重建恢复。本例患者采用同种异体肌腱，肌腱缺损得到足够的补充，伸指功能得到最大的恢复。但是在异体肌腱的使用中，应特别注意避免异体肌腱的感染和移植成功后手指功能的锻炼，以免造成肌腱粘连。

61 游离股前外侧皮瓣联合“Masquelet技术”治疗前足骨髓炎1例

【病历摘要】

患者，男性，43岁。左足外伤后创面1个月不愈合。

【现病史】患者于入院前1个月，在工作时被重物砸伤左足，受伤当时神志清楚，自觉伤处疼痛。简单处理后就诊于当地医院，诊断为左足踇趾近节及第1跖骨远端开放性粉碎性骨折、末节趾骨粗隆骨折、左前足内侧皮肤软组织撕脱伤，予以骨折复位克氏针内固定手术，伤口清创缝合。术后左前足内侧伤口周围皮肤逐渐坏死，予以清创切除坏死皮肤及软组织，并行第1跖骨远端及第1趾近节趾骨钻孔治疗，创面愈合差，予以创面封闭式负压引流手术，治疗后效果不佳。患者为继续治疗，转至我院。患者自受伤以来，精神、食欲可，大小便正常，无发热。

【既往史】平素体健。无特殊疾病史，否认肝炎、结核病史。预防接种史不详。否认手术、外伤史。否认输血史及输注血液制品史。无食物、药物过敏史。

【入院查体】左足第一跖趾关节内侧可见10 cm × 8 cm皮肤缺损，创面内可见第1跖骨远端及近节踇趾近端外露，骨质坏死，踇长伸肌腱部分坏死外露，创面内可见脓性分泌物。创面周围轻度红肿。踇趾末端血运好，趾尖内侧感觉稍差，外侧感觉好。余趾感觉、血运、屈伸活动好。

【影像学检查】X线片示左足第1跖骨远端及近节趾骨近端粉碎性骨折。

【入院诊断】左足第1跖骨远端骨髓炎伴皮肤软组织缺损。

【治疗与转归】入院后行伤口清创，切除坏死第1跖骨远端及踇趾近节趾骨，术后创面VSD负压吸引，同时予以预防感染等对症支持治疗。去除VSD装置后，二次扩大清创，切除炎性肉芽组织。换药确定创面无明显感染后，采用游离股前外侧皮瓣覆盖创面，同时一期以Masquelet技术骨水泥填塞第1跖骨远端及踇趾近节骨缺损部位。3个月后从一侧掀起皮瓣取出骨水泥，取髂骨粒填塞于诱导膜内，辅以石膏外固定。目前患者复查患足创面良好，骨质生长良好。

术前、术后相关情况见图3-5-9 ~ 图3-5-12。

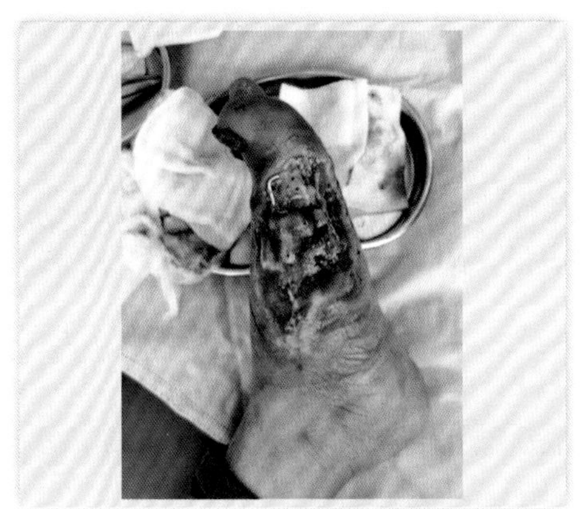

图 3-5-9 患足创面（内侧）

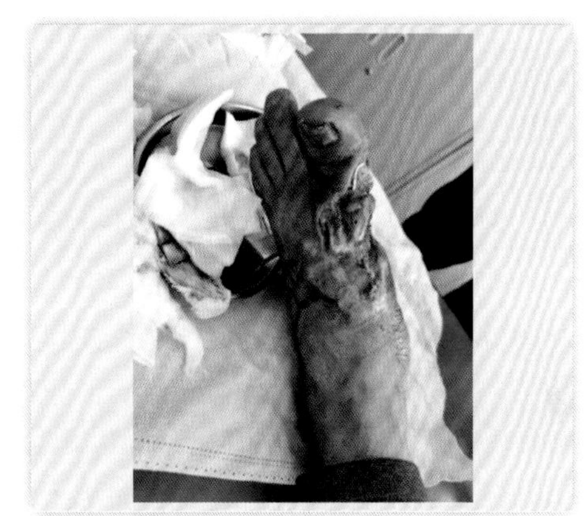

图 3-5-10 患足创面（背侧）

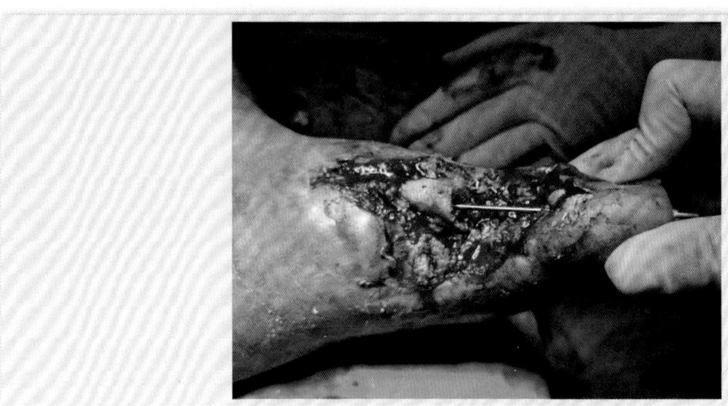

图 3-5-11 清创后创面（第 1 跖骨远端及近节趾骨死骨已切除）

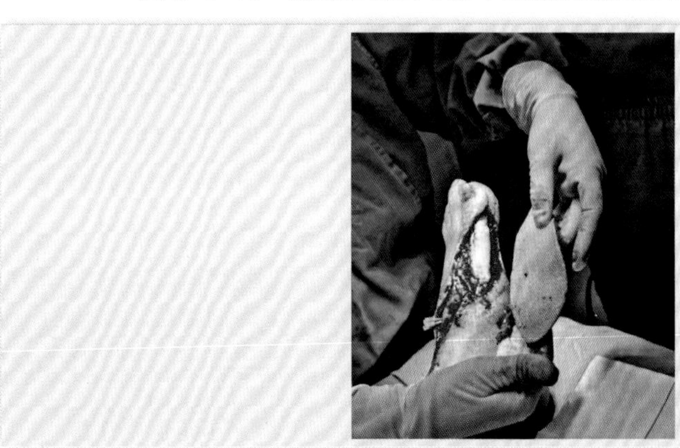

图 3-5-12 Masquelet 技术骨水泥填塞骨缺损，创面以游离股前外侧皮瓣覆盖

【病例分析】

Masquelet技术又被称为膜诱导技术，是由于特定的骨缺损重建材料植入后，材料刺激周围包裹的组织生成具有活性的膜性结构。这一诱导膜血管化良好，可分泌一些生长因子且包含大量成熟的间充质干细胞，使局部形成一个利于组织再生的微环境。Masquelet技术主要包括体内形成诱导膜和诱导膜内植骨两期。一期体内形成诱导膜：彻底清创、固定、将聚甲基丙烯酸甲酯骨水泥间隔器置于骨缺损部位。二期诱导膜内植骨：6～8周后诱导膜形成，确认感染得到控制后，取出聚甲基丙烯酸甲酯骨水泥间隔器，并在膜内进行植骨。一般二期手术后几个月骨缺损部位即可矿化/皮质化。

【病例点评】

目前，对于骨髓炎骨缺损、皮肤坏死缺损，利用骨水泥填塞逐渐成为主流。河北医科大学第三医院吴希瑞分析了大量病例。关键点是彻底清创。采用游离股前外侧皮瓣覆盖创面已成为目前手显微外科治疗的主要手段。此皮瓣血管相对恒定，根据穿支数量可做成分叶皮瓣，将皮瓣重新组合，以覆盖复杂创面，同时还能将皮瓣供区的切取范围“改宽度为长度”，以利于供区切口的闭合。Masquelet技术为创面内诱导膜形成后二期植入骨粒治疗骨缺损提供了便利，降低了以往骨缺损治疗采用的游离骨瓣手术的难度。

62 肌腱转位治疗桡神经损伤垂拇垂指畸形1例

【病历摘要】

患者，女性，38岁。左上肢扭伤致手指背伸活动受限1年半。

【现病史】患者于入院前1年半，在工作时不慎扭伤左上肢，致左侧腕关节及手指背伸无力。就诊于外院，诊断为左上肢桡神经损伤，行左上臂及肘部桡神经探查松解术。术后予以预防感染、神经营养药物治疗，定期换药，拆线后出院。出院后患者继续口服甲钴胺治疗。目前患者左腕关节背伸功能可，左手各手指背伸功能受限。为继续治疗，入住我科。

【既往史】平素体健。无特殊疾病史，否认肝炎、结核病史。预防接种史不详。否认手术、外伤史。否认输血史及输注血液制品史。无食物、药物过敏史。

【入院查体】左上臂外侧及左肘部可见手术瘢痕，愈合可。左肩关节、肘关节屈伸活动好，左腕关节背伸及掌屈功能可，拇指及第2～5指指间关节可背伸，掌指关节背伸受限。手指末梢血运及感觉可。

【入院诊断】左侧桡神经损伤后遗症。

【治疗与转归】入院后评估患者上肢神经功能，患者腕关节可背伸，手指背伸无力，神经损伤定位在桡神经前臂段。患者正中神经及尺神经功能完好。手术方案选择将掌长肌肌腱在腕部止点处切断，经腕桡侧皮下隧道与拇长伸肌腱相吻合；尺侧腕屈肌腱在腕骨止点处切断，经腕尺侧皮下隧道转至背侧与第2～5指伸指肌腱相吻合，以重建患者拇指及第2～5指背伸功能。肌腱转位术后将患肢石膏固定为腕关节及各指背伸位。4周后拆除石膏，患者1～5指背伸功能恢复，各指及腕关节掌屈功能未明显受损。

术前、术后相关情况见图3-5-13～图3-5-16。

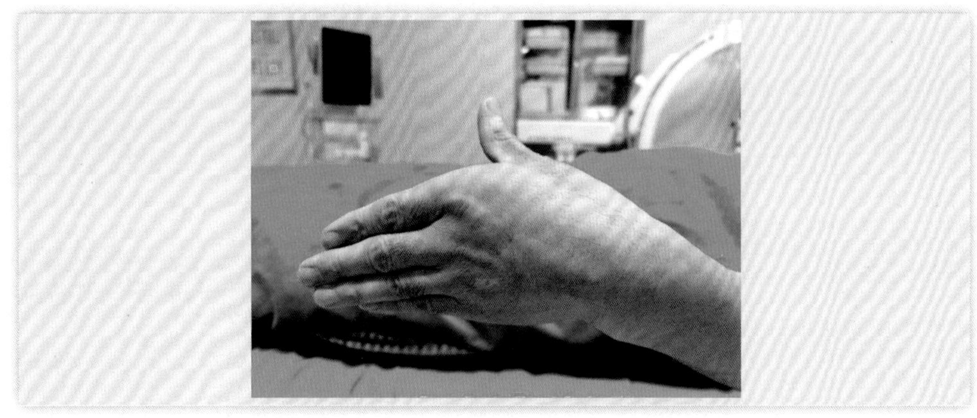

图 3-5-13　术前拇指背伸功能差

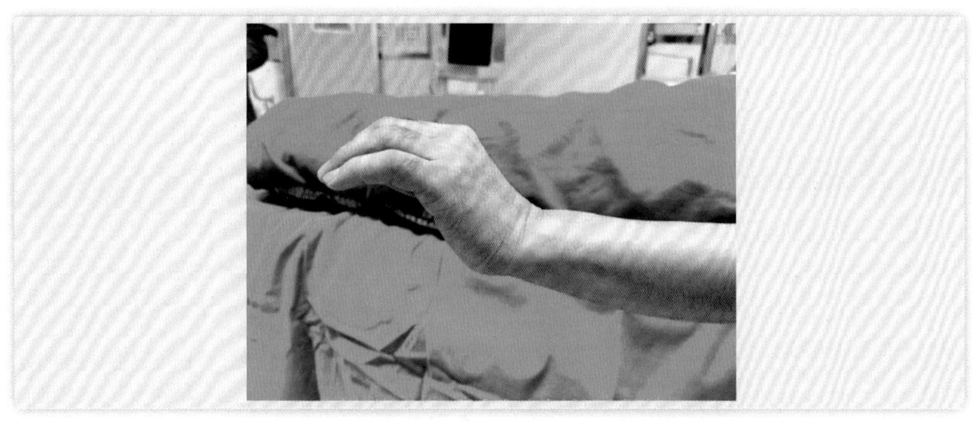

图 3-5-14　术前患者第 2 ~ 5 指背伸不能，腕关节可背伸

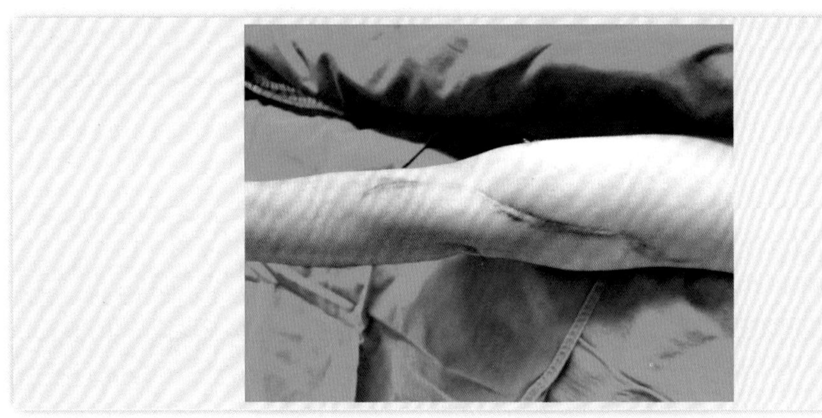

图 3-5-15　患者上臂及肘部伤口瘢痕

【病例分析】

在桡神经损伤后，由于失去神经修复时机或神经修复后恢复不理想，桡神经功能受损。桡神经麻痹主要表现为伸腕、伸指、伸拇功能丧失，手指背伸无力。为了改进患肢功能，应行肌腱移位术。无论是以什么肌肉为动力的肌腱移位，都应围绕解决这3个问题。

屈腕肌与伸指肌是协同肌，旋前圆肌与伸腕肌是协同肌。一般有3条屈腕肌，移位时必须保留其中之一。如果无屈腕肌控制腕关节，伸指时腕关节过度伸展，则伸指力量减弱。对掌长

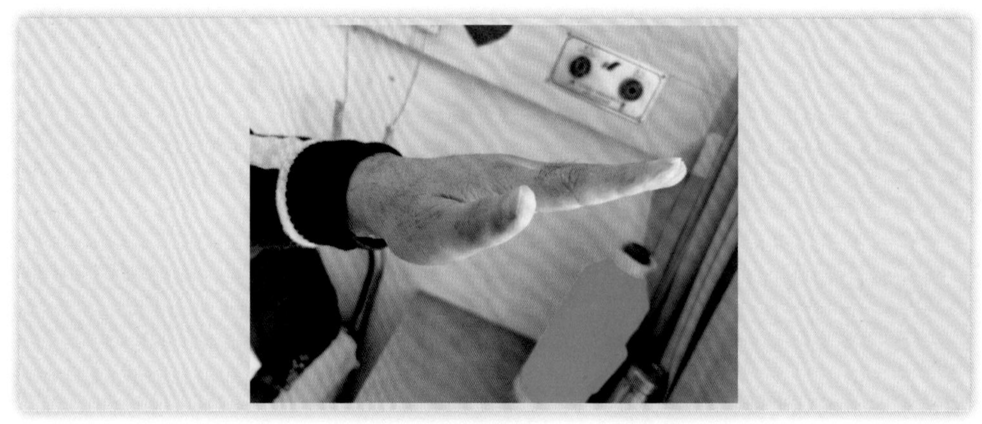

图 3-5-16 术后患者拇指及第 2 ～ 5 指背伸功能满意

肌缺如的病例，如果两条腕屈肌均需移位，为了使屈侧有稳定腕关节的肌力，可于腕部切断环指指浅屈肌，将其近端与移位后桡侧腕屈肌肌腱之远端缝合。桡神经麻痹常用的肌腱移位方法是，旋前圆肌移至桡侧腕长、短伸肌；尺侧腕屈肌移至指总伸肌；掌长肌移至拇长伸肌。于前臂桡侧中上1／3交界处行纵切口，从肱桡肌与桡侧腕长伸肌之间进入，可见到斜行片状止于桡骨的旋前圆肌。将其附着在桡骨上远侧部分的腱性组织连同一片骨膜剥离，以延长其长度。另于前臂下端尺侧纵切口内显露尺侧腕屈肌，尽量在豌豆骨远端连同筋膜切断，在此切口内从止点处切断掌长肌腱。在腕背侧近端做“S”形切口，显露指总伸肌腱和拇长伸肌腱，将掌长肌腱和尺侧腕屈肌腱分别通过前臂桡、尺侧皮下隧道，从背侧切口抽出。在前臂旋前、腕关节背伸位，将旋前圆肌与桡侧腕长、短伸肌腱编织缝合，张力应尽量大一些；再将拇长伸肌腱从腕背鞘管内抽出，与掌长肌腱在桡骨茎突桡背侧皮下编织缝合，腕在功能位时调节张力，使拇指掌指关节保持在伸直位；然后再将尺侧腕屈肌与指总伸肌腱编织缝合，功能位时调节张力当腕关节，使各指掌指关节保持在伸直位。肌腱缝合点应尽量高一些，以免腕背韧带阻挡肌腱滑动。手术后用石膏托固定腕及手指于伸直位，4周后去除外固定，练习活动。

【病例点评】

此患者症状为第1～5指背伸无力，腕关节背伸功能可。桡神经损伤定位在肘关节以下，因为支配伸腕肌的桡神经分支在肘关节以上发出。患者正中神经及尺神经功能良好，所以采用由正中神经支配的掌长肌腱移位重建伸拇功能，由尺神经支配的尺侧腕屈肌腱移位重建第2～5指伸指功能是可行的。术中需注意肌腱张力的调整，避免过紧造成患指屈曲受限，过松造成手术无效。

63 臀大肌肌皮瓣修复骶尾部压疮1例

【病历摘要】

患者，男性，48岁。骶尾部发现压疮7个月。

【现病史】患者外伤后截瘫卧床8年，7个月前出现骶尾部红肿、破溃，之后创面逐渐加深、扩大。曾给予外涂碘伏、红霉素软膏等治疗效果不佳。现在骶尾部有约8 cm × 8 cm大小的溃疡，周围红肿。为治疗来我院就诊。

【入院查体】骶尾部有约8 cm × 8 cm大小的溃疡，骶骨外露，可见脓性渗出，周围红肿，双下肢截瘫，诊断为骶尾部压疮。

【治疗与转归】入院后完善检查，行骶尾部压疮切除+臀大肌肌皮瓣修复骶尾部压疮，术后切口一期愈合创面修复。

术前、术后相关情况见图3-5-17、图3-5-18。

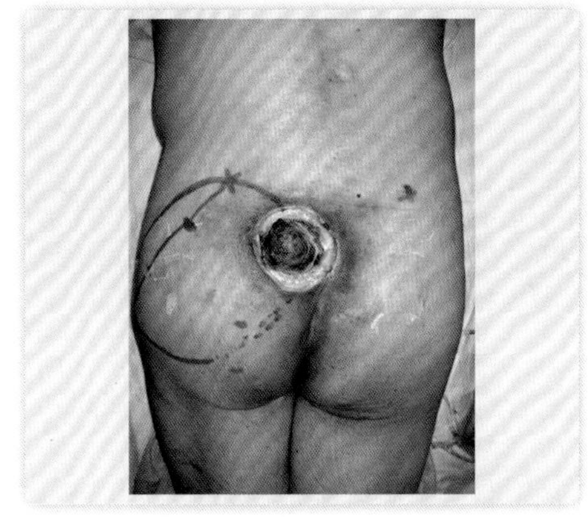

图 3-5-17　术前骶尾部压疮情况及皮瓣设计

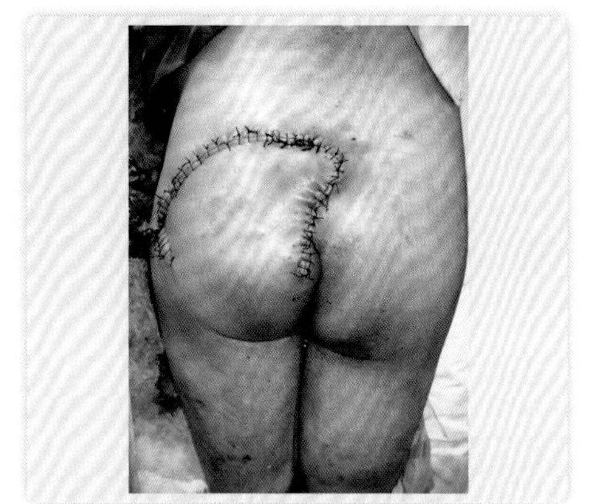

图 3-5-18　皮瓣覆盖术后 2 周情况

【病例分析】

骶尾部压疮好发于长期卧床的截瘫患者或脑血管意外导致的瘫痪、昏迷患者。骶尾部压疮除引起皮肤缺损外，常伴深部组织的变性坏死和纤维化，创面难以愈合，易并发细菌感染。深度骶尾部压疮对周围软组织的破坏广泛而严重，部分伴有骶骨坏死，尤其是直径3 cm以上压疮，单靠清创换药不但会延长病程，加重患者痛苦及经济负担，而且压疮很难愈合，最终多数需手术治疗。

术前需给予高蛋白、高热量和高维生素饮食，必要时输血及补充白蛋白，改善心肺等脏器功能，不仅可以增强患者的手术耐受性，也利于术后伤口的一期愈合，这是保证手术成功的另一个关键因素。臀大肌肌皮瓣术术中出血量较大，因此术后输血和补充白蛋白也是伤口愈合的重要保障。

【病例点评】

骶尾部压疮往往窦道和溃疡内软组织广泛糜烂，术中务必彻底切除，并对病灶周围可疑炎性水肿组织及瘢痕组织一并切除，暴露病灶底部，凿除骨性窦道及死骨，不留无效腔，创造一个健康和血运良好的基床是手术成功的关键。长期卧床患者臀肌萎缩，臀大肌和臀中肌间隙往往不明显，手术分离过程中应仔细辨认，不可盲目分离，以免造成臀上或臀下动脉断裂。臀上和臀下动脉在臀大肌内存在广泛的交通支，以臀上或臀下动脉为蒂的全臀大肌岛状旋转肌皮瓣，能够保证皮肤边缘的良好血运，肌皮瓣的切取可足够大，以满足较大创面覆盖区皮肤完全无张力缝合。

第六节 小儿创伤

64 儿童肱骨髁上骨折的微创手术治疗1例

【病历摘要】

患儿，男性，5岁。摔伤致右肘关节疼痛肿胀、活动受限半小时。

【现病史】患儿于入院前半小时，玩耍时摔伤，自觉右肘关节疼痛剧烈，不能活动，被家长送来我院急诊。

【入院查体】右肘关节局部明显肿胀、畸形，肘关节前方可见一皮肤裂口、创面渗血，系骨折端刺破所致。肘关节局部压痛（+），可触及反常活动及骨擦感，右上肢末梢血运好，皮肤感觉正常。

【影像学检查】右肘关节CT：右肱骨髁上骨折，骨折断端完全分离、错位。近骨折端位于肘前皮下，远骨折端向后、尺侧移位。

【入院诊断】右肱骨髁上骨折（Gartland Ⅲ型、伸直尺偏型）。

【治疗与转归】入院完善术前检查，于急诊手术室全身麻醉下行右肱骨髁上骨折闭合复位钢针内固定术+石膏托外固定术。术后拍片显示右肱骨髁上骨折内固定术后，骨折对位、对线良好。术后2周拆除石膏，在家长监护下，指导患儿带针进行肘关节功能锻炼。术后6周患儿门诊复查，右肘关节活动范围见下图，X线片显示右肱骨髁上骨折对位、对线良好，局部骨痂愈合良好，为患儿拆除钢针，指导患儿逐步加强功能锻炼。

术前、术后相关情况见图3-6-1～图3-6-3。

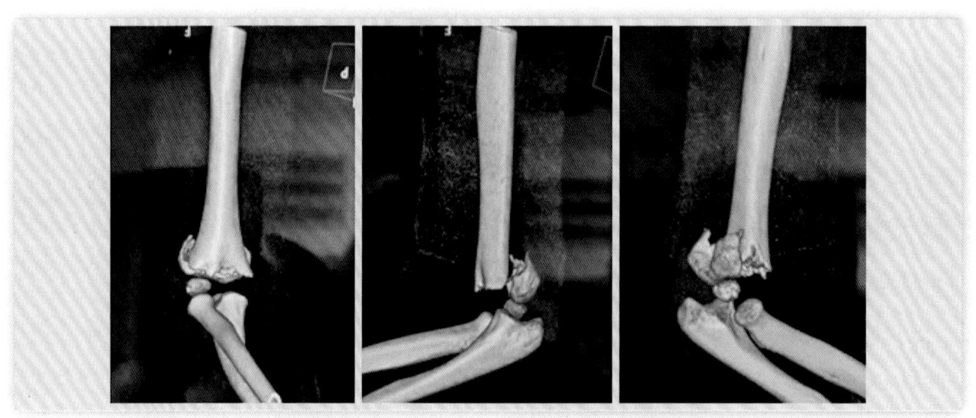

图 3-6-1 术前 CT 示右肱骨髁上骨折

【病例分析】

本病例外伤史明确，骨科检查具备肿胀、疼痛、皮下淤斑，特别是存在骨擦音，同时可以迅速从三维CT上做出骨折的诊断及看出具体分型，该患儿诊断为右肱骨髁上骨折（Gartland Ⅲ型、伸直尺偏型）。确定分型可以有效地指导医生选择手法整复、闭合复位的方法，但不应急于立即整复，整复前应排除任何相关的系统性创伤和神经血管损伤，这点非常重要。①确定患肢的血运情况及是否合并神经损伤。若存在血运的障碍，需寻找原因并相应地调整治疗方案。

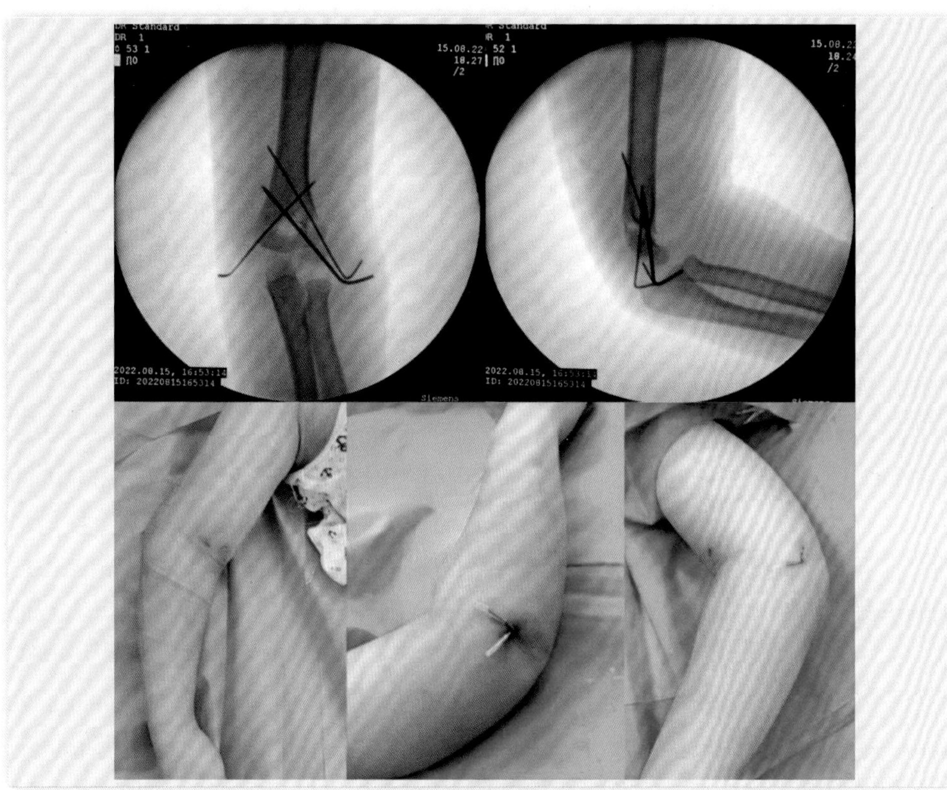

图 3-6-2　术后情况

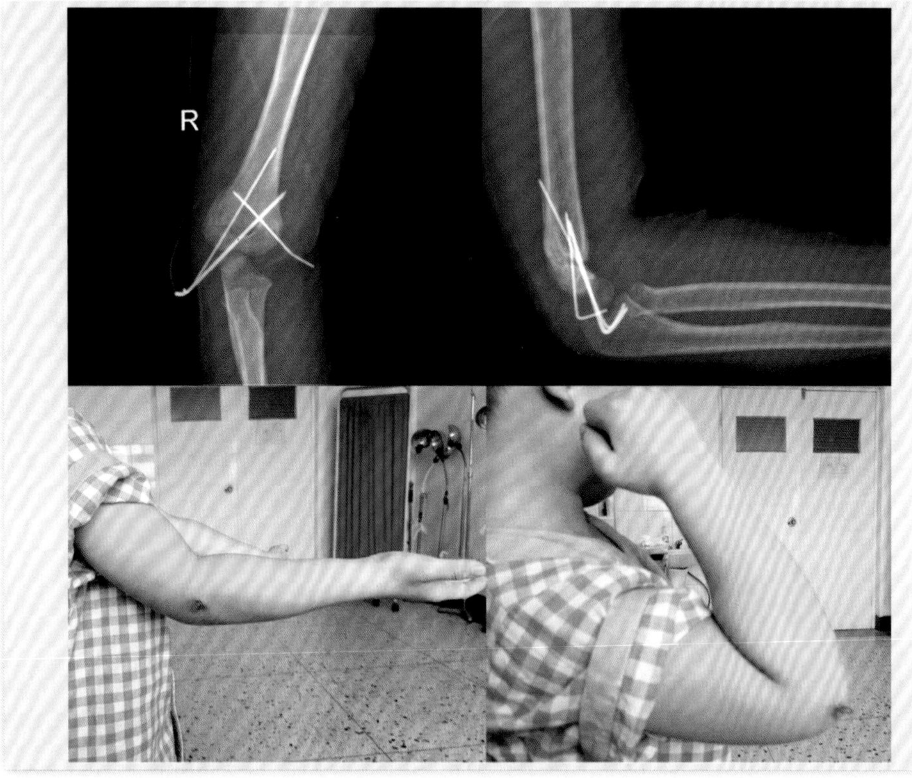

图 3-6-3　术后 6 周复查情况

整复前应明确有无神经损伤，可以有效地避免整复后再发现存在神经损伤而被误认为是医源性神经损伤。②确定有无同侧肢体其他部位的骨折，如锁骨骨折及桡骨远端骨折，避免遗漏而贻误治疗。

本病例选择急诊手术室全身麻醉下闭合复位克氏针内固定术+石膏托外固定，克氏针排布选择了3枚克氏针内外侧交叉最坚强的固定方式。儿童肱骨髁上骨折的规范化治疗需根据Gartland分型选择相应的治疗方案。Ⅰ型：可以用长臂石膏托固定于肘关节屈曲位90°，固定3～4周；ⅡA型：可试行手法复位，用长臂石膏托固定，固定后拍片，在侧位片上以肱骨前缘线和干髁角评估，石膏固定4周；ⅡB型及以上：行手术内固定治疗，首选闭合复位克氏针内固定术，术后辅助石膏固定3～4周。

需要手术的患儿均应在全身麻醉下首先尝试闭合复位克氏针内固定术，手术应尽量在伤后48小时内进行。原因：①处于麻醉状态下的患儿无整复时的疼痛感，同时肌肉是放松的，对于骨折复位极为有利；②随着肘部肿胀加重，闭合复位难度相应增加，及时手术可以增加闭合复位的成功率；③经皮克氏针固定可以不切开骨折断端，对于局部解剖结构的损伤最小；④克氏针排布选择三枚克氏针内外侧交叉固定，获得的骨折稳定性是肯定的，不仅可以有效地避免骨折端再移位的风险，并且可以早期带针进行肘关节功能锻炼，避免关节僵硬。

术中禁忌暴力复位，且透视必须是标准的肘关节正侧位片，严格按照复位标准，可以较少引起术后并发症。肘内翻的发生与术中正位片复位情况相关，术中需保证复位后Baumann角正常，避免尺偏畸形或尺侧柱塌陷的发生。

【病例点评】

在儿童所有肢体骨折中，肱骨髁上骨折的发生率仅次于前臂骨折，排在第二位，而在儿童肘部各种骨折中其发生率占据首位。常见于10岁以下的儿童，5～7岁为发病率最高的年龄段。其解剖因素是该年龄段鹰嘴窝的骨质薄弱，肘部韧带松弛，这种特殊的骨性结构决定了此种损伤的高发生率，同时也使得治疗难度较高，骨折并发症较多，常常需要多次复位甚至手术治疗，由不适当处理导致的预后不佳和功能障碍发生率也相对较高，需引起临床医生的高度重视。

综上所述，肱骨髁上骨折是儿童肘部最常见的骨折。接诊患儿时需第一时间评估神经、血管情况。儿童肘关节阅片时需牢记三点：①侧位片肱骨前线穿过肱骨小头；②桡骨头永远对着肱骨小头；③正常的Baumann角。对需手术治疗的患儿应早期行闭合复位治疗，术后密切观察，避免骨筋膜室综合征的发生。

65 儿童股骨干骨折弹性髓内针治疗1例

【病历摘要】

患儿，女性，9岁。车祸外伤致左大腿肿痛、活动受限1+小时。

【现病史】患儿于入院前1+小时，不幸被车撞伤，当即感左大腿剧痛，不能站立及活动，被家人救起后送来我院急诊。

【入院查体】左下肢外旋屈髋位，中上段肿胀，压痛（+），拒绝检查触碰，移动患者拍片可见假关节样异常活动并有骨擦感。

【影像学检查】拍片显示左股骨干中、上1/3交界处粉碎性骨折，骨折断端及骨折块明显移位、重叠。

【入院诊断】左股骨中上段粉碎性骨折。

【治疗与转归】入院完善术前检查，在全身麻醉下行左股骨中上段粉碎性骨折牵引闭合复位弹性髓内针内固定术。术后拍片显示左股骨中上段粉碎性骨折内固定术后，骨折对位、对线良好。术后8个月拍片显示左股骨干中上段粉碎性骨折骨性愈合，在全身麻醉下行内固定取出术，术后患儿左下肢功能恢复良好，已参与日常活动。

术前、术中、术后相关情况见图3-6-4 ~ 图3-6-6。

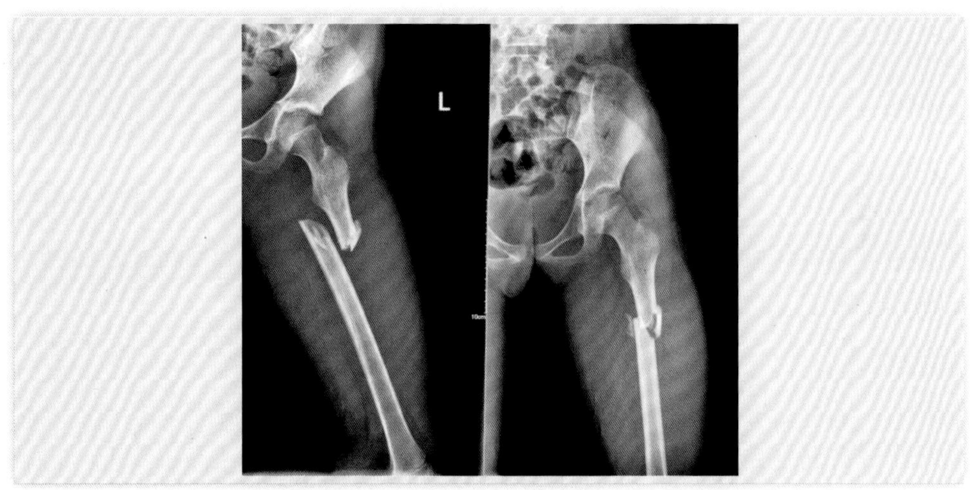

图 3-6-4　术前 X 线检查示左股骨中上段粉碎性骨折

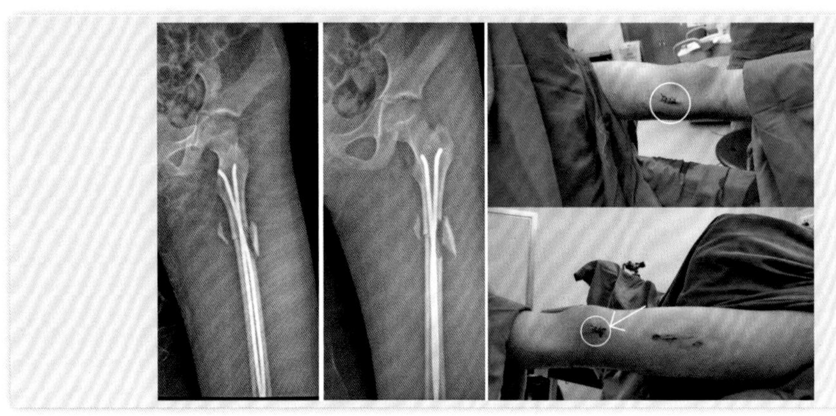

图 3-6-5　术中情况

【病例分析】

本病例诊断为儿童股骨干骨折，首先应通过影像学检查排除病理性骨折的可能性，同时结合该病例有暴力受伤史，应警惕同一肢体存在多处骨折的可能性，避免遗漏。

（1）首先排除股骨干病理性骨折的可能性。可能引起股骨干病理性骨折的疾病包括骨囊肿、动脉瘤样骨囊肿、骨纤维异常增殖症、嗜酸细胞肉芽肿、成骨不全症、骨肉瘤等。仔细阅读X线片，观察骨折端及股骨干的骨质和髓腔是否存在异常；有无广泛的密度减低、骨皮质变

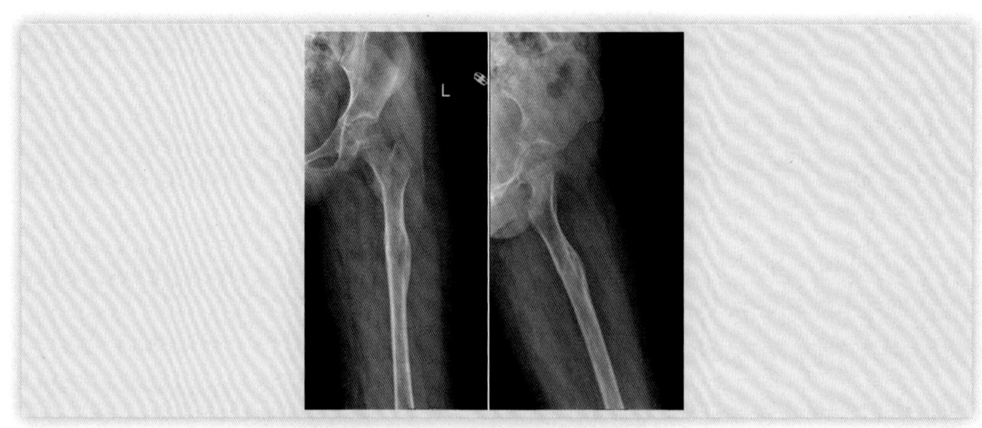

图 3-6-6 术后 8 个月复查

薄、髓腔扩大、局限性骨异常透光区存在。

（2）警惕车祸外伤等高暴力损伤导致同一肢体多发骨折的可能性。

（3）规范化治疗。因儿童并非成人的缩小版，治疗方案的选择也不能简单套用成人的治疗方案。结合该患儿年龄9岁，体重29 kg，治疗方案应首选牵引闭合复位弹性髓内针内固定术，术后应严密随访，待骨折愈合后早日取出弹性髓内针。

【病例点评】

儿童股骨干骨折是儿童常见骨折，不同年龄段的儿童股骨干骨折有不同的治疗方案。

目前已形成共识的治疗方案如下。

（1）出生至3个月内，可通过小夹板或应用Pavlik支具固定。

（2）3个月至3岁，可采用不同类型的牵引治疗，如Bryant垂直悬吊牵引、直接皮牵引（Buck牵引）或合力牵引（Russell牵引），牵引之后改髋人字石膏外固定治疗。

（3）3 ~ 12岁，体重小于45 kg，首选弹性髓内针治疗，其他可供选择的治疗方案有外固定架治疗、钢板与桥接钢板治疗。

（4）12岁以上，骨骼发育接近成熟或已经成熟者，尤其是肥胖者（体重大于45 kg），首选带锁髓内针治疗。

66 儿童掌骨颈骨折的髓内针微创手术治疗1例

【病例摘要】

患儿，男性，12岁。车祸外伤致左肩、右手疼痛伴活动受限半小时。

【现病史】患儿于入院前半小时，在骑车途中不慎被汽车开门撞倒，当时神志清楚，自觉左肩、右手疼痛剧烈，伴活动受限，被家人救起后送来我院急诊。

【入院查体】右手第5指掌背侧可见皮肤挫伤，创面渗血。第5掌骨远端局部畸形，压痛（+），可触及反常活动及骨擦感。右手指末梢血运及感觉正常。左侧锁骨区压痛（+），可触及反常活动及骨擦感，左上肢末梢血运及感觉正常。

【影像学检查】X线片显示右手第5掌骨颈骨折，断端错位；左侧锁骨中段骨折，断端错位。

【入院诊断】右手第5掌骨颈骨折；右手皮肤擦挫伤；左侧锁骨中段骨折。

【治疗与转归】入院完善术前检查后，在手术室臂丛麻醉下行右手第5掌骨颈骨折闭合复位髓内针内固定术+石膏托外固定术。术后拍片显示右手第5掌骨颈骨折内固定术后，骨折对位、对线良好。2周后拆除石膏，在家长监护下带针进行功能锻炼，6周后复查X线片显示右手第5掌骨颈骨折，骨折对位、对线良好，无复位丢失，局部骨痂形成。

术前、术后相关情况见图3-6-7、图3-6-8。

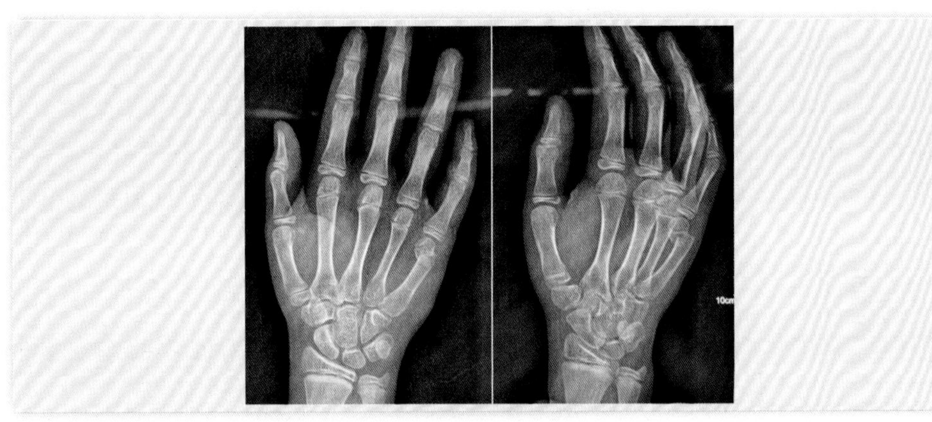

图 3-6-7　术前 X 线检查

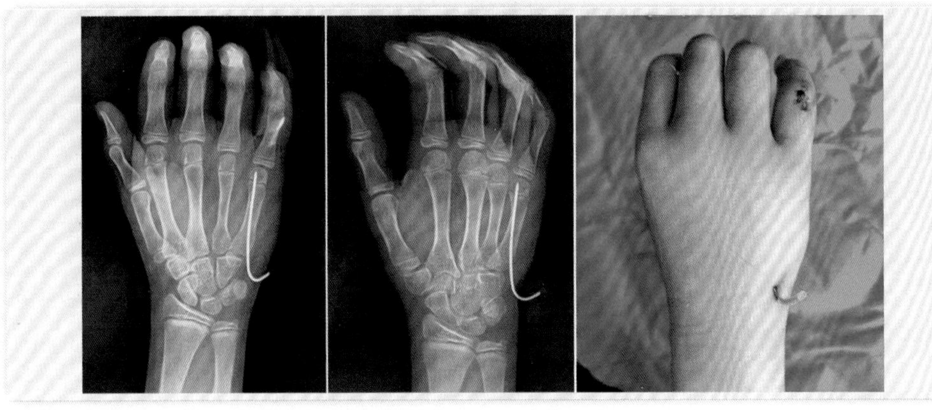

图 3-6-8　术后 3 天复查情况

【病例分析】

本病例诊断为右手第5掌骨颈骨折、右手皮肤擦挫伤、左侧锁骨中段骨折。结合该患儿年龄以及儿童的自我塑形潜力、骺板等生长发育特点，治疗方案选择了掌骨颈骨折闭合复位髓内针内固定+石膏托外固定术，锁骨骨折保守治疗。

目前，针对第5掌骨颈骨折的手术治疗方式多种多样，最佳治疗方案尚未达成统一共识，在选择治疗方式时要根据患者的具体情况，制订个性化治疗方案，以便取得最佳治疗效果。临床上针对简单闭合的、无成角或背侧成角＜30°、无旋转畸形或旋转畸形≤15°、无移位或移位＜5 mm的第5掌骨颈骨折患者通常采用保守治疗方式。

儿童掌骨颈骨折手术方式首选闭合复位克氏针或髓内针内固定术。闭合复位通常采用Jahss法进行闭合复位。术者一手握住患者手掌并固定骨折近端，另一手握住小指及环指，并将掌指关节屈曲至约90°，使掌指关节侧副韧带处于紧张状态，用示指中节指骨基底部握住掌骨头，沿中节指骨纵轴用力向背侧推顶，同时另一手拇指从背侧近端向掌侧按压，即可使骨折复位。如骨折复位困难，可采用克氏针辅助撬拨复位技术。

目前常用的内固定方式包括闭合复位顺行交叉克氏针固定技术、逆行交叉克氏针固定技术、单根克氏针髓内固定技术、横行克氏针固定技术等。此种治疗方案优点为手术时间短、操作简便、微创、花费低，易于被患者所接受。使用克氏针也有一些缺点，克氏针进针点选择不合理可导致腱帽、关节囊、侧副韧带损伤，影响术后功能恢复；还可能出现神经、血管损伤，肌腱粘连，针道感染及克氏针松动等并发症。

外固定支架治疗的适应证广泛，特别适用于开放性第5掌骨颈骨折伴创面污染，以及术区软组织条件较差不具备切开复位内固定条件等情况。针对粉碎性骨折，闭合复位外固定支架的外固定优势明显。但是外固定支架需要定期进行针道护理，否则可能引起针道感染。此外，外固定支架会给日常生活带来一定程度的不便。

【病例点评】

第5掌骨颈骨折又称“拳击手骨折”，是在握拳状态下直接创伤所致。第5掌骨颈骨折是临床上比较常见的手部骨折，约占手部骨折的20%。第5掌骨颈骨折会导致背侧成角畸形和手部握力下降，严重者会出现旋转、短缩情况，治疗应以纠正畸形、恢复手部功能为目的。第5掌骨颈骨折的治疗因具体情况而有所差异。本病例主要针对儿童第5掌骨颈骨折的临床表现、手法复位方法及治疗方案进行了简单介绍。

顺行髓内针固定第5掌骨颈骨折的优点为创伤小、固定确切，避免损伤掌指关节面，但也有其缺点，主要为复位不足、复位丢失及第5掌骨的头干角度常恢复不足等，尤其是男性儿童，需加强随访。

67 儿童先天性肌性斜颈的手术治疗1例

【病历摘要】

患儿，女性，5岁。家长发现其头颈歪斜，逐渐加重5年。

【现病史】家长于患儿出生后2周发现患儿右侧颈部有肿块，无痛、无哭吵。曾就诊于我院门诊，建议按摩治疗。因出院后未按医嘱按摩治疗，近5年来，家长发现患儿头颈歪斜并逐渐加重，同时出现颜面部不对称，为求诊治再次就诊于我院门诊。

【入院查体】患儿头偏向右侧，面部及下颌转向左侧，患侧面部自上而下缩小，扁而短，健侧圆而长，两侧不对称。头颈向患侧旋转和向健侧倾斜活动受限。右侧胸锁乳突肌中下段可触及条索状质韧、无痛性挛缩带，较左侧明显紧张。局部无压痛，边界清楚，与皮下无粘连，不可活动，局部无红热、无凹陷、无波动感，透光试验（–）。

【影像学检查】B超提示右侧胸锁乳突肌中下段增厚，约1.0 cm，回声增强，无血流信号。颈椎X线片提示斜颈改变，颈椎诸椎体未见畸形及骨质破坏，诸椎关节结构未见异常。

【入院诊断】先天性肌性斜颈。

【治疗与转归】入院完善术前相关检查，眼科、耳鼻喉科会诊排除眼源性、耳源性斜颈因素后，于全身麻醉下行右侧胸锁乳突肌切断术。术后佩戴颈托，指导患儿家长辅助手法按摩使患儿在家长监护下加强颈部功能锻炼。

术前、术后相关情况见图3-6-9、图3-6-10。

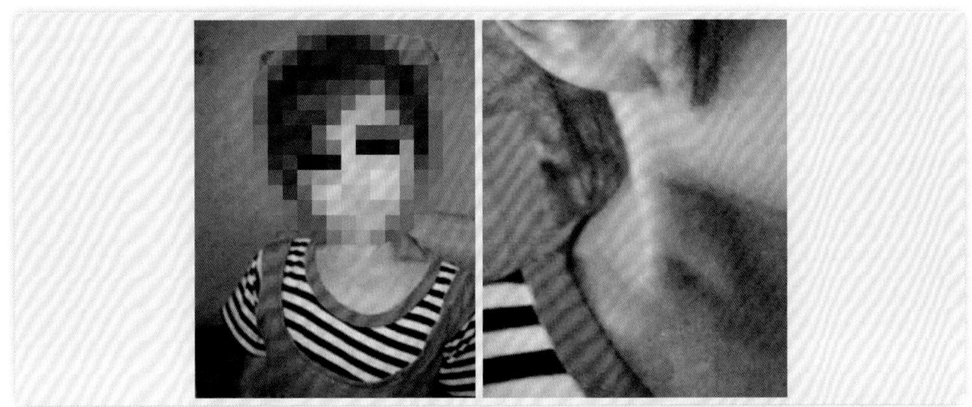

图 3-6-9　患儿斜颈畸形，右侧胸锁乳突肌中下段较左侧明显紧张，可见条索状挛缩

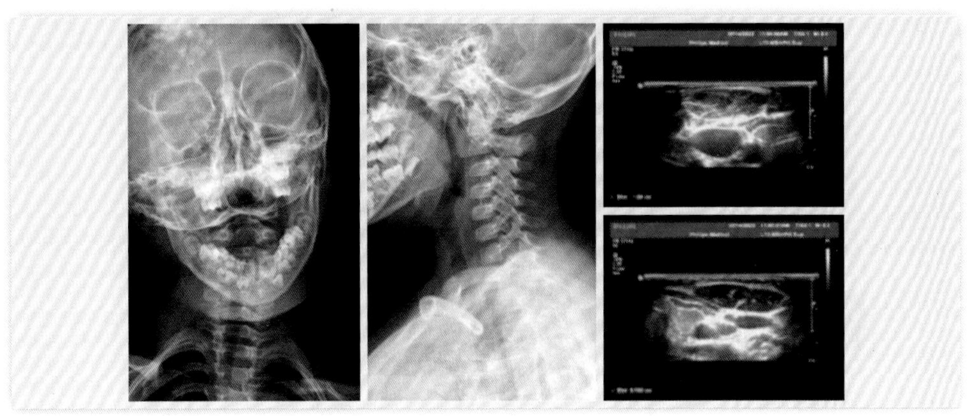

图 3-6-10　颈椎 X 线片示及会诊记录

【病例分析】

本病例家长于患儿出生后2周发现颈部无痛性肿块，首先要考虑软组织肿块，包括淋巴管瘤、肌源性肿块、纤维瘤等结缔组织肿瘤及炎性包块，其次也可能为锁骨骨折后形成的骨痂包块。查体、询问病史时应仔细鉴别，结合彩超及颈椎X线片，本病例初步诊断为先天性肌性斜颈。

眼科、耳鼻喉科会诊排除眼源性、耳源性因素后，本病例确诊为先天性肌性斜颈。结合患儿年龄及出现颜面部继发性畸形，我们采取了手术治疗。

【病例点评】

先天性肌性斜颈又名先天性斜颈、胸锁乳突肌挛缩性斜颈。先天性肌性斜颈是儿童常见的一种颈部畸形，是一侧胸锁乳突肌缩短或发生纤维性挛缩所致。其往往在新生儿出生1个月内发现，并且早诊断早治疗的效果好，否则畸形和继发性改变会随年龄增大而加重，导致面部不对称和视觉不在一个水平且难以改变。

先天性肌性斜颈需要与锁骨骨折、先天性颈椎畸形、寰枢椎旋转性半脱位、眼源性斜颈、耳源性斜颈、炎症性斜颈以及习惯性斜颈相鉴别。

先天性肌性斜颈手法按摩治疗适用于1岁以内患儿，如能及早坚持正规手法治疗，多数可获得矫正；手术治疗适用于1岁以上斜颈患儿，一般应在学龄前完成为佳。手术治疗方法是切断挛缩的胸锁乳突肌，术后可用颈托或头颈胸支具固定于过度矫正位，4 ~ 6周后拆除，辅助手法按摩进行颈部功能锻炼。

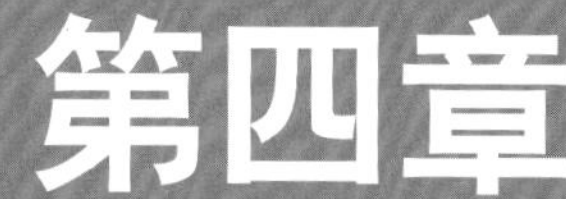

第四章 4 脊柱疾病

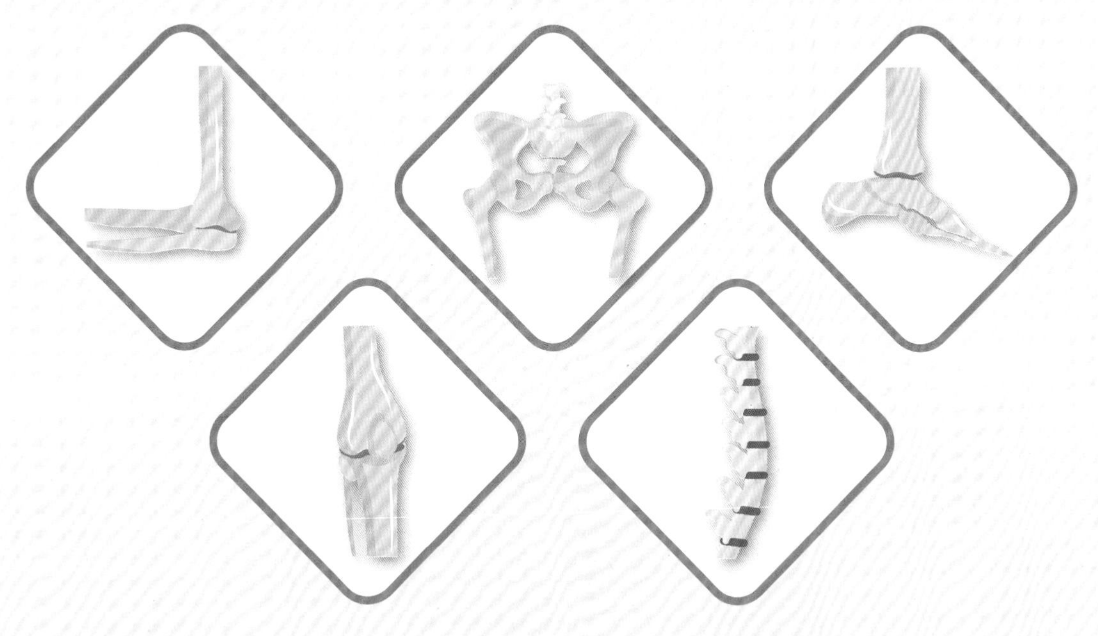

第一节 颈椎

68 颈前路椎间盘切除植骨融合术治疗神经根型颈椎病1例

【病历摘要】

患者，男性，69岁。右上肢麻木疼痛6个月，加重伴左上肢疼痛1周。

【现病史】患者于6个月前出现右上肢麻木疼痛，不伴有胸憋气紧、头痛、头晕等症状，当时未予重视，未行正规治疗。后上述症状间断出现，逐渐加重。近1周前右上肢麻木疼痛明显加重，并出现左上肢疼痛，影响日常生活，遂就诊于我院，行颈椎MRI检查，诊断为神经根型颈椎病，建议住院手术治疗。

【入院查体】脊柱生理弯曲存在，颈椎棘突及棘突旁软组织无压痛、叩痛。十秒握拳、闭目难立征（–）。右上肢牵拉试验（+）。右前臂外侧、第1、第2、第3指感觉减退，左上肢感觉未见明显异常；双上肢肱二头肌、肱三头肌、腕伸肌肌力5级；双手握力5级；双上肢肌张力未见明显异常；双上肢肱二头肌腱反射、桡骨膜反射存在；双侧霍夫曼征（–）；双侧桡动脉搏动好，末梢血运良好。鞍区及双下肢感觉未见明显异常；双侧髂腰肌、股四头肌、胫前肌、踇背伸肌、踝趾屈肌肌力5级。双侧膝反射、跟腱反射存在；双侧巴宾斯基征（–）。双侧足背动脉搏动可，末梢血运良好。

【专科评分】颈椎JOA评分14分，上肢疼痛VAS评分7分。

【影像学检查】颈椎MRI示颈椎退行性变，C5～C6、C6～C7椎间盘突出，伴相应水平硬膜受压。颈椎CT示颈椎退行性变，C5～C6、C6～C7椎间盘突出。颈椎X线片示颈椎退行性变，多节段骨质增生，项韧带钙化。

【入院诊断】神经根型颈椎病。

【治疗与转归】入院完善相关术前检查，全麻下行颈前路椎间盘切除植骨融合术（anterior cervical discectomy and fusion，ACDF）（C5～C6、C6～C7），术后右上肢麻木疼痛及左上肢疼痛得到缓解，术后第2日复查X线，内固定位置良好，佩戴颈托可下地活动。术后颈椎JOA评分16分，上肢疼痛VAS评分2分。颈托佩戴6周，开始进行颈部功能锻炼。

术前、术后影像学表现见图4-1-1～图4-1-4。

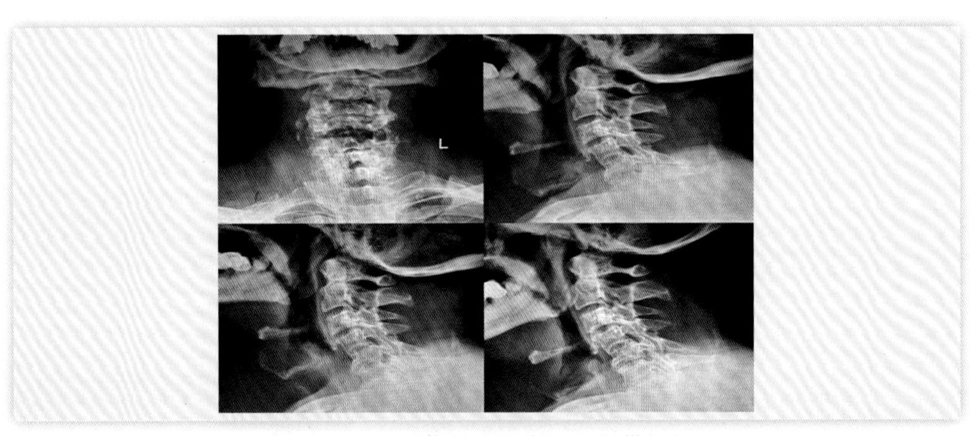

图 4-1-1　颈椎增生退变，项韧带钙化

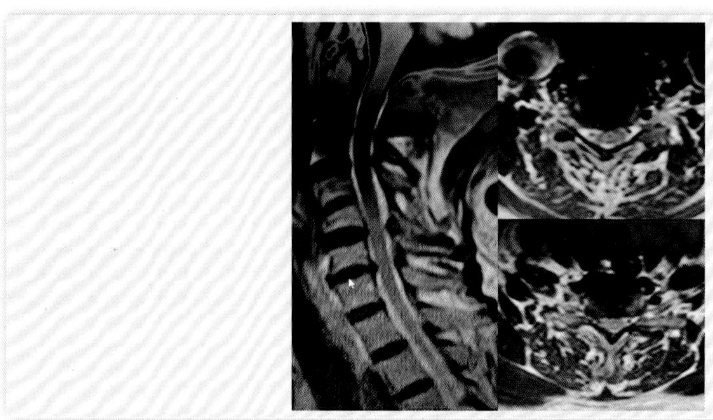

图 4-1-2　颈椎 MRI 示 C5 ~ C6、C6 ~ C7 椎间盘突出，伴相应节段黄韧带肥厚

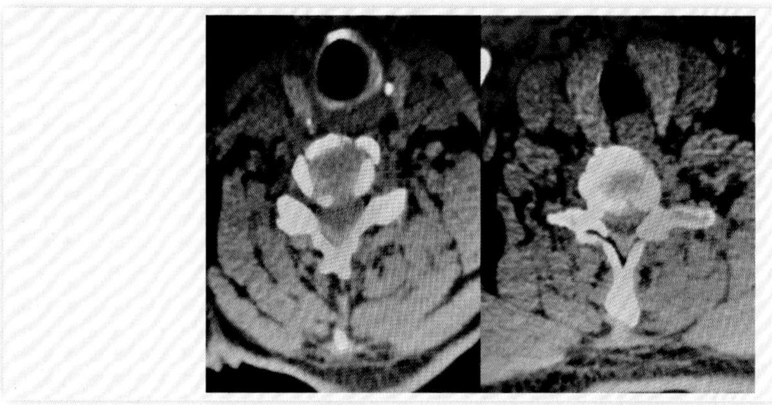

图 4-1-3　颈椎 CT 示 C5 ~ C6、C6 ~ C7 椎间盘突出伴钙化

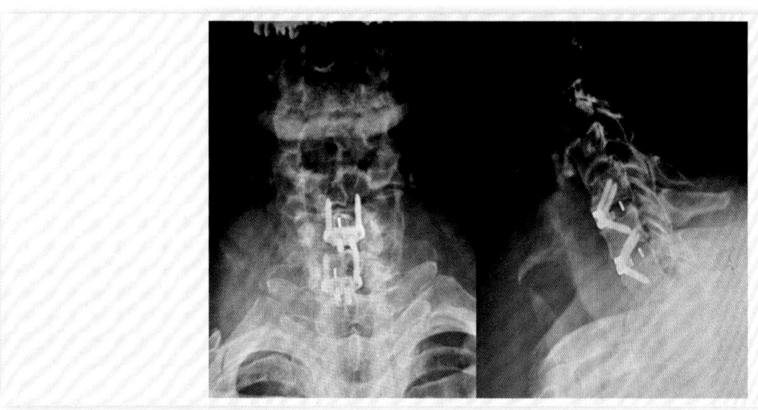

图 4-1-4　术后颈椎 X 线片示 C5 ~ C6、C6 ~ C7 颈前路椎间盘切除植骨融合术术后，融合器及内固定位置良好

【病例分析】

颈椎病是一种以椎间盘退行性病理改变为基础的疾病，是由于颈椎长期劳损、骨质增生或椎间盘突出、韧带肥厚，使颈脊髓、神经根、椎动脉受压，交感神经受到刺激，而出现一系列功能障碍的临床综合征。根据受累组织和结构的不同，颈椎病可分为五种类型：神经根型颈椎病、脊髓型颈椎病、交感神经型颈椎病、椎动脉型颈椎病以及混合型颈椎病。本例老年患者，

以右上肢麻木疼痛为主要临床表现，右上肢牵拉试验阳性，右前臂外侧、第1、第2、第3指感觉减退，辅助检查提示C5 ~ C6、C6 ~ C7椎间盘突出，右侧椎间孔狭窄，诊断为神经根型颈椎病。

颈椎病手术治疗方式大致可分为颈前路椎间盘切除植骨融合术、颈椎后路椎管扩大成形术、前后路联合手术。具体手术方式要根据颈椎脊髓神经致压物来源、受压程度、颈椎曲度，以及术者对各种手术方式的熟练掌握程度和个人偏好等选择。本例患者为神经根型颈椎病，辅助检查提示致压物主要来自前方椎间盘，因此我们选择前路两个节段ACDF术，术后获得满意的手术效果。

【病例点评】

颈椎前路减压融合术（anterior decompression with fusion，ADF）是治疗颈椎病的经典术式，临床疗效显著，具有创伤小、出血少、并发症少等优点。与后路手术相比，前路手术可以直接去除来自脊髓前方的压迫因素，如退变的椎间盘组织、椎体后缘骨赘、肥厚或骨化的后纵韧带以及增生的钩椎关节等；椎间隙植骨可有效地恢复椎间隙高度、维持颈椎的生理曲度、重建病变节段的稳定性，符合颈椎的病理生理特点。ADF手术治疗适应证：①有脊髓受压症状的脊髓型颈椎病、颈椎间盘突出症、后纵韧带骨化症（孤立型）；②神经根型颈椎病，经保守治疗无效，症状严重，反复发作；③以间盘突出为主的脊髓型和神经根型颈椎病，一般病变小于三个节段；④椎间不稳伴有神经症状需要固定者；⑤椎体前缘骨质增生压迫食管者。ADF主要包括ACDF、颈前路椎体次全切除减压植骨融合术（anterior cervical corpectomy and fusion，ACCF），以及就此衍生出的“ACDF+ACCF混合式”减压技术。手术医师要根据患者症状及影像学表现灵活掌握各种手术方式，以获得满意手术效果。

69 颈后路双开门椎管成形大术治疗混合型颈椎病1例

【病历摘要】

患者，男性，62岁。双下肢无力2年，加重伴颈困及双上肢麻木刺痛3个月。

【现病史】患者10年前无明显诱因出现腰痛，活动后加重，休息后缓解，遂就诊于北京某医院行理疗后缓解，1个月前活动后出现腰痛加重，不能持重物，行走200米需休息，于今日就诊我院，诊断为腰椎管狭窄症，腰椎不稳。患者为求进一步治疗，遂入住我科。

【入院查体】脊柱生理弯曲存在，颈椎棘突及棘突旁软组织无压痛、叩痛。十秒握拳试验（+），直线连足征（+）。双上肢感觉未见明显异常；双上肢肱二头肌、肱三头肌、腕伸肌肌力，双手握力4级；双肱二头肌腱反射、桡骨膜反射未见异常；右侧霍夫曼征（+），左侧霍夫曼征未引出；双侧桡动脉搏动好，末梢血运良好。鞍区及双下肢感觉未见明显异常；双髂腰肌、股四头肌、胫前肌、踇背伸肌、踝趾屈肌肌力4级，四下肢肌张力增高，双膝反射、跟腱反射未见明显异常；右巴宾斯基征（+），左巴宾斯基征（–）。双足背动脉搏动可，末梢血运良好。

【入院诊断】混合型颈椎病。

【治疗与转归】入院完善相关术前检查，全麻下行颈后路双开门椎管扩大成形术。术后双上肢麻木刺痛及下肢无力症状较术前明显缓解，术后第2日复查X线，内固定位置良好，佩戴颈托下地活动。术后颈椎JOA评分16分，上肢疼痛VAS评分2分。颈托佩戴6周后，开始进行颈部功能锻炼。

术前、术后影像学表现见图4-1-5 ~ 图4-1-8。

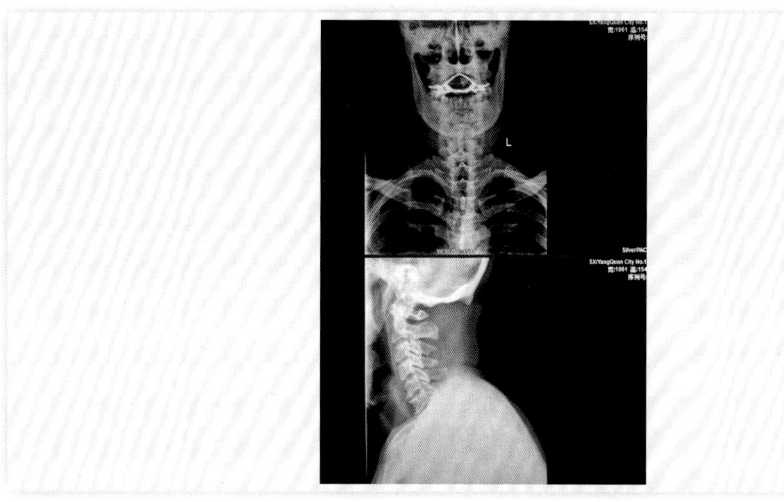

图 4-1-5　颈椎 X 线片示颈椎增生退变

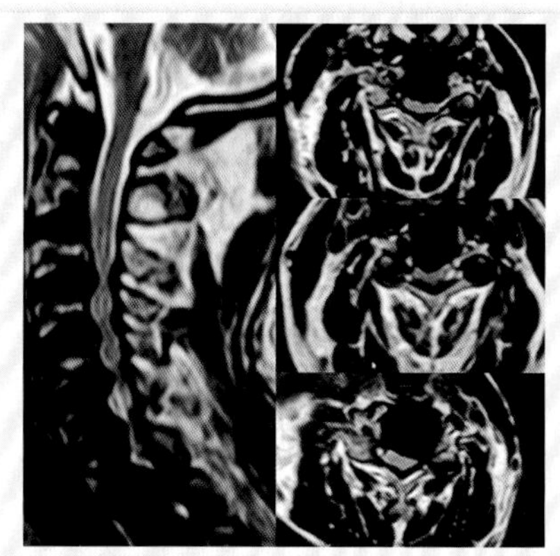

图 4-1-6　C3 ~ C4、C4 ~ C5、C5 ~ C6、C6 ~ C7 颈椎间盘突出伴黄韧带肥厚，椎管狭窄，脊髓受压

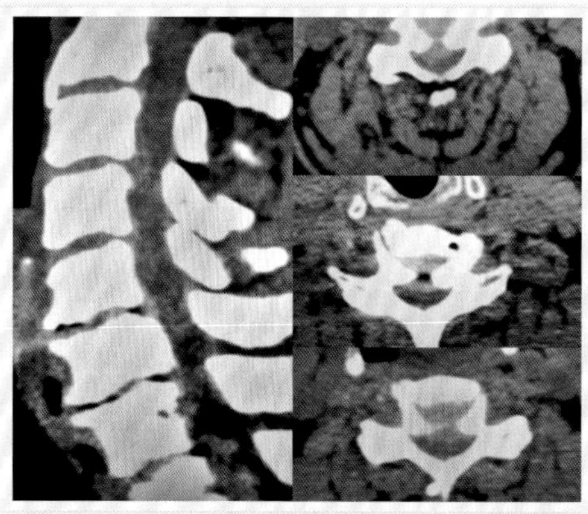

图 4-1-7　C3 ~ C4、C4 ~ C5、C5 ~ C6、C6 ~ C7 颈椎间盘突出伴黄韧带肥厚，椎管狭窄

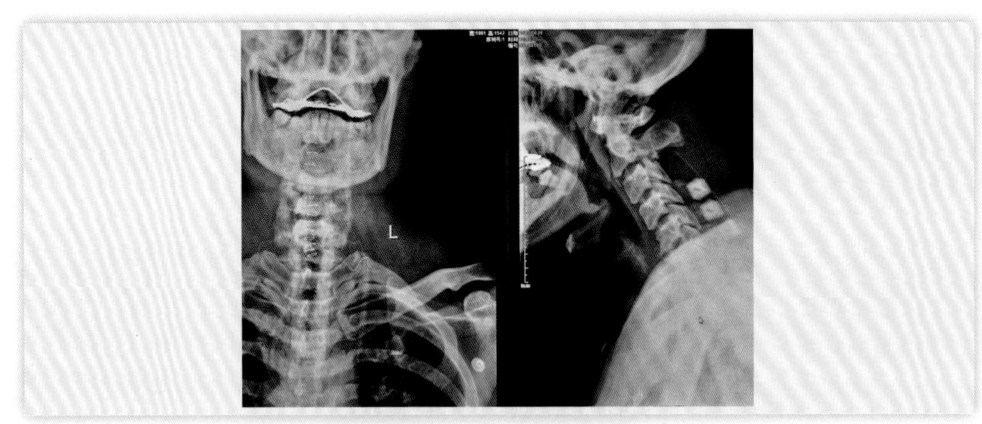
图 4-1-8 颈椎 X 线片示颈后路双开门术后，内固定位置良好

【病例分析】

颈椎病是一种以椎间盘退行性病理改变为基础的疾病，是由于颈椎长期劳损、骨质增生或椎间盘突出、韧带肥厚，使颈脊髓、神经根、椎动脉受压、交感神经受到刺激，而出现一系列功能障碍的临床综合征。根据受累组织和结构的不同，颈椎病可分为五种类型：神经根型颈椎病、脊髓型颈椎病、交感神经型颈椎病、椎动脉型颈椎病以及混合型颈椎病。本例老年患者，既有脊髓型颈椎病表现，又有神经根型颈椎病表现，因此诊断为混合型颈椎病，患者影像学表现为多节段颈椎间盘突出、黄韧带肥厚、椎管狭窄，因此我们采用颈后路双开门椎管扩大成形术，术后效果满意。

【病例点评】

颈后路椎管扩大成形术是颈椎病后路减压的传统手术。颈椎后路手术的原理主要是通过扩大椎管容积，利用颈脊髓后漂移来躲避前方压迫，达到间接减压的目的。后路手术包括椎板切除术和椎板成形术。目前应用较多的有颈后路单开门椎管扩大成形术、颈后路双开门椎管扩大成形术。相对于前路手术，后路手术的优势在于操作简单、创伤小，对于多节段受累及后纵韧带骨化的患者，可有效降低手术风险。适用于：①颈椎病涉及三个以上节段病变并有椎管狭窄和脊髓受压症状者。②颈椎椎管外伤或发育性狭窄有脊髓压迫症状者，CT片示椎管矢状径绝对值小于10 mm。③散在型或连续型颈后纵韧带骨化症有脊髓压迫症状，前路手术难以减压者。④因颈椎病曾施行前路减压术，仍有脊髓压迫症状者。

70 前路齿状突螺钉内固定治疗II型C2齿状突骨折1例

【病历摘要】

患者，男性，39岁。高处坠落致头颈部、左腕关节疼痛伴活动受限3天。

【现病史】患者于2022年3月22日10时许在车上干活时从高处坠落摔伤，致头部、颈部、左手腕部疼痛伴活动受限，被家人救起后送往我院急诊，急诊完善相关检查，诊断为枢椎齿状突骨折、左桡骨远端骨折，急诊给予颈托保护及左腕关节石膏外固定，入住我院骨二科，给予对症治疗，建议手术治疗。患者为求手术，于2022年3月25日转至我科。患者自受伤以来，精神、食欲、睡眠可，大小便正常。

【入院查体】颈托制动，脊柱生理弯曲存在，颈部棘突及棘突旁软组织压痛（+）。右侧头面部肿胀，压痛（+）。左腕部石膏制动，局部肿胀。四肢感觉、肌力、肌张力正常，四肢腱反射正常，四肢末梢血运良好。

【影像学检查】颈椎CT+三维重建示齿状突骨折，C5～C6椎间盘突出。颈椎MRI示齿状突骨折，C5～C6椎间盘突出。颈椎X线：齿状突骨折。

【入院诊断】枢椎齿状突骨折（Ⅱ型）。

【治疗与转归】入院完善相关术前检查，在全身麻醉下给予齿状突骨折复位，透视下行经前路齿状突螺钉内固定，麻醉清醒后，四肢感觉活动正常，术后第2日复查颈椎X线，骨折复位及螺钉固定位置长度良好，佩戴颈托下地活动，颈托固定6周。

术前、术后影像学表现见图4-1-9～图4-1-12。

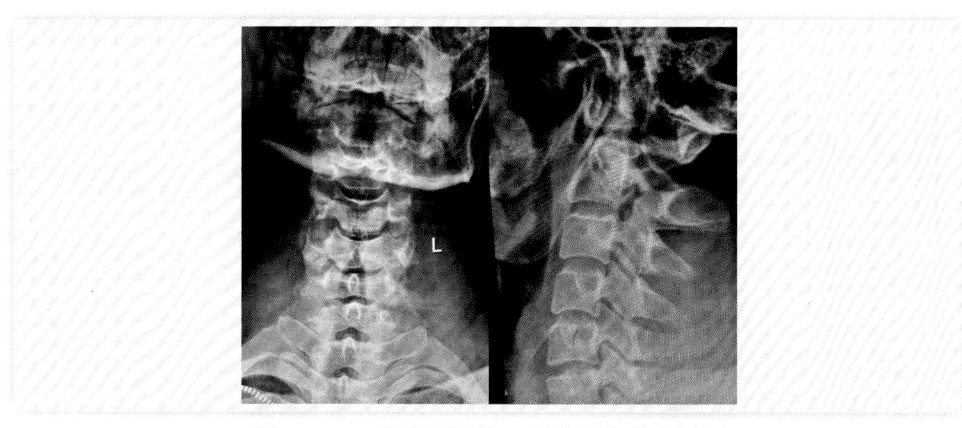

图 4-1-9　颈椎正侧位 X 线片示齿状突骨折

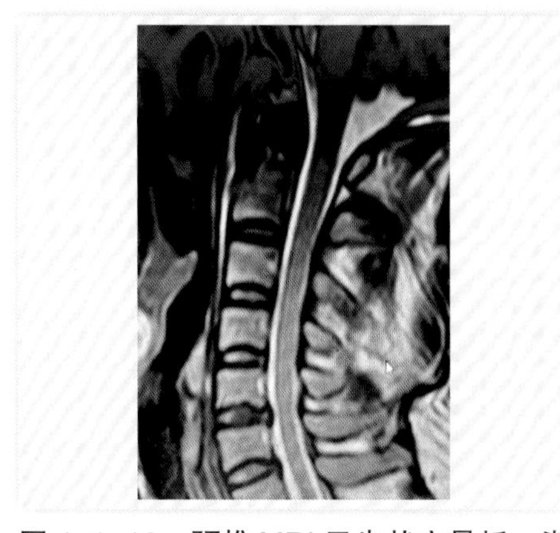

图 4-1-10　颈椎 MRI 示齿状突骨折，脊髓无明显受压

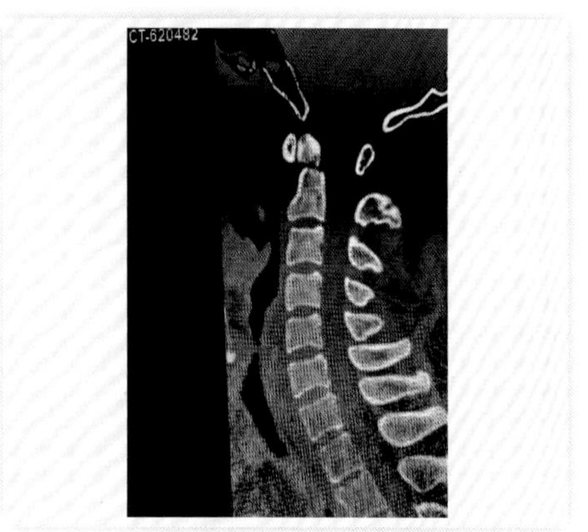

图 4-1-11　颈椎 CT 示齿状突骨折，断端轻度移位

【病例分析】

齿状突是上颈椎关节重要的骨性联结结构，其借助于寰横韧带将齿状突束缚在一定的解剖范围来保持寰枢关节的稳定。齿状突骨折，通常是外伤所致，如高处坠落、车祸等。临床上一般采用的是Anderson-D'Alonzo分型，Anderson-D'Alonzo分型是根据齿状突的位置来分的，从上往下分为三型，Ⅰ型为齿状突的尖部骨折，Ⅱ型为齿状突基底部与枢椎体交界处骨折，Ⅲ型

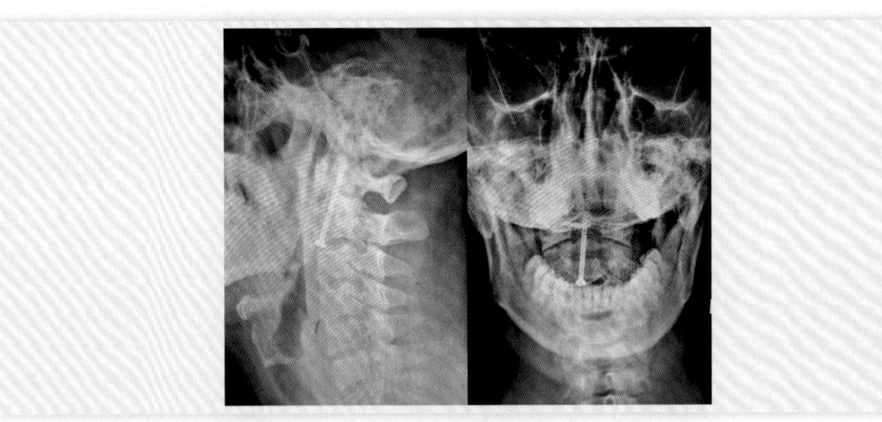

图 4-1-12 颈椎侧位及张口位 X 线片示齿状突骨折复位满意，内固定位置良好

为齿状突骨折延伸及枢椎体部，其中Ⅰ型、Ⅲ型相对稳定。Ⅰ型稳定的原因是它波及的骨折块比较小，不影响整体的齿状突的稳定性；Ⅲ型骨折比较靠近基底，相对稳定，不影响愈合。而Ⅱ型骨折恰恰就在齿状突和枢椎椎体的连接部，相对稳定性差，所以往往采取手术治疗。本例患者属于齿状突Ⅱ型骨折，不稳定性骨折，我们采用经前路螺钉内固定，术后获得了满意的手术效果。

【病例点评】

齿状突骨折，是特别常见的颈椎损伤，严重者会导致死亡。这种情况大部分都是因为外伤，也有一部分老年人是跌倒之后引起的齿状突骨折。齿状突骨折的患者大部分都会有一些常见的症状，颈椎僵硬，活动会受限制，有时候还会有一种放射痛的感觉，严重者甚至会觉得上下肢无力。临床常用Anderson-D'Alonzo分型。Ⅰ型骨折较罕见，可用颈围领固定6～8周。Ⅱ型骨折骨折部位血液循环较差，不愈合率高达60%，此型骨折行颅骨牵引解剖复位，齿状突骨折螺钉内固定或Halo背心固定12周。Ⅲ型骨折可行Halo vest固定12周，骨折愈合率为85%～90%。手术治疗适用于已经明确只有Ⅱ型骨折，或者说分离超过5 mm，骨折线间隙＞2 mm，成角＞11°的患者。手术治疗方式分为前路或者后路，前路采取仰卧体位，固定方式是从颈部前方，这个时候往往不暴露骨折部位，而是通过闭合穿刺获得很好的固定，相对手术时间短，但对术者的要求比较高；对于一些不适合前路固定的Ⅱ型骨折，往往采取从颈后部进行固定，采用俯卧位，显露部位稍稍大于前路的固定，暴露的是寰椎和枢椎，通过寰枢椎的固定，间接达到齿状突的稳定。前路手术创伤小，要求高，后路手术暴露相对比较大，需要剥离一些肌肉，但是对于齿状突骨折也可以获得一个很好的固定。

71 后路椎管减压部分肿瘤切除椎弓根侧块螺钉内固定治疗C3椎体转移瘤1例

【病历摘要】

患者，女性，64岁，颈部不适伴行走困难1个月。

【现病史】患者于1个月前出现颈部不适伴双下肢行走无力，行走不稳，脚踩棉花感等症状，不伴有胸憋气紧、头痛、头晕等症状，影响日常生活休息，曾行按摩治疗，症状未见明显缓解，于2021年1月17日就诊于我院，行颈椎MRI检查示C_3椎体骨转移瘤、椎间盘脱出及肥大性颈椎病（Ⅰ型），建议住院手术治疗，患者给予药物等保守治疗，症状无缓解，行走无力逐渐加重，为求手术，入住我科。患者自发病以来，精神、食欲、睡眠可，大小便正常。

【既往史】5年前曾于北京某医院行甲状腺癌切除术，平素口服左甲状腺素钠片，4年前曾因左肺右下叶中分化腺癌于我院行胸腔镜手术，2年前发现脑转移，于我院放疗科行放疗。否认高血压、糖尿病病史。否认肝炎、结核病史，否认食物、药物过敏史，预防接种史不详。

【入院诊断】颈椎转移瘤（C3、C1）；颈椎管狭窄症；T_2椎体血管瘤；四肢不全瘫；甲状腺癌术后；肺癌术后；脑转移瘤。

【入院查体】C3椎体棘突及棘突旁软组织压痛（+）。闭目难立征（+）。双上肢感觉正常；双上肢三角肌、肱二头肌、肱三头肌、腕伸肌，肌力4级，双手握力4级；左肱二头肌腱反射、桡骨膜反射存在；双侧霍夫曼征（+）；双桡动脉搏动好，末梢血运良好。鞍区及双下肢感觉未见明显异常；左下肢肌力4级，右下肢肌力4−级。双膝反射、跟腱反射未见明显异常；双侧巴宾斯基征（−）。双侧足背动脉搏动可，末梢血运良好。

【治疗与转归】入院完善相关检查，在全身麻醉下行颈椎后路C3肿瘤病灶切除、C2椎弓根螺钉、C4～C5侧块螺钉内固定术。术后X线片显示内固定螺钉位置良好。

术前、术后影像学表现见图4-1-13～图4-1-16。

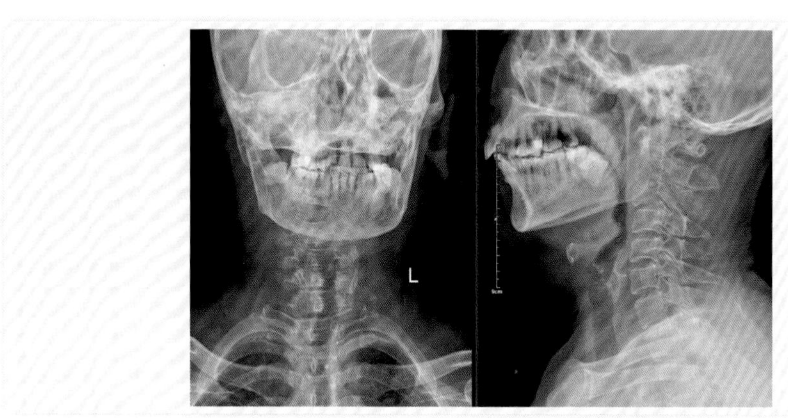

图 4-1-13 术前 X 线片（正侧位）

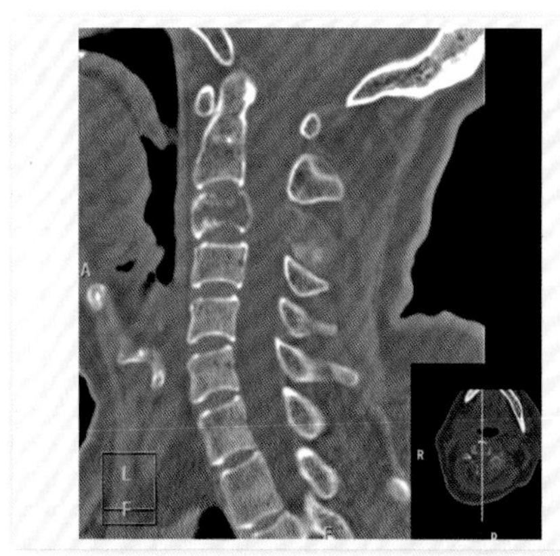

图 4-1-14 术前 CT 片（矢状位）肿瘤侵蚀椎体及后方韧带复合体

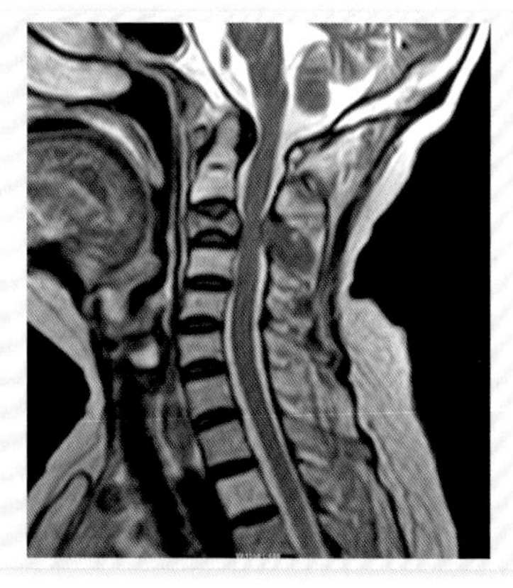

图 4-1-15 术前 MRI 片（矢状位）肿瘤侵蚀椎体及后方韧带复合体，椎管狭窄

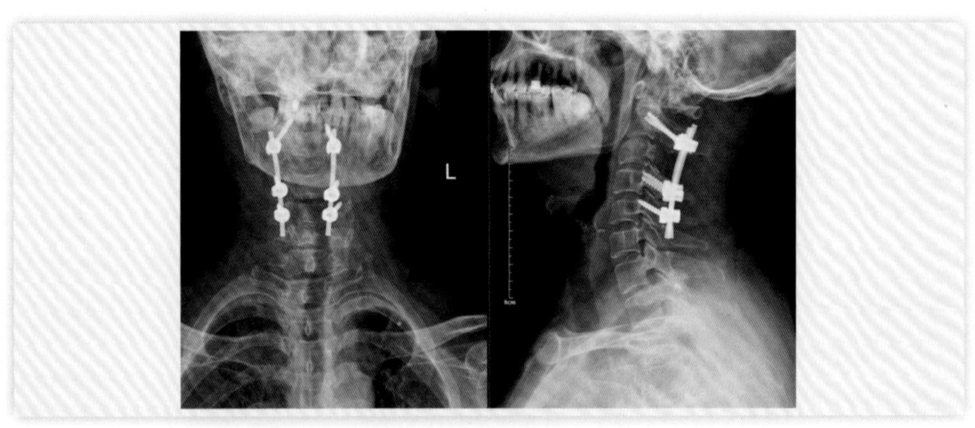

图 4-1-16 术后 X 线片（正侧位）内固定位置良好

【病例分析】

本例患者为老年女性，无外伤史，辅助检查提示C3椎体骨转移瘤，诊断明确，影像学检查提示肿瘤侵犯椎体及附件，并压迫脊髓，导致患者行走困难，下肢无力，严重影响日常生活，保守治疗无效，手术指征明确，术前各项检查，无明显手术禁忌证。本次手术目的是解除神经压迫，重建颈椎结构，最大限度保留或重建颈椎功能，选择颈椎后路肿瘤切除、内固定术，二期可行前路手术，手术方案合理，术中精细操作，避免副损伤，术后早期下地，精心护理，预防并发症。手术采用全麻，麻醉成功后取俯卧位，头颅置于Mayfield头架上，常规消毒、铺无菌手术单，取后正中切口，长约10 cm，推开椎旁肌，自C2～C5暴露双侧椎板，查及C3棘突及左侧椎板已为肿瘤侵蚀，左侧椎板局部包块形成，小心切除C3棘突、左侧及部分右侧椎板，暴露硬膜，沿左侧椎板继续清除肿瘤病灶至C3椎体后缘，C臂机监视下行双侧C2椎弓根螺钉、C4～C5侧块螺钉固定，预弯连接杆，安装螺帽，透视见位置良好。彻底冲洗、止血，内置引流管一枚，逐层缝合皮肤，无菌敷料覆盖，颈托固定。术毕。术程顺利，麻醉满意，术中出血量约400 mL，未输血，清点纱布、器械无误，术后清醒安返病房。术后拔管后复查X线显示内固定位置良好，伤口愈合良好，四肢肌力均有不同程度恢复，无神经损伤等并发症。

【病例点评】

颈椎的椎弓根螺钉固定，是目前所有固定方式中生物力学表现最好的一种。但是，由于其难度和风险都很大，成为了脊柱外科医生追求的天花板之一。本例颈椎后路手术术中需行双侧C2椎弓根螺钉、C4～C5侧块螺钉固定，手术难度均较大，手术风险亦极高。其中C2采用椎弓根螺钉固定，早在1964年，法国的Leconte就对1例创伤性寰枢椎脱位患者首次进行了C2椎弓根螺钉植入术，开创了人类枢椎椎弓根螺钉应用的先河。C2椎体较为独特，其椎弓根为侧下方向内上方倾斜，位于横突孔的后侧，上关节面的下方。其上侧壁较宽，最窄处为横突孔部，此处椎弓根外侧壁较内侧壁薄，是椎弓根螺钉易穿破之处。C2椎弓根螺钉进钉点位于C2枢椎椎板上缘水平线下5 mm与椎管内侧缘外7 mm交点处。方向：矢状面内倾30°，水平面上倾20°，术中放置时先确认枢椎椎弓根的上缘和内侧缘，枢椎椎弓根上缘水平线下5 mm与椎管内侧缘外7 mm垂直线交点就是大概的入钉点，根据环椎椎弓头倾角度在25°～30°，内倾10°～20°，探子检查没问题，继续钻22～26 mm。C2椎弓根螺钉能够提供稳定的后路颈椎融合固定，然而，变异的C2椎弓根是狭窄的，这就很可能导致椎弓根植入不当，造成椎动脉、神经根、脊髓损伤。因此，C2椎弓根螺钉精确地植入，对于减少上述并发症是非常重要的。由于在C3～C6节段内使用侧块螺钉固定较椎弓根螺钉固定简单安全，本例术中C4～C5采用侧块螺钉固定，术中需注意以下几点：①工具不能穿破椎弓根外侧壁，否则会损伤邻近的神经和血管。②进钉的角度应随着椎弓角度的变化而变化。③应避免穿透椎体前面的皮质骨。④术中透视能准确地定位椎体及椎间隙，准确地置入螺钉，防止拧入椎间隙及椎管。⑤在保证安全的前提下，尽可能双皮质固定，螺钉尖端刚好超出侧块前方皮质最佳，以提高其力学性能。在正位片上可见侧块螺钉向外向头端倾斜，钉尾贴着钩椎关节外侧缘；侧位片上可见螺钉沿侧块走行，不进入侧块间隙，到达椎体后缘。

72 颈前路椎体次全切除减压植骨融合术治疗脊髓型颈椎病合并后纵韧带骨化症1例

【病历摘要】

患者，男性，60岁，双下肢乏力伴行走不稳1个月。

【现病史】患者1个月前出现双下肢感觉乏力，行走不稳。颈椎MRI检查示颈脊髓受压伴椎管狭窄。给予保守治疗，症状未见缓解，遂住院治疗。

【既往史】患有糖尿病病史10年，注射胰岛素治疗，门冬胰岛素早、中、晚分别为6 U、6 U、6 U，甘精胰岛素为18 U，血糖控制尚可。

【入院查体】脊椎生理弯曲存在，颈椎棘突、棘上、棘间韧带无压痛，椎旁组织无压痛，颈椎前屈、后伸及旋转功能正常，双手、双足感觉正常，四肢肌张力正常，双侧肱二头肌、肱三头肌、腕伸屈肌肌力正常，双侧胫前肌、跖屈肌肌力正常，双侧霍夫曼征（–），双侧膝腱反射、跟腱反射消失，髌阵挛、踝阵挛（–），巴宾斯基征（–）。

【入院诊断】脊髓型颈椎病；后纵韧带骨化；2型糖尿病。

【治疗与转归】完善入院相关检查，于全麻下行颈前路椎间盘切除、椎体次全切除、椎管减压、椎间植骨融合内固定术。术后3天使用地塞米松磷酸钠注射液10 mg，静脉注射，术后患者行走不稳症状明显改善，效果良好，逐渐恢复日常生活锻炼。

术前、术后影像学表现见图4–1–17～图4–1–20。

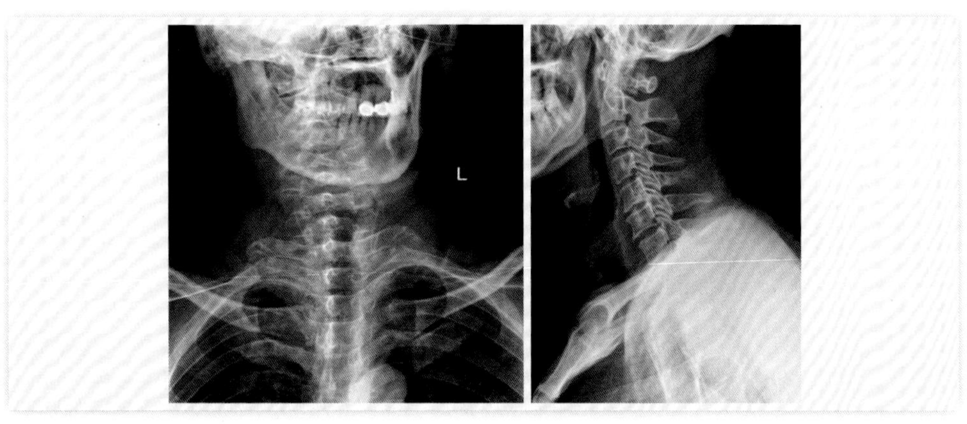

图 4–1–17　术前 X 线片可见 C5、C6 椎体后缘骨赘增生，椎间隙变窄

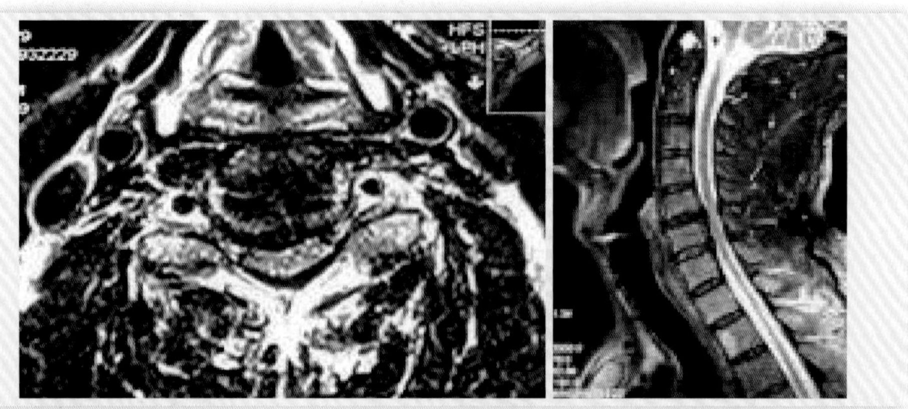

图 4-1-18　术前颈椎 MRI 矢状位可见 C5 ~ C6 节段椎管狭窄，颈脊髓受压。横断位可见脊髓硬膜受压、变扁

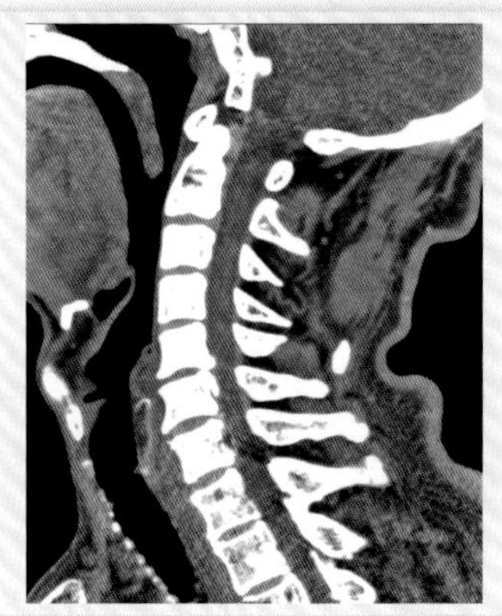

图 4-1-19　颈椎 CT 可见 C5 椎体后下缘骨赘增生、C6 椎体后缘后纵韧带骨化、肥厚，C5 ~ C6 椎间隙高度变窄

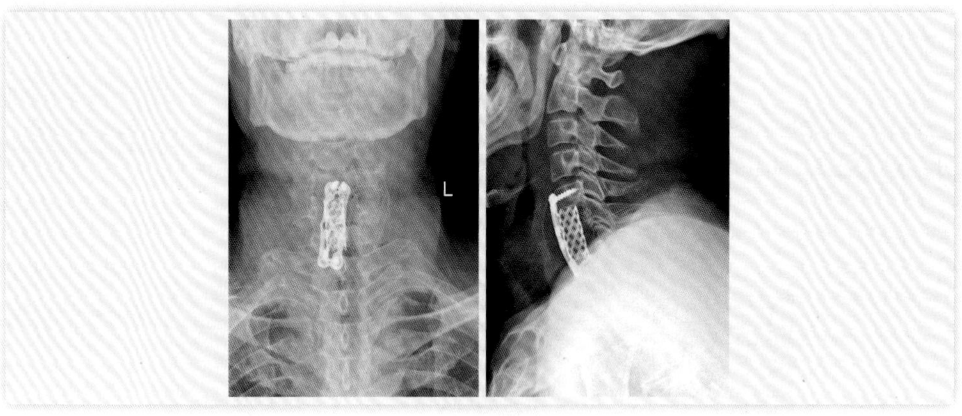

图 4-1-20　术后复查 X 线片可见 C5 ~ C6 钛板内固定，钛笼支撑，椎管后方压迫解除

【病例分析】

颈前路椎体次全切除减压植骨融合术，不同于颈椎间盘切除手术，其手术切除范围更广泛，操作更细致，能有效解除椎管内来自椎体后方的压迫。手术适应证：①颈椎病、颈椎间盘突出症、后纵韧带骨化症等导致脊髓前方受压，压迫物位于椎体后方，不切除椎体无法彻底减压者。②多节段脊髓受压范围广泛者，行椎体次全切除术可简化手术操作，降低手术风险。

该患者取颈前右侧横切口，依次切开皮肤、皮下组织及颈阔肌，沿胸锁乳突肌内侧肌间隙向内分离，经颈动脉鞘内侧达颈长肌前并分离之，显露C5～C7椎体前方，注射器针头定位C5～C7椎间隙，用自动牵开器向两侧及头尾侧牵开周围软组织，切开颈前筋膜，行C5～C6、C6～C7椎间盘摘除，切除C6部分椎体，磨钻去除椎体后方骨赘及骨化后纵韧带，刮匙刮除残留椎间盘和周边增生的骨赘进行充分减压，去除部分后纵韧带，彻底椎管减压，生理盐水反复冲洗。C5～C7椎体间放入植骨钛笼，颈前钛板、螺钉固定之。彻底冲洗、止血，内置引流管一枚，逐层缝合皮肤，无菌敷料覆盖，颈托固定。

置入钛笼时，首先确定钛笼长度，要压配进入减压区，注意钛笼位置不可太深，以免对脊髓和硬膜造成压迫。钛笼长度不可太短，要打压进入椎体，稳定固定，否则钛笼松动后容易造成再次压迫。

【病例点评】

颈前路椎体次全切除减压植骨融合术是目前应用较多的术式，其减压范围大，牺牲的正常骨质少，故已逐步取代环锯扩大减压术。有研究报道，部分患者复查时发现钛笼出现下沉或塌陷的问题，可能与椎体过度撑开及安放位置有关，或与术中减压过程中椎体取出骨量太多、不均匀有关。术中要充分止血，对于椎管内静脉丛出血要用明胶海绵及流体明胶，有时要用到双极电凝，仔细耐心止血，同时要保护脊髓，防止脊髓损伤。术中需注意：椎体后方减压时，切除骨赘、摘除游离髓核操作要仔细，防止损伤硬膜和脊髓；遇到后纵韧带与硬膜粘连，硬膜囊骨化粘连等情况，应将其周围剥离，使之呈游离状态，能够取出的骨化物可以取出，绝不可强行牵拉，避免造成不可挽回的脊髓损伤。

73 脊髓型颈椎病及颈椎后纵韧带骨化症（连续型）1例

【病历摘要】

患者，男性，56岁。颈部不适3年，双下肢无力及行走不稳6个月，加重1个月。

【现病史】患者于3年前无明显诱因出现颈背部憋胀，按摩后症状缓解。6个月前出现双下肢无力伴行走不稳，就诊于我院，建议住院治疗，患者拒绝，1个月前症状明显加重，出现走平路摔倒情况，影响日常生活，2022年4月13日就诊于我院门诊，X线片示颈椎椎体顺列曲度变直，第4～6椎体可见轻度骨质增生，椎间隙未见明显狭窄，前纵韧带及项韧带钙化。初步诊断为脊髓型颈椎病。建议住院治疗，今日住入我科。患者自发病以来，精神、食欲、睡眠可，大小便正常。

【入院诊断】脊髓型颈椎病；颈椎后纵韧带骨化症（连续型）。

【入院查体】脊柱生理弯曲存在，无明显畸形，颈椎棘突及棘突旁软组织无压痛、叩痛。行走不稳。右手第2、3、4、5指皮肤针刺觉减弱，右下肢腹股沟平面以下皮肤针刺觉减弱。双侧三角肌、肱二头肌、肱三头肌、伸腕屈腕肌肌力5级，右手握力4级。双侧髂腰肌、股四头肌、胫前肌、踇伸肌、小腿三头肌、腘绳肌肌力5级。双下肢肌张力高。双侧肱二头肌反射、肱三头肌反射正常，双侧膝反射、踝反射活跃。双侧霍夫曼征（+），双侧Rossolimo（+），双侧髌阵挛（+），踝阵挛（+），双侧巴宾斯基征（-）。直线连足征（+），闭目难立征

（+），10秒握拳试验（+）。

【影像学检查】CT检查（平扫重建+骨三维成像）示颈椎退行性变，椎管狭窄，C3～C4、C4～C5两侧椎间孔不同程度狭窄，C4～C5、C5～C6、C6～C7椎间盘突出。磁共振成像示C3～C7椎间盘不同程度向背后侧或四周移位，硬膜囊受压呈小弧形改变，相应平面脊髓明显受压呈线样改变；C2～C5段椎体后缘见带状长T1、短T2信号，为后纵韧带肥厚钙化；双侧横突孔位置对称、大小适中，椎动脉流空效应存在。

【治疗与转归】完善检查后于全麻下行颈椎后路单开门椎管减压成形术。术后第3天开始下床扶拐下地活动，术后一周出院，恢复较术前改善。术后1个月复查，行走稳定，右手第2、3、4、5指皮肤感觉改善，右下肢腹股沟平面以下皮肤感觉改善。

术前、术后影像学表现见图4-1-21～图4-1-23。

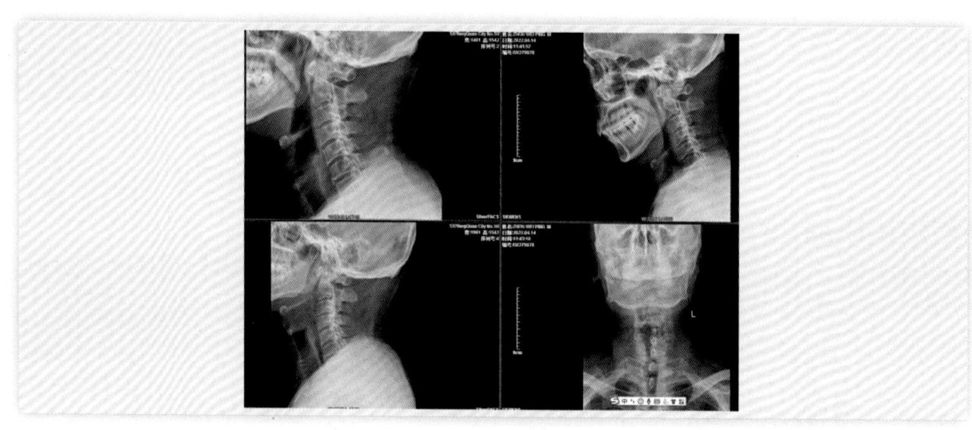

图 4-1-21　术前 X 线片

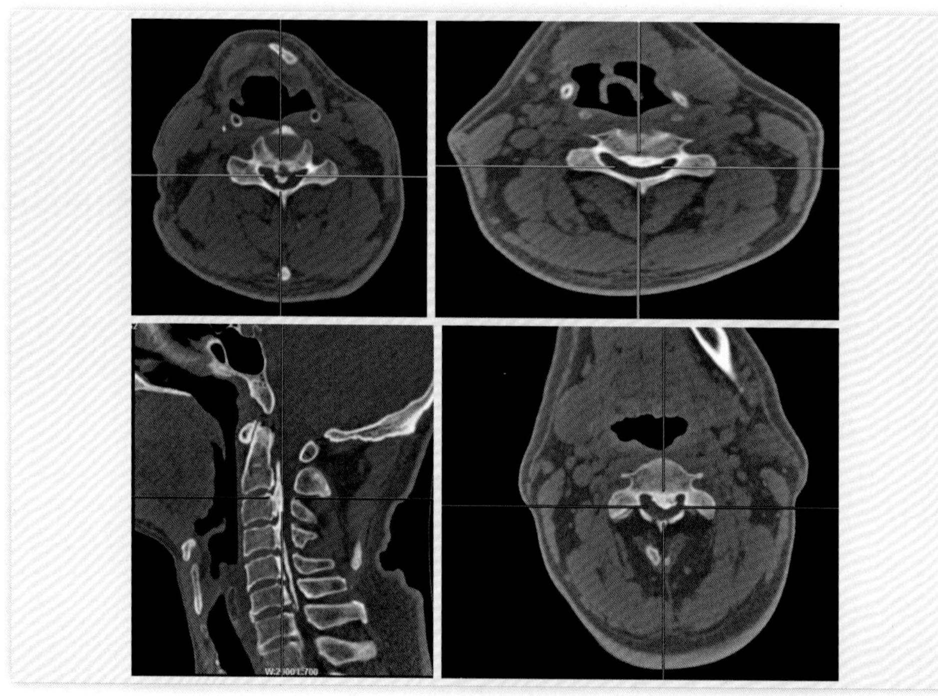

图 4-1-22　术前 CT 及磁共振成像示后纵韧带骨化明显

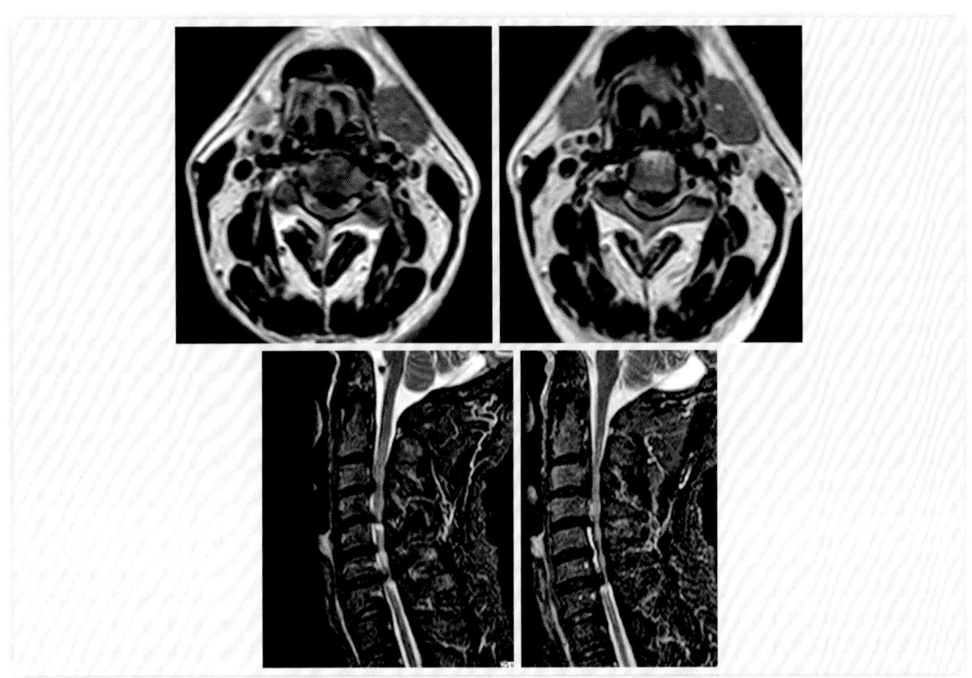

图 4-1-22　术前 CT 及磁共振成像示后纵韧带骨化明显（续）

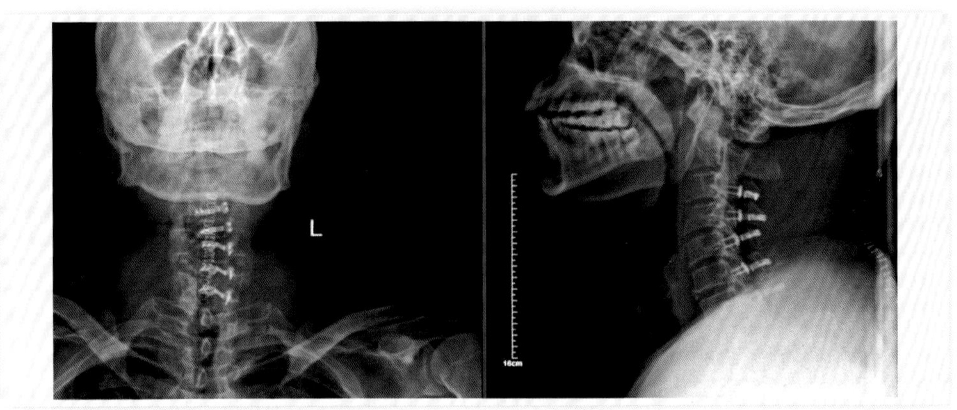

图 4-1-23　术后 X 线片

【病例分析】

根据影像学检查及查体诊断为脊髓型颈椎病、颈椎后纵韧带骨化症（连续型），诊断明确。本例患者为中年男性，症状严重影响生活，走路受限，既往有2型糖尿病病史，术前积极控制血糖，请相关科室会诊积极治疗内科相关疾病，完善术前相关检查，术前备血。根据患者病史、查体及辅助检查，考虑择期行颈椎后路单开门椎管减压成形术治疗。向患者家属交代病情、手术风险及并发症，家属同意手术并签字。术后早期下床进行功能活动，用颈托固定，术后加强护理，降低及避免术后并发症。患者采用全麻，麻醉成功后，取俯卧位，Mayfield架固定头颅，将双上肢用胶带固定于床板，常规术区消毒、铺无菌手术单，取后正中切口，长约12 cm，推开椎旁肌，自C3～C7暴露双侧椎板，咬骨钳依次咬除C3～C7部分棘突，骨蜡止血，磨钻完全磨断C3～C7左侧椎板，于右侧小关节突内缘磨去椎板背侧骨皮质和骨松质，形成纵向沟槽，作为门轴将椎板向右侧掀开，扩大椎管，试模测量开门高度，于C3～C7左侧断开的椎板依次置入合适大小钢板并拧入螺钉固定，完成椎管扩大成形术，C型臂透视位置良好。术后第2日拔除引流管后，颈托固定制动，患者下地负重行走较术前改善。

【病例点评】

颈椎后纵韧带骨化症（ossification of posterior longitudinal ligment，OPLL）是颈椎后纵韧带发生异位骨化并不断增生压迫颈椎脊髓，引起肢体感觉和躯体运动不同程度障碍的一种疾病，在中国其发生率约为0.077‰。虽然颈椎OPLL的传统手术方式已得到了长足的发展和完善，但复杂的长节段颈椎OPLL的术式选择仍然没有明确的定论。颈椎后路单开门椎管减压成形术应用于OPLL患者的疗效较佳，可促进患者的早日康复。考虑其原因可能在于：颈椎后路单开门椎管减压成形术的间接减压操作可有效改善椎管的有效容积，同时可有效改善或避免骨化物对脊髓造成的压迫；该术式具有操作简便的优势，术后并发症发生风险较低，恢复较快，有助于患者神经功能的改善；在一定程度上减少了后方肌肉的广泛剥离及小关节反光破坏引起的术后轴性疼痛，为患者的早日康复创造了有利条件。

74 自发性寰枢椎半脱位伴不全瘫1例

【病历摘要】

患者，男性，69岁。颈肩部及腰部疼痛1年，四肢无力半个月。

【现病史】患者自述1年前出现颈肩部及腰部疼痛，未在意，在家休息，症状缓解，近半个月上述症状加重，并出现四肢无力，行走不稳，无脚踩棉花感等症状，不伴有胸憋气紧、头痛头晕等症状。就诊于门诊，以脑梗死病史收入院，入院后头颅行磁共振成像检查（平扫）示双侧大脑半球多发腔隙性脑梗死（陈旧性）；脑白质脱髓鞘变性伴老年性脑皮质萎缩。颈椎及腰椎磁共振成像示颈椎病，腰椎侧弯畸形，L1～S1椎间盘突出伴间盘变性，L1～L2、L4～L5椎体异常信号。我科会诊后建议住入我科进一步诊治，遂后入住我科。患者自发病以来，精神、食欲、睡眠可，大小便正常。

【入院查体】脊柱生理弯曲呈侧弯，颈椎棘突及棘突旁软组织无压痛、叩痛。闭目难立征、右侧10秒握拳试验（+）。压颈试验、右上肢牵拉试验（+），左上肢牵拉试验（–）。右上肢上臂外侧、前臂外侧及右手五指感觉减退；右上肢三角肌、肱二头肌、肱三头肌、腕伸肌肌力及右手握力3+级；双上肢肌张力正常；右侧肱二头肌腱反射、桡骨膜反射减弱；左上肢肌力5–级；右侧霍夫曼征（+），左侧霍夫曼征（–）；双桡动脉搏动好，末梢血运良好。L3～L5棘突及椎旁软组织压痛、叩痛（+）。鞍区感觉未见明显异常。左下肢肌力5–级，右下肢肌力4级，双侧膝腱反射存在；双侧跟腱反射存在；双侧髌阵挛存在；双侧踝阵挛（–）；双侧巴宾斯基征右侧（+）；双足背动脉搏动可，末梢血运良好。

【影像学检查】颈椎X线片示寰枢椎半脱位，颈椎生理曲度正常，C5～C7椎体间隙变窄，相对骨前后缘骨质增生，项韧带钙化，余未见异常。颈椎磁共振成像示颈椎诸体排列整齐、曲度变直；诸椎体前后缘唇样骨质增生，C5～C7椎体脂肪抑制序列呈稍高信号，炎性改变可能；部分间盘呈短T2低信号，示为变性，部分椎间隙变窄，C3～C7椎间盘向后方移位，超出相应椎体后缘，C3～C7黄韧带肥厚，相应平面硬膜囊前、后缘受压，椎管矢径变窄；颈髓内未见明显异常信号影，椎管内未见其他异常信号。

【入院诊断】自发性寰枢椎半脱位伴不全瘫；神经根型颈椎病；腰椎间盘突出（L3～L5）；重度骨质疏松症；脑梗死后遗症；高血压病2级（极高危）；类风湿关节炎。

【治疗与转归】入院后完善相关检查，行寰枢椎半脱位后入路切开复位内固定及椎体间植骨融合术。术后第3天开始下床扶拐下地活动，四肢无力症状明显改善。查体：右上肢三角肌、肱二头肌、肱三头肌、腕伸肌、右手握力4级；左上肢肌力5级；左下肢肌力5级，右下肢肌力5级，末梢血运良好。复查颈椎X线示颈椎生理曲度变直，C3～C6椎体前缘骨质增生，C1、C2椎体可见内固定，C3～C4、C5～C6椎间隙变窄，项韧带钙化。术后2周拆线出院，1个月后复查四肢无力症状明显改善，下地负重行走稳定，右手握力明显改善。

术前、术后影像学表现见图4-1-24、图4-1-25。

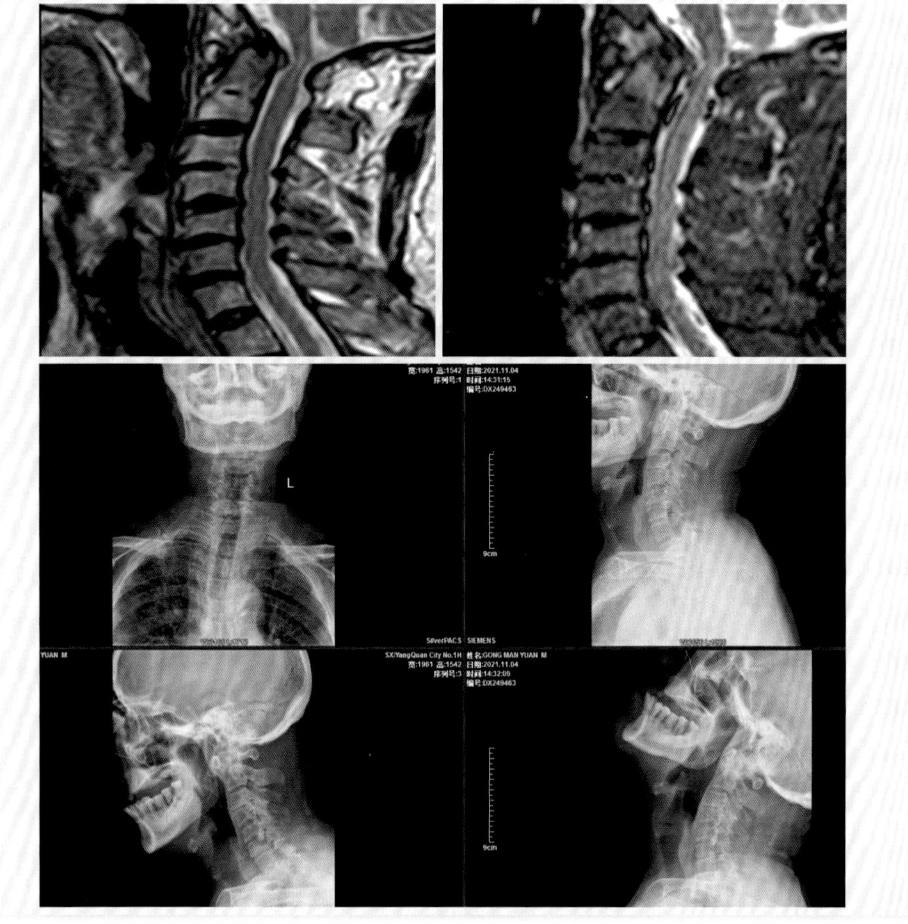

图 4-1-24　术前 X 线片、磁共振成像示多个节段黄韧带肥厚增生，相邻硬膜囊受压明显

【病例分析】

患者为老年男性，无外伤史，辅助检查提示寰枢椎不稳，诊断明确，保守治疗无效，手术指征明确，术前各项检查，无明显手术禁忌证，本次手术目的是复位寰枢椎，稳定固定，减轻

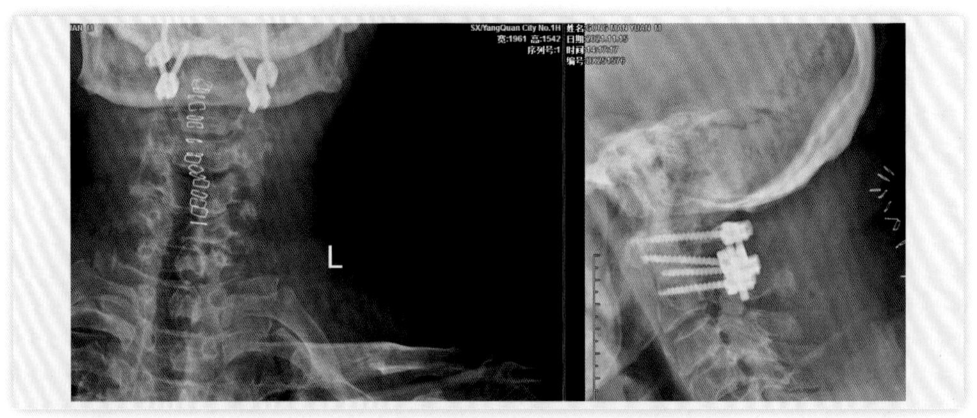

图 4-1-25 术后 X 线片示内固定物位置良好

症状，改善生活质量，防止瘫痪的发生，早期开始四肢的功能锻炼。本次手术为颈椎后路寰枢椎复位内固定术，手术方案合理，术中精细操作，避免副损伤，术后早期下地，精心护理，预防并发症。患者选择全麻，术毕患者清醒后安返病房。术后第2日拔管，右上肢上臂外侧、前臂外侧及右手五指感觉较前改善；右上肢三角肌、肱二头肌、肱三头肌、腕伸肌肌力及右手握力4级；左上肢肌力5级；左下肢肌力5级，右下肢肌力5级，末梢血运良好。颈托固定制动，患者下地负重行走稳定。

【病例点评】

本病通常是由多种因素同时作用导致，可能与先天畸形、退行性变等因素有关。先天畸形：出现寰枕发育异常、齿突发育异常、先天性颈椎融合、韧带缺损或松弛等情况时，会导致寰枢椎的稳定性遭到破坏，寰枢椎易发生脱位。退行性变：在外伤和先天性畸形的病理基础上，椎骨、横韧带、关节囊及周围韧带解剖学结构异常改变，随着年龄增长，局部异常组织容易出现劳损、退变、松弛，导致寰枢椎运动节段不稳，这就是许多外伤和先天性畸形患者到中老年才发生寰枢椎脱位，出现临床症状的原因。

后路寰枢固定融合术的目的是固定寰枢关节，适用于大多数可行后入路手术的患者。主要采用颈椎的第1与2椎骨之间（C1～C2）钉棒内固定技术。优点是固定装置结构简单、固定板易于弯成合适的曲度、锁定装置可靠、固定效果好、并发症发生率较小，是一种较理想的固定技术；缺点是手术风险大。

第二节 胸椎

75 Wilste入路治疗胸椎爆裂骨折1例

【病历摘要】

患者，男性，56岁。骑车摔伤致胸部疼痛、活动受限11天。

【现病史】患者2022年3月9日6时50分许骑自行车摔伤致胸部疼痛、活动受限，急就诊于当地医院，行相关检查，诊断为胸椎骨折、肋骨骨折、胸腔积液、气胸，住院后给予对症治疗，建议手术治疗。患者为求手术治疗，于2022年3月20日转至我院，收入我科。患者自受伤以来，精神、食欲、睡眠可，大小便正常，体重无明显减轻。

【入院查体】脊柱生理弯曲存在，T6～T7棘突及棘突旁软组织压痛、叩痛（+）。胸部压痛（+），呼吸活动轻度受限。躯干、鞍区及双下肢感觉正常，双下肢肌力5级，双下肢肌张力正常，双膝反射、跟腱反射存在，病理征未引出，双足背动脉搏动可，末梢血运良好。余未见明显异常。

【入院诊断】T6～T7椎体爆裂骨折。

【治疗与转归】入院完善相关术前检查，于全麻下行Wilste入路T6、T7椎体骨折撑开复位内固定术，术后给予抗感染、补液等对症治疗，术后第3日复查X线示椎体高度恢复满意，内固定位置良好，患者佩戴支具可下地活动。

术前、术后影像学表现见图4-2-1～图4-2-4。

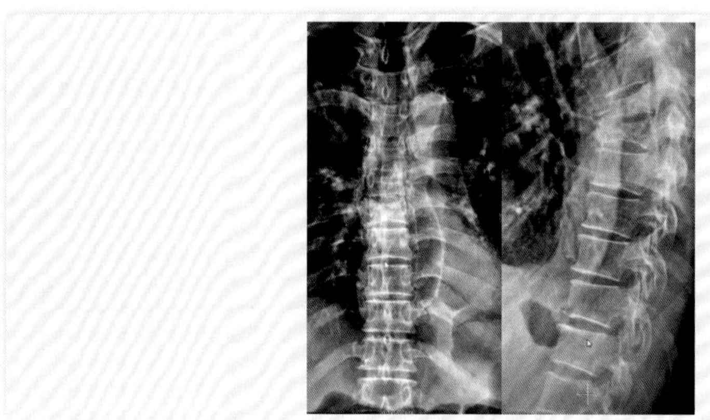

图 4-2-1　胸椎 X 线片示 T6 ～ T7 椎体楔形变

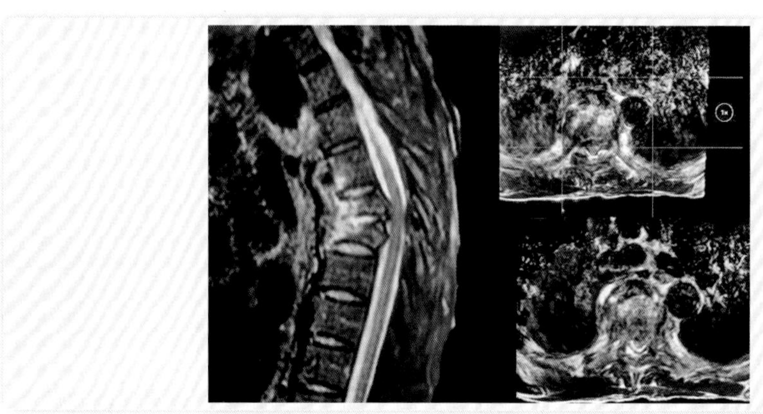

图 4-2-2　胸椎 MRI 示 T6 ～ T7 爆裂骨折，骨块后移，硬膜囊轻度受压

【病例分析】

胸腰椎骨折是指由于外力造成胸腰椎骨质连续性的破坏，多为高能量暴力冲击胸部所致，主要见于车祸伤、高处坠落伤、工伤以及和娱乐活动有关的损伤，好发于司机、工人、运动员人群。随着社会人群老龄化水平的不断加重，骨质疏松亦成为该病的主要诱因之一。胸腰椎骨

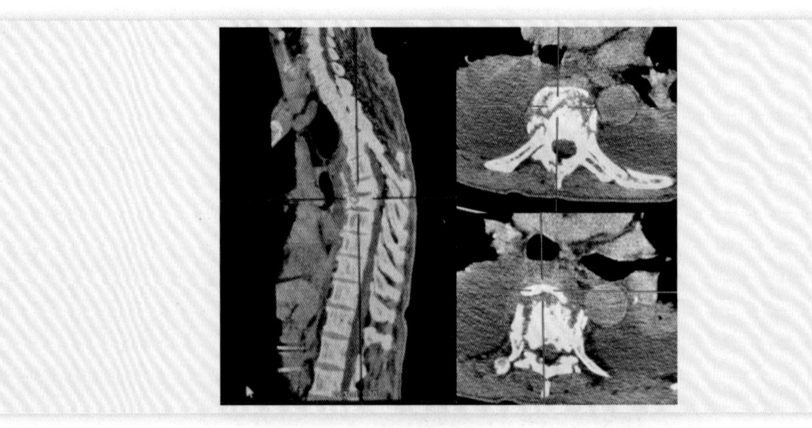

图 4-2-3　T6 ~ T7 爆裂骨折，椎管内骨性占位

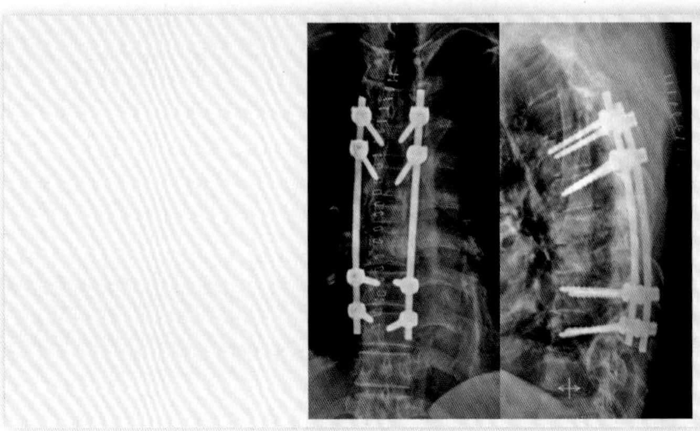

图 4-2-4　胸椎 X 线片示 T6 ~ T7 椎体高度恢复，内固定位置良好

折的治疗目的在于恢复脊柱序列、稳定脊柱、防止和减轻继发性脊髓神经损伤，包括保守治疗和手术治疗。保守治疗适用于仅表现为胸背部疼痛，影像学表现属于稳定性骨折，椎管里没有骨折块压迫神经者。若出现了神经系统损伤表现，或者通过影像学检查发现胸椎管内有较大骨折块压迫了脊髓或者神经，就需要通过手术来解决，手术的目的是重建脊柱稳定性和解除对脊髓或者神经的压迫来改善神经系统症状。本例患者为男性，56岁，T6 ~ T7爆裂骨折，虽无脊髓神经症状，但是影像学表现胸椎后凸畸形，T6 ~ T7椎管内骨性占位，属于不稳定性骨折，同时患者合并肋骨骨折、肺挫伤、胸腔积液，因此选择微创肌间隙入路给予撑开复位内固定术，手术时间短，创伤出血少，术后椎体高度恢复，后凸矫正，骨折复位满意，患者可早期佩戴支具下地活动，手术效果满意。

【病例点评】

后路椎弓根钉棒系统是治疗胸腰椎骨折的主要方式。经典入路需要对椎旁肌进行广泛剥离和牵拉，出血多，易导致椎旁肌缺血坏死和纤维化，出现腰背痛等不适。1968年Wiltse首次报道了多裂肌外侧间隙入路，2009年郑燕平教授将其用于治疗腰椎滑脱症。

与经典入路相比，Wiltse入路对肌肉组织损伤小，出血少，恢复快。与经皮钉相比，Wiltse入路更经济实惠，且适应证更广，对于需要减压融合的骨折，亦可采用Wiltse入路。Wiltse入路属于开放手术当中的微创术式，无须特殊器械，可在各级尤其是基层医院推广。

76 后路经椎弓根截骨矫形融合治疗陈旧性胸腰段后凸畸形1例

【病历摘要】

患者，男性，46岁。腰椎骨折术后双下肢不全瘫28年，腰痛2年加重伴左下肢放射痛1年。

【现病史】患者于28年前井下作业时被重物砸伤致腰椎骨折伴双下肢不全瘫，于外院行手术治疗，术后恢复可，2年前无明显诱因出现腰痛，活动后加重，休息后缓解，1年前腰痛加重伴左下肢放射痛，当地卫生室给予口服药物治疗，症状未见明显缓解。于今日就诊我院，患者为求进一步治疗，入住我科。患者自受伤以来，小便功能轻度障碍，大便正常。

【既往史】既往糖尿病病史数年，自行注射胰岛素治疗，否认高血压病，否认肝炎、结核病史，否认食物、药物过敏史，预防接种史不详。

【入院查体】脊柱胸腰段可见一长约20 cm手术切口瘢痕，局部叩痛明显，双大腿感觉功能轻度减退，双小腿、双足感觉功能明显减退，双侧髂腰肌、股四头肌肌力4级、双侧胫前肌、右踇背伸肌、踝趾屈肌肌力1级，双膝反射、跟腱反射未引出。双足背动脉搏动可，末梢血运良好。

【入院诊断】腰椎管狭窄症；腰1椎体陈旧性压缩性骨折；胸腰段后凸畸形；双下肢不全瘫；胸腰段脊髓损伤；2型糖尿病。

【治疗与转归】入院完善相关检查，在全身麻醉下行胸腰段后路减压、截骨矫形、T10～L4椎弓根螺钉内固定术。术后X线片显示椎弓根螺钉位置良好，术后CT显示L1水平椎管及神经根管均获得彻底减压。

术前、术后影像学表现见图4-2-5～图4-2-10。

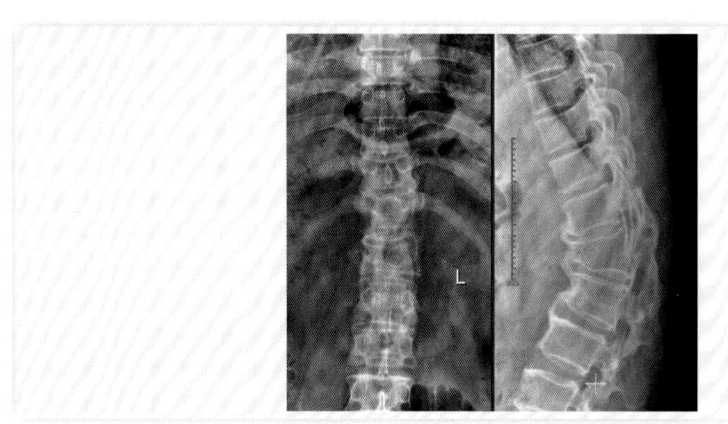

图 4-2-5 术前 X 线片示胸腰段后凸畸形

【病例分析】

胸腰椎骨折的患者，经过不正确的治疗或者术后处理，晚期常遗留局部后凸畸形，并可导致严重的背部疼痛和神经功能损害，且影响美观。此类患者通常病程较长，后凸畸形僵硬，保守治疗无效，手术治疗难度较大。本例患者为中年男性，外伤史明确，术后出现腰痛伴下肢放射痛，小便功能轻度障碍，辅助检查提示L_1椎体陈旧性骨折，胸腰段椎管狭窄，胸腰段后凸畸形，保守治疗无效，手术指征明确，经过术前各项检查，无明显手术禁忌证，本次手

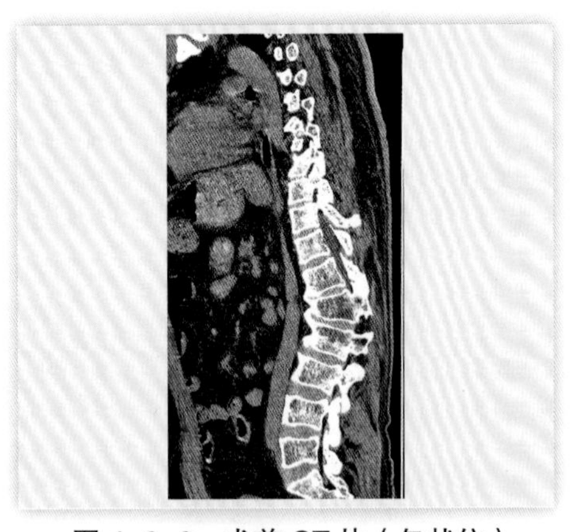
图 4-2-6　术前 CT 片（矢状位）

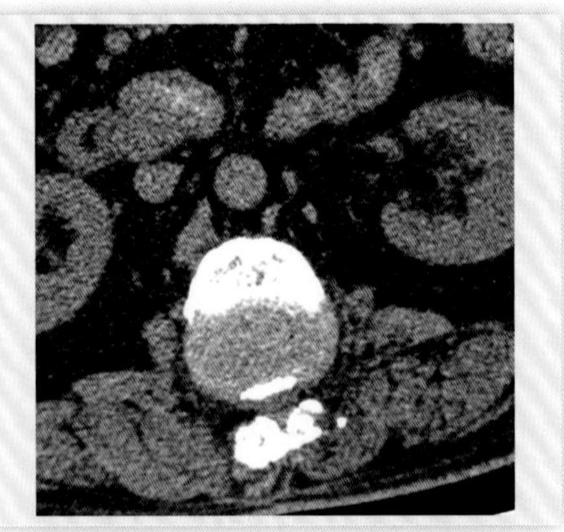
图 4-2-7　术前 CT 片（水平位）

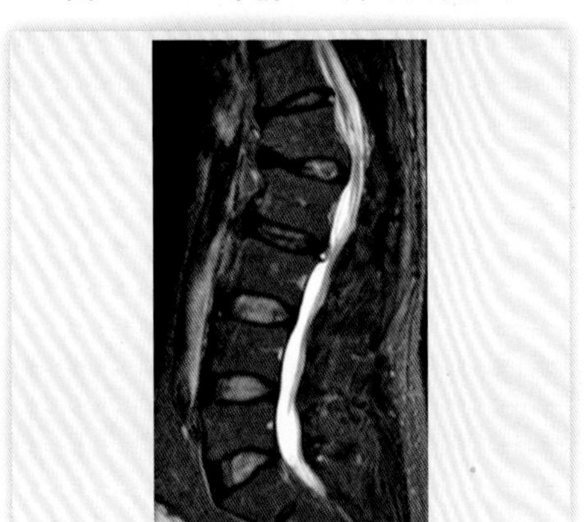
图 4-2-8　术前 MRI 片（矢状位）

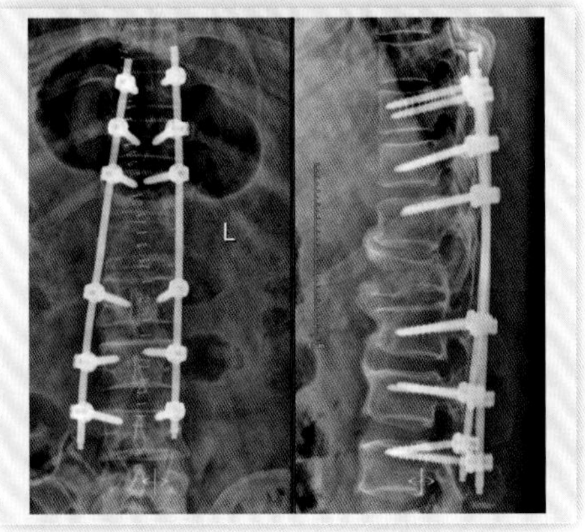

图 4-2-9　术后 X 线片示后凸畸形明显矫正

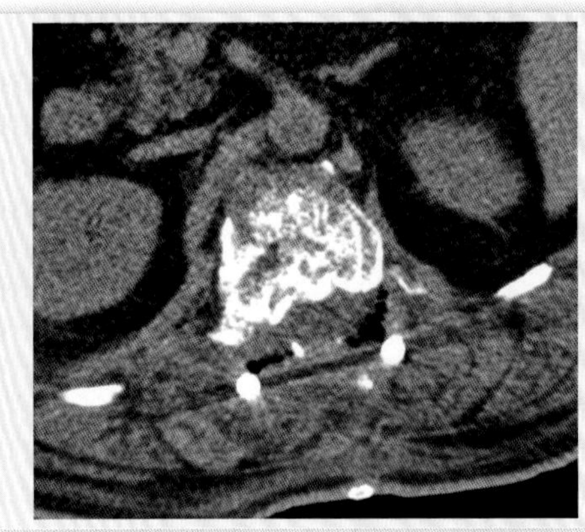
图 4-2-10　术后 CT 片示椎管彻底减压

术目的是减压神经，减轻胸腰段及左下肢疼痛，脊柱胸腰段截骨矫形，恢复正常生理曲度，选择胸腰段后路减压、截骨矫形、内固定术，手术采用全麻，麻妥后俯卧于手术台，腹部悬空，常规消毒，铺无菌单，在L1打入针头做标记用于C型臂透视定位。取腰背部后正中切口（T10～L4），切开皮肤及皮下组织，用外科术中止血装置电刀沿棘突切开椎旁肌，用Cobb将椎旁肌钝性剥开，用外科术中止血装置双极电凝止血后剪断旋转肌止点，显露T10～L4双侧椎板，暴露双侧T10～L4小关节，用自动拉钩牵开。在T10、T11、T12、L2、L3、L4椎弓根打孔，插入12枚标记针，透视示位置良好，打入12枚万向螺钉，再次透视确定位置良好。用骨刀切除双侧L1增生坚硬的椎板骨质，显露硬膜，见黄韧带增生肥厚并与硬膜粘连，小心切除黄韧带，行左侧神经根管减压。探查神经压迫已解除，硬膜搏动良好。避开神经，沿L1椎弓根用骨刀行椎体截骨，预弯并安装连杆，对L1椎体行加压矫形，恢复胸腰段生理曲度，C臂机透视证实位置满意后，拧紧锁定螺母，去除螺钉尾端。用生理盐水冲洗伤口，清点器械纱布无误后放置负压引流，逐层缝合，术中使用止血海绵进行止血，手术顺利，术后患者安返病房。拔管后复查X线显示内固定位置良好，伤口愈合良好，无神经损伤等并发症，术后患者腰痛及左下肢疼痛明显改善。

【病例点评】

胸腰椎陈旧性骨折导致的晚期后凸畸形的患者临床上并非少见。早期未经治疗、漏诊或者治疗不当，如过早负重、手术减压不彻底、植骨不充分、内固定选择不当，是导致后凸畸形的主要原因。此类患者的后凸畸形通常比较僵硬，并可造成神经功能损害和严重的腰背部疼痛，保守治疗不能矫正畸形故疗效较差，通常需手术治疗。手术干预的目的在于稳定病变节段，缓解疼痛，重建脊柱矢状面平衡，解除压迫，尽可能恢复神经功能。目前公认的手术指征：①背部疼痛明显，保守治疗无效；②神经损害症状进行性加重或有严重椎管狭窄者；③后凸畸形Cobb角大于20° 或进行性加重；④对外观要求较高，要求矫形。

具体的手术方式目前尚有一定的争议，早期大多数学者一般选择前路或者前后路联合手术，认为前路减压更加直接、彻底。然而，前路手术的缺点在于手术创伤较大，出血多，伤椎显露较困难；膈肌脚切断后血气胸、肺不张、膈疝等并发症的发生率高；对僵硬的后凸畸形矫正比较困难。前后路联合手术虽然可获得较好的减压及矫形效果，但手术创伤太大。相对前两种术式而言，后路截骨手术的优势比较明显：手术入路简单，通过单一手术切口即可以获得360° 彻底减压；使用椎弓根钉棒系统能有效矫正后凸畸形，同时重建脊柱三柱的稳定；截骨完成后闭合截骨面，骨接触面积大，有利于骨融合；手术不延长脊柱脊髓，避免神经损伤；手术创伤比单纯前路或前后路联合手术更小，降低了损伤前方大血管的风险，因而更安全。本例为后路3级截骨，术中先切除椎弓根，以免闭合后神经被挤压，再经两侧椎弓根残端楔形切除部分椎体骨质，所以叫经椎弓根截骨术（pedicle subtraction osteotomy，PSO），后路截骨术式还特别适合于既往曾行后路手术或者后路内固定失败的病例。Schoenfeld等通过对35名不同国籍的脊柱外科医生进行问卷调查，认为后路截骨矫形术是治疗外伤后脊柱后凸畸形患者最值得推荐的手术方案。

77 后路全椎板黄韧带切除减压内固定治疗胸椎黄韧带骨化症1例

【病历摘要】

患者，男性，48岁。双下肢无力7年，胸椎术后行走困难6年。

【现病史】患者于2015年8月发现行走后双下肢无力，2015年10月出现行走困难，间歇性跛行，行走500米后需休息，先后就诊于晋中市某医院及榆次区某医院行MRI检查后诊断为胸椎管狭窄症，胸椎黄韧带骨化症，于2016年2月于榆次区某医院行胸椎后路椎板减压术，术后右足活动不能，感觉迟钝。6年来右足活动较术前恢复，仍不能正常行走，今日患者就诊于我院，为求手术治疗入住我科。患者自发病以来，精神、食欲、睡眠可，大小便正常，体重无明显减轻。

【入院查体】T_{11}/T_{12}棘突周围叩压痛（+）。右下肢感觉功能减退，会阴部感觉功能正常，右侧髂腰肌肌力3级，股四头肌、胫前肌、踇长伸肌肌力4级，左侧踇长伸肌肌力4+级，双侧髌阵挛、踝阵挛（+），双侧膝、跟腱反射亢进，双侧巴宾斯基征（+），双侧直腿抬高试验（–），双侧股神经牵拉试验（–）。

【入院诊断】胸椎管狭窄症术后（T11/T12）；胸椎黄韧带骨化症；胸椎侧弯；弥漫性特发性骨肥厚症（Dish病）；T4椎体血管瘤；小脑扁桃体下疝畸形（Chiari畸形）；脊髓空洞症；左肺下叶结节；脂肪肝；胆囊多发结石；胆囊息肉。

【治疗与转归】入院完善相关检查，在全身麻醉下行T10～T12椎弓根钉内固定、黄韧带及椎板切除、椎管减压术。术后X线显示椎弓根螺钉位置良好，术后下肢无力症状明显改善。

术前、术后影像学表现见图4-2-11～图4-2-16。

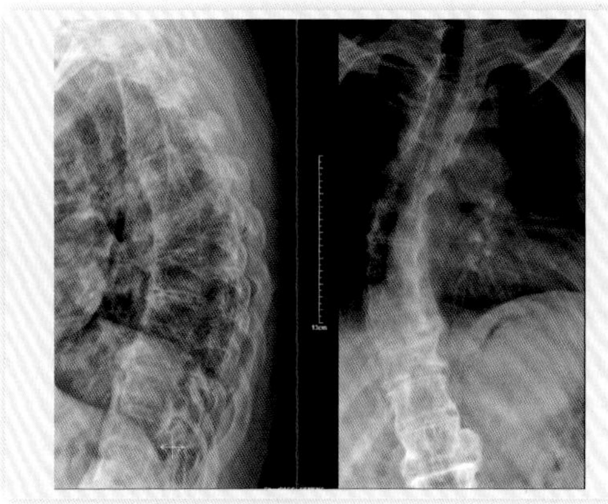

图 4-2-11 术前 X 线片示胸椎侧弯明显，骨质增生

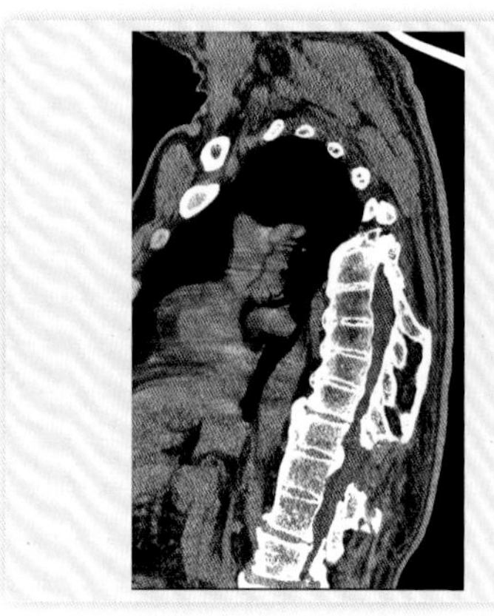

图 4-2-12 术前 CT 片（矢状位）示部分后纵韧带骨化明显

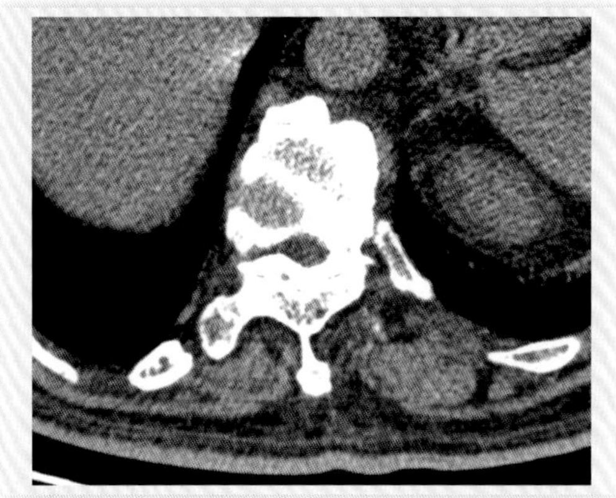

图 4-2-13 术前 CT 片（水平位）示相邻椎管狭窄

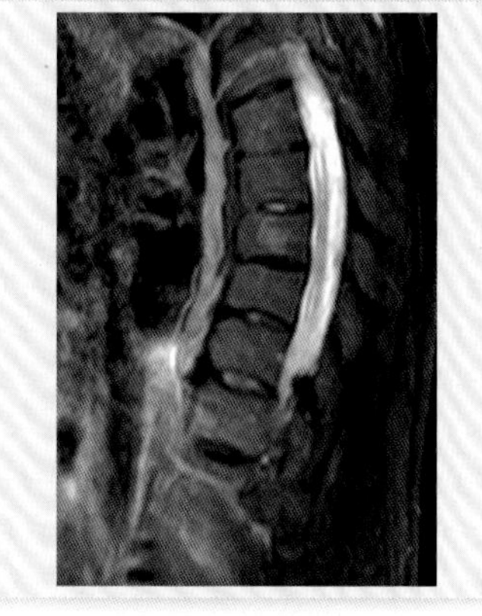

图 4-2-14 术前 CT 片（矢状位）示相邻椎管狭窄

【病例分析】

胸椎黄韧带骨化症（ossifieation of the ligamentam flavain thoraeic spine，OLFTS），是胸椎椎板间的黄韧带或者关节囊附着处的黄韧带，发生肥厚，进一步骨化造成神经压迫，引起下肢

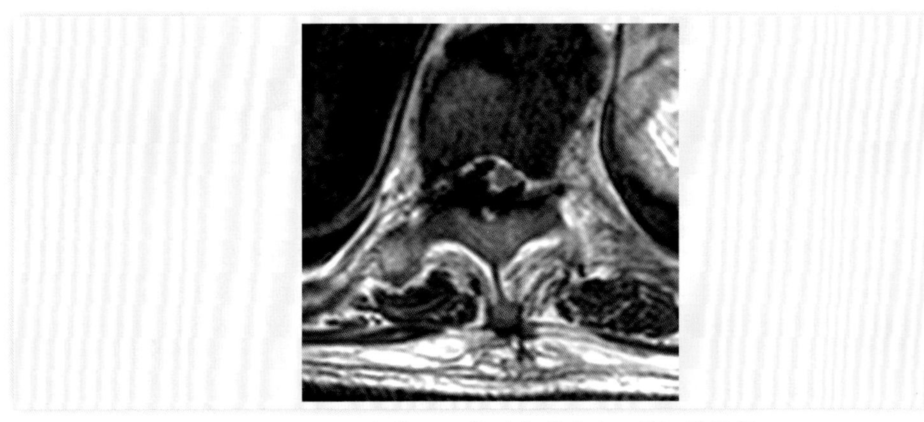

图 4-2-15　术前 MRI 片（矢状位）示黄韧带增厚

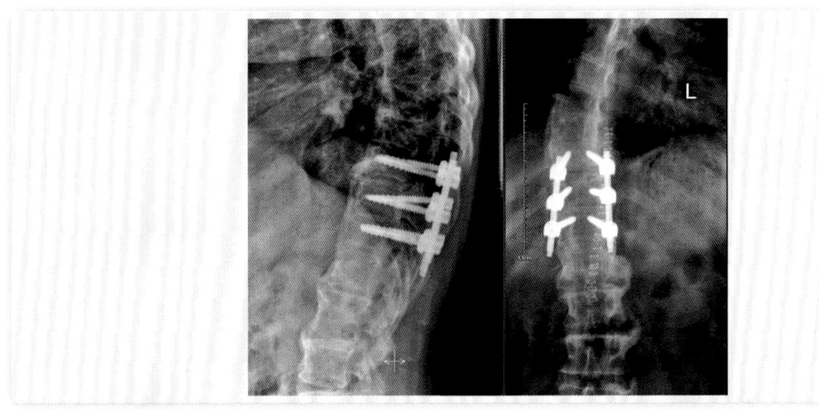

图 4-2-16　术后 X 线显示 T10 ~ T12 椎弓根钉内固定，位置良好

的麻木、疼痛、无力及大小便障碍等一系列症状的一种疾病。OLFTS是一个渐进的过程，骨化通常从黄韧带附着点处逐渐向中间钙化，一旦压迫神经会出现相应的症状，并且症状逐渐加重。OLFTS的病因包括：①慢性损伤退变、炎症及代谢等因素。②黄韧带骨化属软骨内化骨过程，病变由硬膜面开始，早期为纤维结构排列紊乱，弹力纤维减少，胶原纤维大量增生、肿胀、黏液样变性；进一步发展为黄韧带组织中的未分化间充质细胞软骨性化生形成纤维软骨细胞；最终钙盐结晶体沉着钙化、骨化。③骨化的黄韧带往往存在由浅至深的四个移行区：韧带区、软骨样区、钙化软骨区、骨化区。

OLFTS的表现，起初症状一般为双下肢麻木、僵硬、无力以及感觉异常，常伴有胸部束带感、胸部扩张受限及背部僵硬，间歇性跛行也是临床常见症状。病变在中、上胸段可有明显的上运动神经元损害的体征；但病变在下胸段，常表现为上下神经元同时损害的体征。少数患者甚至表现为膝以上硬瘫，膝以下软瘫。感觉障碍可为横断性或神经根性。根据CT上骨化黄韧带发展的过程，Sato T等将骨化黄韧带分为五种类型：①侧块型，骨化仅局限于黄韧带囊性部分。②延伸型，骨化向韧带中间部发展，但仍然较薄。③扩大型，骨化物宽度与延伸型相似，但是厚度增加，造成椎管后正中部狭窄。④融合型，骨化位置类似扩大型，但是双边骨化病变在中部融合。⑤结节型，双边骨化块在中间融合增厚，呈结节状凸向椎管。由于黄韧带骨化起病隐匿，所以等到患者有症状时，大部分到了需要手术治疗的程度。

OLFTS的手术治疗基于黄韧带发展的过程。French-door椎板切开术适用于侧块型，延伸型和扩大型的黄韧带骨化。该手术先在目标椎板最上方和最下方做两横行切口，通过在椎板中间的纵型切口和双侧或单侧的纵型切口完成“门”的制作，最后从中线处打开椎板完成椎管扩大减压。En bloc椎板切除术适用于融合型和结节型黄韧带骨化。由于骨化物跨过椎板中间部，中线切口操作将存在困难，因此椎板切除术通过上下方两横切口和双侧两纵切口完成病变椎板的游离，最后通过移除椎板完成椎管扩大减压。椎板切开术简单但是适应证有限，对于严重压迫的黄韧带骨化减压效果欠佳。椎板切除术减压充分，但是对术者手术水平要求较高。同时由于严重的黄韧带骨化常常合并硬膜囊骨化，脑脊液漏和脊髓损伤的发生率较高。本例患者7年前于外院初次行椎板切除减压术后下肢无力症状改善不明显，近年略加重，行走逐渐困难，为进一步治疗再次入院。术中探查发现T11水平黄韧带骨化，硬脊膜压迫非常严重，且骨化块异常坚硬，骨化的黄韧带将硬膜囊紧紧卡死并紧密粘连，全程采用磨钻+椎板咬骨钳小心翼翼将椎管打开并剥离，未对脊髓有丝毫干扰，经过手术椎管充分减压后，见硬脊膜膨隆良好、无压迫，手术顺利结束。术后第2天即感下肢麻木症状获得改善，术后3个月门诊随访患者行走步态较术前明显改善，患者对治疗效果非常满意。

【病例点评】

黄韧带骨化最早于20世纪20年代报道，是胸椎管狭窄症的常见病因，主要发生在下胸椎，多发生于年龄为50～60岁人群。黄韧带骨化是东亚国家（如中国）胸段脊髓病的主要病因，术前症状持续时间和术前严重程度是影响预后的重要因素，应早期行后路减压手术。与颈椎和腰椎手术相比，胸椎手术的并发症更多，最常见的并发症是硬膜撕裂，最严重的并发症是神经功能损害。手术治疗的关键是早期、准确、彻底地清除位于脊髓后方的致压物，同时应避免误伤脊髓。由于致压物来自后方，当脊髓或神经根受压症状明显时，均应行后路减压手术，彻底切除增厚骨化的黄韧带，解除压迫。但具体的手术方式、手术技术经历了一个漫长且艰辛的探索过程，历经30余年几代人的传承和创新，终于使这样一种难以捉摸、令人恐惧的手术变成了一种较为安全、疗效肯定、风险可控的手术。

在1982年胥少汀所报告的5例病例中，最早的一例治疗时间是1977年10月，在局麻下行T9～T12椎板切除术，术后恢复良好。当时，由于对胸椎黄韧带病理特征认识不足以及对“椎板切除术”的片面理解，不少患者的减压范围未涉及关节突或关节突切除不充分，加上采用椎板咬骨钳实施“蚕食法”椎板切除术，术后并发脊髓损伤、症状加重的比例很高，疗效不满意。此后，曾有学者提出过“扩大的椎板切除术”的概念。1988年，胥少汀将该病症的手术方式调整为“整块半关节突椎板切除术”，能在当年的条件下建立这样一种颇具战略眼光的理念着实令人佩服。北医三院在大量开展颈后路“单开门”椎板成形术的技术背景下，1980年引入“气动磨钻”，开始实施包含椎板及双侧关节突内侧半的“揭盖式”整块切除，结果其安全性和疗效得到显著改善，后期开始使用电动磨钻实施此手术。1999年陈仲强和党耕町在深入分析胸椎黄韧带骨化病理特征和解剖定位的基础上，结合72例手术患者的成功经验和中长期随访结果，正式提出了“胸椎管后壁切除”的概念，并建立了“揭盖式”胸椎管后壁整块切除的手术技术。单纯的胸椎椎板切除减压，如同本例患者的初次椎板减压术，常常减压不完全，因为骨化的范围常常沿胸椎关节突关节腹侧的关节囊向两侧延伸，而采用“椎管后壁切除术”，切除的范围包括关节突关节的内侧半部。在技术上采取揭盖或整块切除，可避免器械进入椎管损伤脊髓。有学者采用磨钻将椎板磨薄，沿椎管两侧剪下椎板，也不失为一种较好的方法。术中应避免采用枪式椎板咬骨钳，如蚕吃桑叶式的切除椎板。

第三节 腰椎

78 斜外侧入路椎间融合术治疗腰椎不稳1例

【病历摘要】

患者，男性，78岁。反复腰痛10余年，加重伴行走困难1个月。

【现病史】患者于10年前无明显诱因出现腰痛，活动后加重，休息后缓解，遂就诊于北京某医院行理疗后缓解。后上述症状反复发作。1个月前活动后出现腰痛加重，行走困难，行走200米需休息，于今日就诊我院，诊断为腰椎管狭窄症，腰椎不稳。患者为求进一步治疗，遂入住我科。

【入院查体】L_4棘突周围叩压痛明显，双下肢感觉及运动功能正常，双膝反射可引出，双侧跟腱反射减弱，双侧直腿抬高试验（–）。双足背动脉搏动可，末梢血运良好。腰痛VAS评分7分。

【影像学检查】X线示腰椎退行性改变，腰椎生理曲度变直，L3～L4，L4～L5节段不稳。MRI示腰椎生理曲度变直，L3～L4，L4～L5椎间盘退变，轻度突出。

【入院诊断】腰椎不稳症。

【治疗与转归】入院完善相关术前检查，排除手术禁忌证，全麻下行L3～L4、L4～L5斜外侧腰椎椎间融合术+后路经皮椎弓根钉内固定术，术后给予抗感染、补液等对症支持治疗。术后第3日复查腰椎X线，内固定位置及深度良好，佩戴腰围可下地活动，术前腰痛症状明显缓解（VAS评分2分）。

术前、术后影像学表现见图4-3-1～图4-3-4。

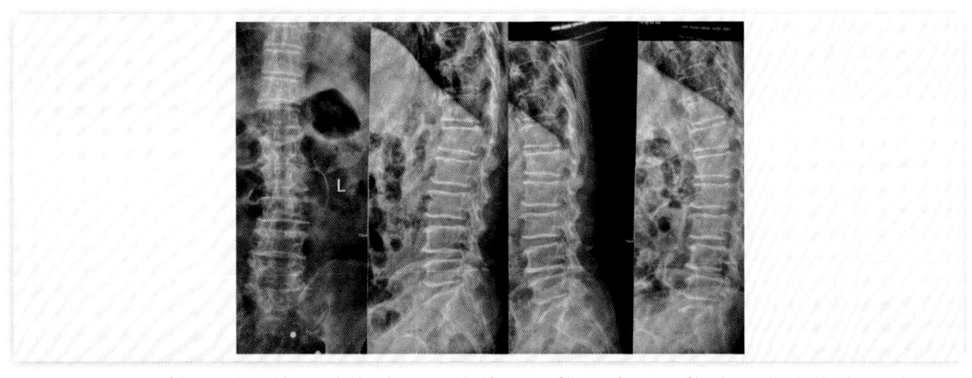

图 4-3-1 腰椎正侧位片、过伸过屈 X 线片示腰椎退变，腰椎生理曲度变直，动力位 L3～L4、L4～L5 不稳

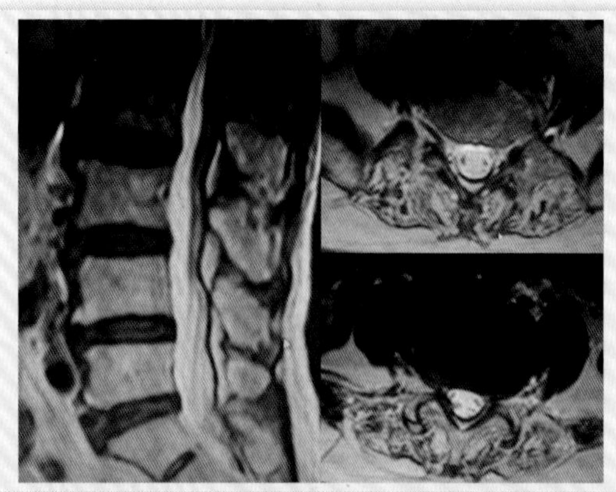

图 4-3-2 腰椎 MRI 示腰椎生理曲度变直，L3 ~ L4、L4 ~ L5 间盘退变轻度突出

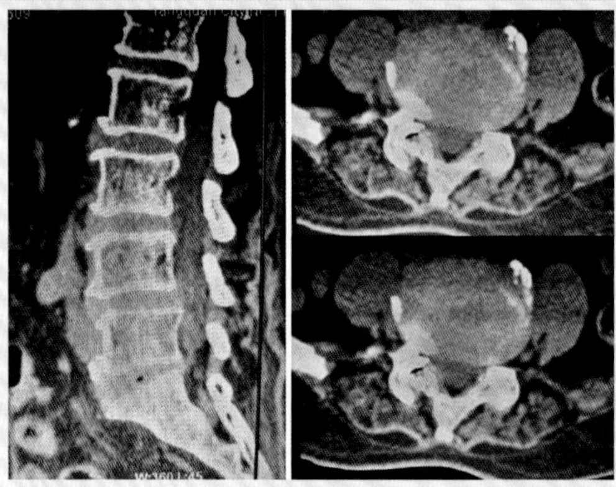

图 4-3-3 腰椎 CT 示腰椎增生退变，L3 ~ L4、L4 ~ L5 轻度突出

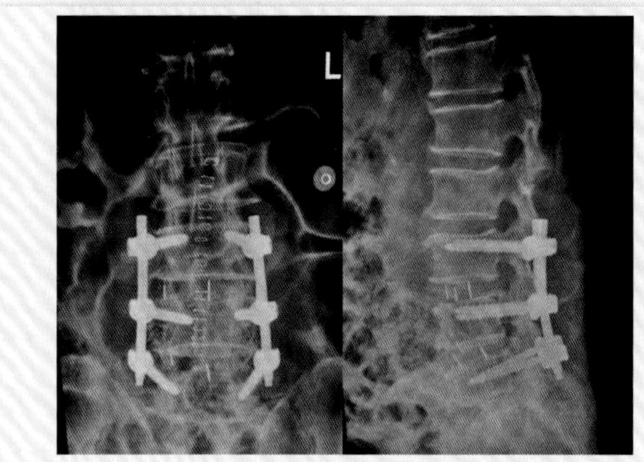

图 4-3-4 腰椎 X 线片示 L3 ~ L4、L4 ~ L5 斜外侧入路椎间融合术后，融合器及内固定位置良好

【病例分析】

腰椎不稳症是腰椎对所载负荷的异常反应，以运动节段超出正常活动范围为特点，在正常负荷下脊柱运动节段，产生的位移大于正常，从而引起腰痛、进行性畸形和压迫神经，以L4 ~ L5和L5 ~ S1最为常见。主要表现为反复下腰痛，合并坐骨神经痛，有或无神经体征。因疼痛腰部前屈受限，前屈后不能直立。休息或推拿后可缓解，但常无明显诱因复发。动力位摄

片对其诊断有指导意义。其治疗分为非手术疗法和手术疗法。早期诊断治疗、牢固内固定，预后能收到比较满意效果。腰椎不稳症手术的治疗目的：复位减压、内固定、植骨融合解除神经压迫、矫正脊柱畸形和加强脊柱的稳定性。手术方式可选择后路减压融合固定，也可以选择微创斜外侧入路融合固定。本例为老年患者，反复腰疼10余年，近期明显加重，影响日常生活，保守治疗效果差，且患者合并心肺疾病，因此，我们采用微创斜外侧入路椎间融合术（oblique lumbar interbody fusion，OLIF），创伤小，出血少，术后早期下地，减少卧床并发症，获得满意手术效果。

【病例点评】

OLIF是指经腹膜后腰大肌前方与主动脉之间的解剖间隙，行椎间盘切除植骨融合术。OLIF适用于椎间盘源性腰痛、腰椎管狭窄症、腰椎不稳症（腰椎滑脱Ⅱ度以内）、退变性脊柱侧弯、腰椎术后翻修的治疗。

OLIF手术与传统后路手术，主要优势：①切口小，单节段手术切口约3 cm，多节段手术切口约4～5 cm。②手术时间短、出血少，具有微创特点，有利于术后早期康复。③有利于保护腰部后方肌肉和后方韧带复合体，避免术后腰部僵硬疼痛。④避免对椎管内硬膜和神经根的侵扰而引起的术后神经症状加重。⑤术中损伤腰丛神经风险低。⑥植骨融合面积大，更有利于融合。⑦更有利于恢复患者椎间隙高度及冠状位和矢状位平稳。

OLIF手术虽然较传统手术具有很多优势，但OLIF手术并不是万能的，它有一定的局限性：①由于腹主动脉一般在L4椎体下方分为左右髂总动脉，故OLIF手术仅限于L5椎体以上节段手术，最适用于L2～L5节段。②OLIF的操作空间位于主动脉和腰大肌之间的解剖间隙，若患者术前影像学检查示该间隙较小，则不适合采用OLIF手术。由于OLIF手术属间接减压，所以对于椎间盘突出导致下肢神经根性症状显著的患者，尤其是休息后无法缓解的患者不太适合，常需要配合其他手术方式缓解症状。

79 后路全椎体切除人工椎体植入治疗腰椎转移瘤1例

【病历摘要】

患者，男性，52岁。腰痛3年，加重伴行走困难1个月。

【现病史】患者自诉3年前因腰痛就诊于阳煤集团某院、北医某院，于北医某院诊断为腰椎病理性骨折、浆细胞瘤，并行化疗，出院后在家保守治疗，未再化疗。1个月前无明显诱因出现腰痛加重伴右下肢麻木疼痛，伴行走困难，遂就诊于太原市某医院，服中药治疗，症状逐渐加重，于今日就诊我院。为求手术治疗，遂入住我科。

【入院查体】L3棘突周围叩压痛明显，右下肢、右足、左小腿感觉功能减退，双侧髂腰肌、股四头肌肌力3级，胫前肌、踇长伸肌肌力4级，踝跖屈肌肌力5级。双膝反射及跟腱反射未引出，双侧直腿抬高试验（－）。双足背动脉搏动可，末梢血运良好。

【入院诊断】腰椎转移瘤伴双下肢不全瘫。

【治疗与转归】入院完善相关术前检查，穿刺活检为浆细胞瘤骨转移，于全麻下行后路L3椎体附件及周围转移瘤瘤体切除减压人工椎体植入内固定术，术后给予抗感染、补液等对症治疗，术后双下肢感觉功能及肌力较术前恢复，佩戴支具可下地活动。患者病情稳定后，转肿瘤科化疗。

术前、术后影像学表现见图4-3-5～图4-3-10。

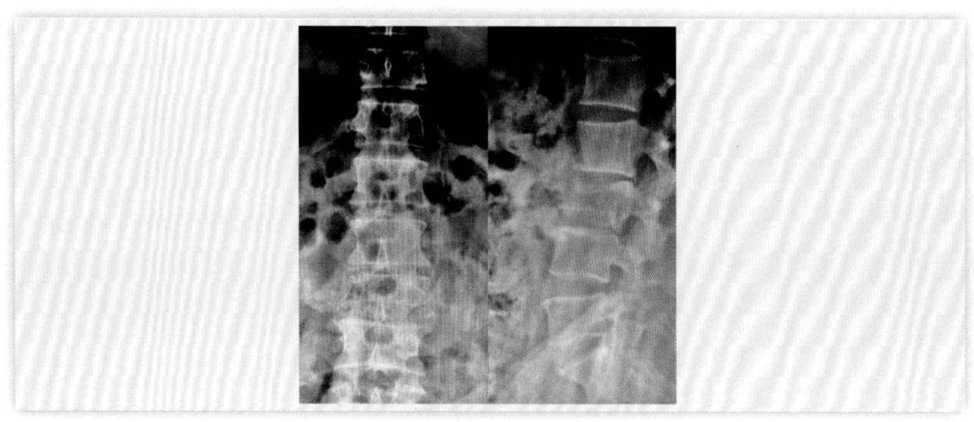

图 4-3-5 术前 X 线片示 L3 椎体压缩塌陷

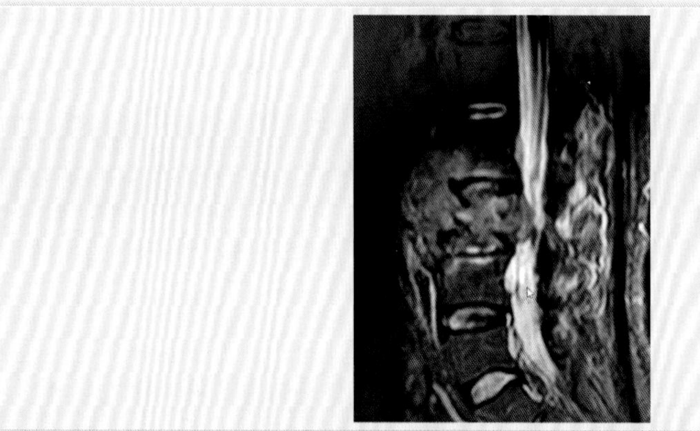

图 4-3-6 术前 MRI 片（矢状位）

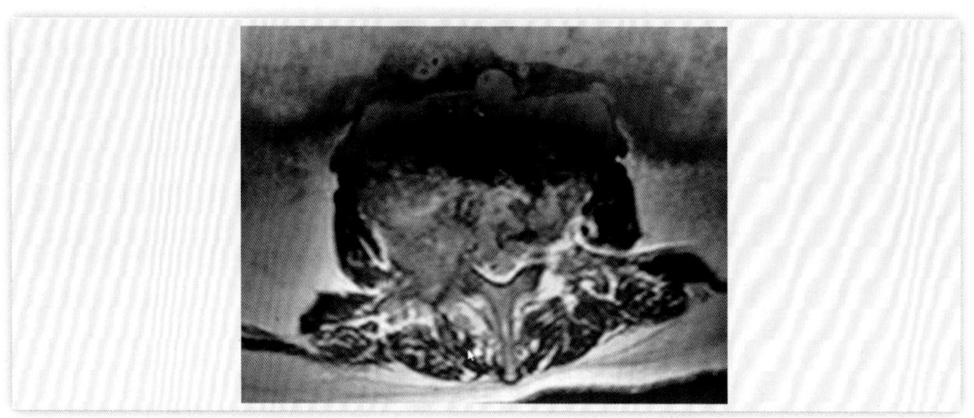

图 4-3-7 术前 MRI 片（水平位）示肿瘤组织侵犯椎管及附件

【病例分析】

脊柱转移瘤是最常见的骨转移瘤，好发于胸腰椎。临床表现为局限性疼痛，逐渐加重，有触痛和叩痛。转移癌破坏从椎体到附件，突破皮质进入椎管，或病理骨折成角畸形，压迫脊髓

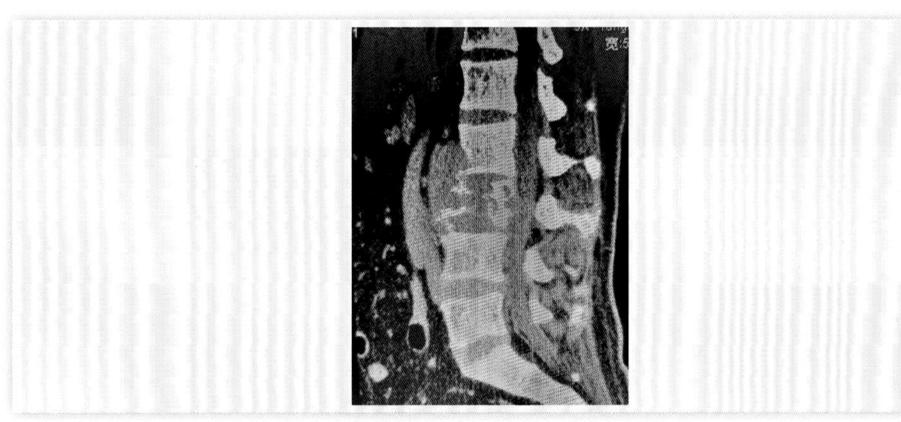

图 4-3-8 术前 CT 片（矢状位）示 L3 椎体溶骨性破坏

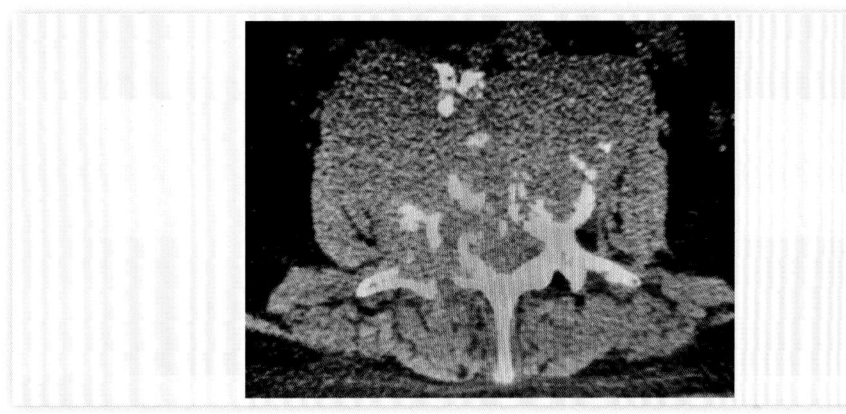

图 4-3-9 术前 CT 片（水平位）示 L3 椎体溶骨性破坏

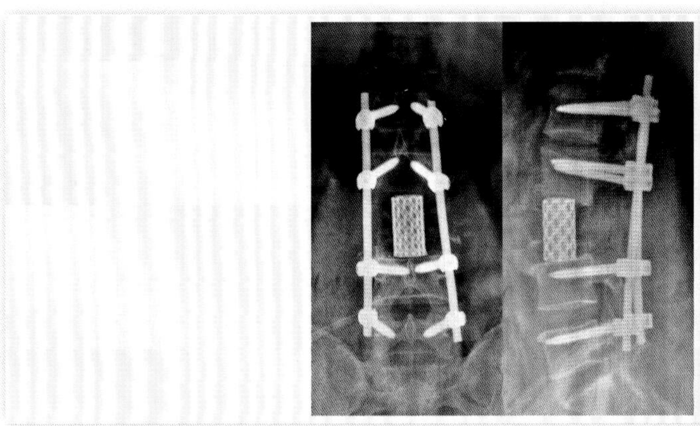

图 4-3-10 术后 X 线片

或神经根产生相应症状。核素扫描较敏感，但应除外假阳性；X线、CT、MRI有助于确定破坏部位与范围；CT下穿刺活检可明确诊断。应根据全面评估采取治疗措施，如放疗、化疗、手术治疗等。手术治疗适用于对放疗不敏感、预计生存期至少半年以上、出现神经压迫症状、病灶相对局限、原发病灶可以控制的患者，一般采用前路肿瘤切除和减压固定或前后路联合入路，后路减压固定常为姑息性手术。本例为浆细胞瘤骨转移患者，存在进行性加重的腰疼伴双下肢不全瘫，辅助检查提示L3椎体及附件骨转移，相应部位神经受压，严重影响生活质量，向患者及家属充分沟通后，给予后路L3椎体附件及周围转移瘤瘤体切除减压人工椎体植入内固定术。

【病例点评】

脊柱转移瘤治疗的目的是稳定脊柱、保护脊髓功能，避免或推迟截瘫，使得患者能够有足够的生活质量和信心去配合其他抗肿瘤治疗。这个阶段的患者需要包括内科、骨肿瘤科、放疗、核医学、镇痛及临终关怀等多学科联合进行全面、综合的评估，制订个体化的治疗策略。肿瘤的类型和生物学行为、患者的身体情况、患者已经接受的治疗和对治疗的反应、预期寿命、拟定治疗后的恢复时间和恢复的可能性以及患者的意愿，都是需要考量的因素。药物治疗、外放射治疗、化学治疗、内分泌治疗以及靶向和免疫治疗等对脊柱转移瘤同样起作用。然而对于稳定脊柱、预防和治疗截瘫而言，手术治疗是最有效的一种治疗措施。

脊柱转移瘤手术的治疗目的是取得标本、减轻疼痛、解除神经压迫，维持脊柱的稳定性。手术方式主要包括以下几类。

（1）分离手术：对于脊髓或神经根压迫症状明显，存在脊柱不稳或病理性骨折风险，但可耐受手术切除、责任椎体明确、预期生存期＞3个月的患者，可行分离手术。术中通过对脊髓环形减压扩大肿瘤与硬膜的间隙，重建脊柱稳定性，为进一步放疗提供条件和时间，并减少放疗引起的脊髓损伤。分离手术后必须配合立体定向放疗，分离手术联合放疗较单纯放疗可明显地改善患者术后神经功能，缓解疼痛。

（2）全脊椎切除术：对于无重要脏器转移，出现胸、腰椎单节段转移，肿瘤原发灶控制良好，且预期生存期较长的患者，在外科技术允许的条件下可考虑行全脊椎切除。全脊椎切除建议行前方椎体重建以及后方固定，整块切除难以完成的患者，可行肿瘤分块切除。

（3）椎体成形术：适应证为脊柱转移瘤椎体破坏，但椎体后壁相对完整，导致疼痛和轻、中度不稳定的脊柱转移瘤，患者（SINS评分≤12分）。相对禁忌证为硬膜囊受压、严重的凝血功能障碍、伴发感染、已知对骨水泥过敏、妊娠、一般情况差或预期生存期＜3个月者。椎体成形术主要包括PVP、PKP和Kiva系统。该术式是一种安全、可靠的治疗手段，对于转移瘤引起的椎体压缩性骨折患者，在疼痛控制、神经功能改善及生活质量提高方面均优于非手术的保守治疗者。骨水泥可以通过细胞毒效应、热效应及骨水泥固化阻断肿瘤的血供等产生抗肿瘤作用；热效应可以导致椎体内神经纤维变性坏死，对疼痛的敏感性降低或消失，同时骨水泥还可以为脊柱病理性骨折椎体提供结构性支撑作用。手术治疗相关并发症：脊柱转移瘤手术切口感染发生率约为10.22%，后路手术较前路手术感染发生率更高，最常见为金黄色葡萄球菌感染。

术前营养状态差（如低蛋白血症）、围手术期应用激素、医源性脑脊液漏、糖尿病、手术时间＞4小时、固定节段多（≥7个节段）、术中出血量大（＞3000 mL）、术前深静脉血栓、术前神经功能障碍、急诊手术等是导致术后切口感染的危险因素。椎体成形术并发症的发生率大约为10%，主要是骨水泥渗漏所致的肺栓塞、血管栓塞、心脏异物及椎管内骨水泥渗漏等。对于不同患者，采取个性化化、多学科综合治疗，才能获得良好的治疗效果。

80 应用S2AI螺钉治疗腰椎减压内固定术后腰椎不稳症1例

【病历摘要】

患者，男性，59岁。腰背痛伴晨僵30余年，腰椎术后2年腰痛5个月。

【现病史】患者于30余年前无明显诱因出现腰背痛，伴晨僵，持续时间10余分钟，未予注意，后上述症状加重，间断服用双氯芬酸钠等镇痛药，症状可缓解。2年前上述症状加重，翻身困难，腰部活动受限，并出现右下肢放射痛，先后就诊于我院及北京某医院，诊断为腰椎管狭窄、腰大肌脓肿、脓毒血症、强直性脊柱炎，于北京某医院行脓肿穿刺置管引流术、椎管减压术及抗感染对症治疗恢复后出院。5个月前无明显诱因出现腰痛，逐渐加重，行走困难，为进一步诊治就诊于我院，入住我科。患者自发病以来，精神、食欲尚可，睡眠尚可，大小便正常。

【入院查体】L5棘突及椎旁软组织压痛、叩痛（+）。腰椎活动明显受限，双足底感觉麻木，双下肢肌力正常，双膝、跟腱反射未引出，双侧直腿抬高试验阴性。双足背动脉搏动可，末梢血运良好。腰痛VAS评分为8分。

【术前化验】红细胞沉降率8 mm/h，超敏C-反应蛋白3.21 mg/L。

【入院诊断】腰椎管狭窄症（L5～S1）；腰椎术后；腰椎不稳定；强直性脊柱炎；高血压病3级；2型糖尿病。

【治疗与转归】入院完善相关检查，在全身麻醉下行L4、S1椎弓根钉取出；L4、S1椎弓根螺钉、S2AI螺钉置入；L5、S1左侧椎板切除、椎间盘切除、椎管减压术、椎间融合术。

术前、术中、术后影像学表现见图4-3-11～图4-3-13。

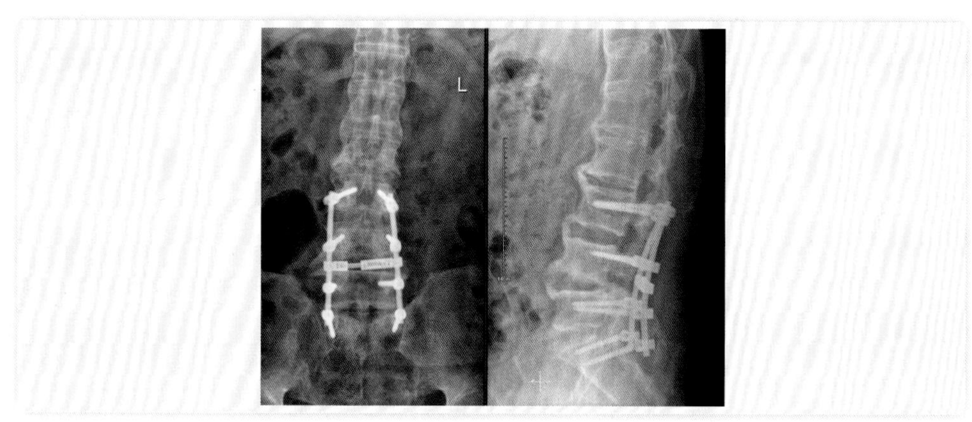

图 4-3-11　术前 X 线片示 L3 ～ S1 内固定术后

【病例分析】

本例患者为强直性脊柱炎，有长期激素治疗史，骨质疏松，合并腰椎管狭窄，腰椎内固定术后易发生内固定松动。患者初次腰椎内固定术后辅助检查提示L4及S1螺钉松动，腰椎不稳定，诊断明确，患者腰痛剧烈，保守治疗无效，手术指征明确，术前完善各项检查，无明显手术禁忌证，本例手术采用全麻，术后患者安返病房。术后留置引流管48小时，拔管后复查X线显示内固定位置良好，伤口愈合良好，无神经损伤等并发症。本例手术需注意以下问题。

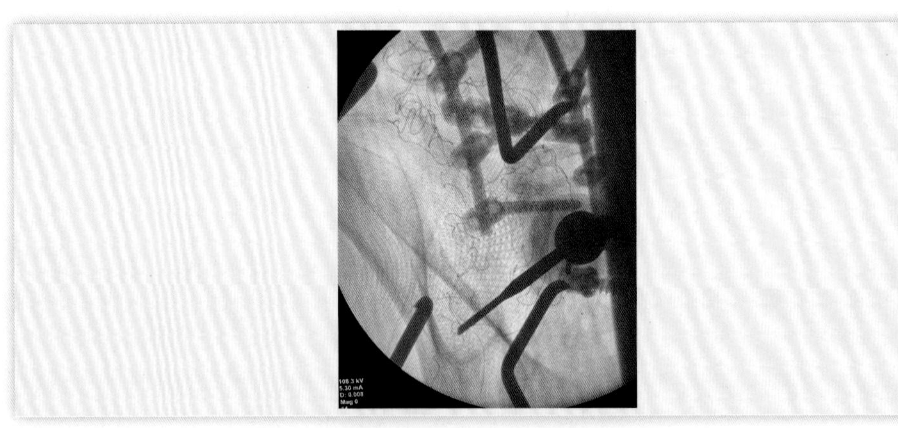

图 4-3-12　术中透视片

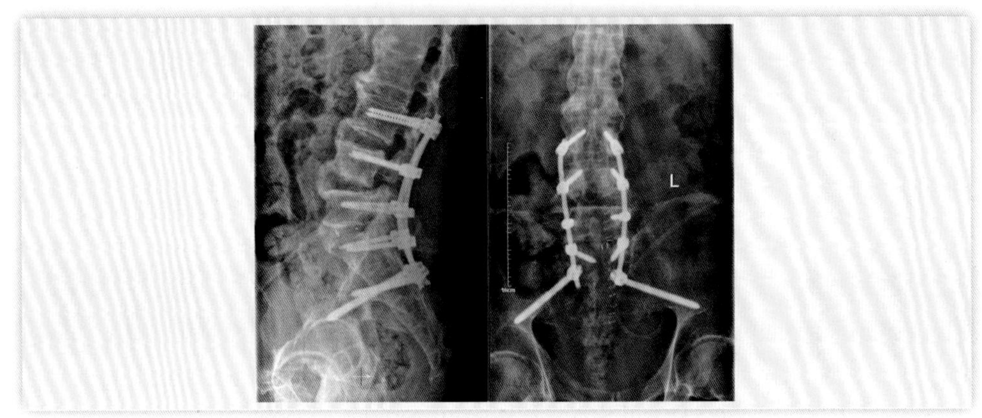

图 4-3-13　翻修术后 X 线片显示 S2AI 螺钉位置良好

（1）排除感染。患者长期使用激素治疗强直性脊柱炎，合并糖尿病，感染风险很大，初次腰椎术后曾遗留伤口深部积液，后经多处抽液及抗感染治疗后治愈，术前动态监测红细胞沉降率及超敏C-反应蛋白数值均正常，故本次不考虑感染。

（2）原内固定处理。因原椎弓根螺钉松动，需行翻修手术更换椎弓根螺钉，去除过程中需注意有无感染迹象。

（3）手术暴露。因患者为二次翻修手术，术中瘢痕组织较多，出血较多，术前需备血，减压过程中需仔细显露并保护神经根和脊髓。

（4）徒手S2AI螺钉置入。S2AI螺钉置入时需在C臂机监视下进行，注意尾倾角度，避免置入骨盆及髋关节内。步骤1：确定置钉点S2AI螺钉的起点位于连接S1和S2背侧孔外缘直线的中点，即S1背侧孔的外下方。预计经起始位置（圆圈）置钉后螺钉远端（箭头）的轨迹刚好在髂前下棘上方。步骤2：打开皮质用咬骨钳或锥子或高速磨钻（15000 rpm）打开进钉点的表层皮层。步骤3：在透视下确定螺钉的轨迹进入点后，需要进行术中透视下螺钉轨迹的确定，需要术中透视以获得一个完美的闭孔出口视图，以锁定坐骨体。首先获取骨盆前后X线片，以确保螺钉轨迹位于坐骨切迹的上方。一旦骨盆前后X线片证实了螺钉轨迹位于坐骨切迹上方，应将“泪滴形”骨通道的横切面对准坐骨切迹上方进行髂螺钉置入。典型的透视轨迹是与地面成45°，与尾骨成20°～30°，但这可能因盆腔倾斜度和骨倾斜度而异。步骤4：

准备钉道，使用直的椎弓根探查探针（Steffee探针）为螺钉穿过骶骨-骶髂关节-髂骨准备出一条路径。钉道完全在坐骨体的骨范围（“泪滴”空间）内通常为S2AI螺钉置入提供了安全的通道。当椎弓根探针到达骶髂关节时会发现阻力增加，球形探针（手锥）帮助破开骶髂关节硬质骨。注意使用探针制备钉道时，保持正确的方向至关重要。步骤5：验证和螺钉放置。沿制备好的钉道置入导丝，再次透视验证导丝位于坐骨切迹上方约2 cm及位于“泪滴”点内。典型的S2AI螺钉的直径为8～10 mm，长度为80～100 mm，根据需要选择合适尺寸的S2AI螺钉置入，最后透视确认螺钉位置。由于S2AI螺钉与腰椎螺钉基本在同一纵线上，一般不需要转换装置即可安放两侧连接棒与腰椎螺钉进行连接，锁紧各尾帽，完成徒手经S2骶髂（S2 alar iliac，S2AI）螺钉固定技术。

【病例点评】

当腰骶部手术需要长节段固定融合时，为了实现坚强的内固定，在某些情况下远端需要固定至骨盆。各种类型的骨盆固定技术，如采用经髂骨棒、髂骨螺钉和S2AI螺钉的内固定技术，都有各自的优点和缺点。本例腰椎翻修手术即采用S2AI螺钉置入技术，此技术于2007年首次提出，是最常用的骨盆固定技术之一。S2AI螺钉可获得即刻的稳定性和适当的生物力学强度。S2AI螺钉的放置与近端的L5和S1椎弓根钉的尾帽基本保持一致，可以直接连接到腰部螺钉，不需要横向连接装置，从而最大限度地减少植入物。此外，它不需要解剖显露髂嵴或骶骨椎旁肌上的皮下组织，植入物可以完全被一层完整的肌肉和皮肤覆盖，尾帽不容易凸出而压迫皮肤。然而S2AI螺钉技术手术难度较大。虽然部分大型医院引进导航技术提高了手术精度，降低了S2AI螺钉的置入难度，但由于术中导航设备昂贵，还有大量医院并未引进导航设备，故掌握徒手准确置入S2AI螺钉技术非常重要。

81 老年性骨质疏松病理性骨折1例

【病历摘要】

患者，女性，74岁。腰背部疼痛6天。

【现病史】患者自述于6天前无明显诱因出现腰痛，活动后加重，卧床休息无缓解，自行口服镇痛药物等保守治疗后，症状未见明显缓解。遂后就诊于外院门诊，行X线片示腰椎退行性变；骨质疏松。回家卧床休息，未见明显好转，遂后就诊于我院门诊，为进一步诊治，患者入住我科。患者自发病以来，精神、食欲、睡眠可，大小便正常，体重无明显减轻。

【入院查体】脊柱生理弯曲存在，L1棘突及椎旁软组织压痛、叩痛（+），腰椎屈伸活动受限。鞍区感觉正常。双下肢肌力正常。双膝部可见长约15 cm的手术切口瘢痕，双膝关节活动可，双足背动脉搏动可，末梢血运良好。

【影像学检查】腰椎CT检查（平扫重建+骨三维成像）示L3～L5椎体压缩性骨折；L3～L4、L4～L5椎间盘膨出。腰椎DR检查（正侧位）示腰椎退行性变伴椎间盘病变；T8、T11、T12椎体压缩性骨折。胸椎磁共振成像检查（平扫）示T12椎体异常信号，考虑为压缩性骨折，请CT重建或ECT助诊；T8、T11椎体压缩骨折（陈旧性）；考虑为T1、T3、T4、T6、T9椎体海绵状血管瘤，请结合临床；胸椎退行性改变。腰椎磁共振成像检查（平扫）示L1椎体异常信号，考虑为椎体血管瘤，请CT重建或ECT助诊；L2、L3、L4椎体压缩骨折（陈旧性）；腰椎退行性改变。

【入院诊断】老年性骨质疏松病理性骨折（T12急性期，T8、T11及L2、L3、L4陈旧性）；L1椎体血管瘤；重度骨质疏松；双膝关节置换术后。

【治疗与转归】入院完善相关检查后行T12、L1椎体成形术，术后第2日腰围制动下地负重行走，无明显不适。查体：L1、T12棘突及椎旁软组织压痛、叩痛（-），腰椎屈伸活动明显改善，鞍区感觉正常，双下肢肌力正常。术后第3日出院，1个月后复查负重行走可，翻身时腰背部无疼痛感。

术前、术后影像学表现见图4-3-14、图4-3-15。

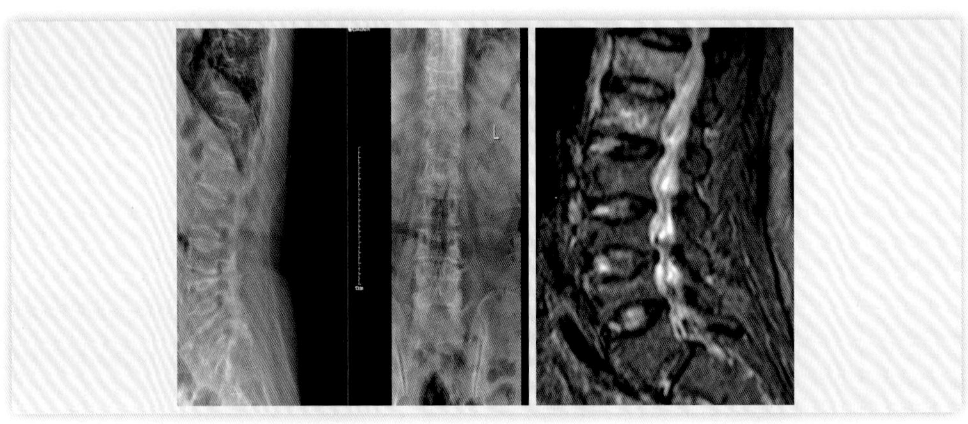

图 4-3-14　术前磁共振成像示 T12 椎体异常信号，考虑为 T12 椎体压缩性骨折

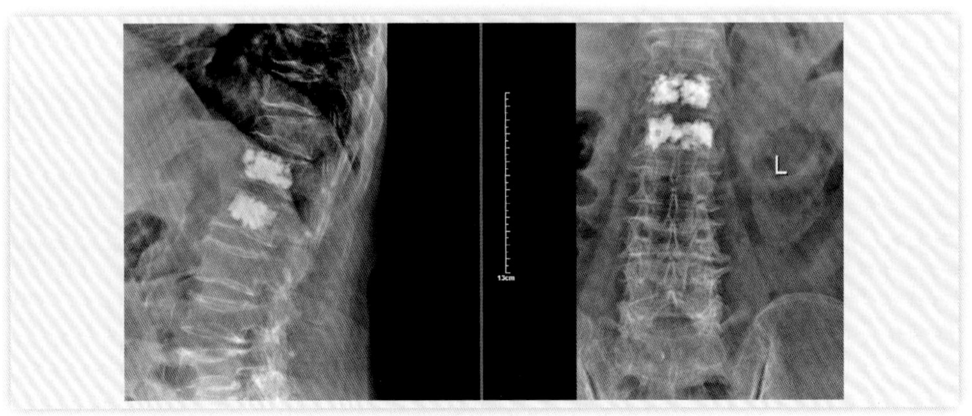

图 4-3-15　术后 X 线片示骨水泥填充良好

【病例分析】

患者为老年女性，无外伤史，保守治疗无效，手术指征明确，术前完善各项检查，无明显手术禁忌证，本次手术的目的是减轻患处的疼痛，早期下地行走，预防长期卧床并发症。手术方案合理，术中精细操作，避免副损伤，术后早期下地，精心护理，预防并发症。患者采用局部麻醉，术后第2日腰围制动下地活动无腰背部疼痛感。

【病例点评】

椎体成形术全称为经皮穿刺椎体成形术（percutaneous vertebro plasty，PVP），属于微创手术，是通过向病变椎体内注入骨水泥或人工骨达到强化椎体的技术。PVP缓解疼痛的机制可能是骨水泥在骨折椎体内的锚定，使骨质疏松椎体内微骨折得到固定，增加了椎体的稳定性，从而减少了对椎体内痛觉神经末梢的刺激；另外还有可能是骨水泥聚合反应放热与毒性作用破坏了椎体内的神经末梢减少了炎性致痛因子，改变了椎体内微环境，降低了疼痛敏感性，阻断了疼痛介质生成，达到了止痛效果。优点：①镇痛，有学者报道PVP即刻止痛有效率可以达到97%，疼痛评分从剧痛下降到轻度疼痛，患者总体满意率在80%以上。临床经验也同样证实PVP有相当惊人的早期止痛作用，可以说目前任何一种药物治疗都不能获得如此有效的止痛效果。②减少并发症，PVP手术时间约30分钟，术后24小时患者即可在外固定保护下离床恢复正常生活，减少了骨折卧床相关并发症的发生。由于患者早期活动，避免了长期卧床带来的诸如肺炎、压疮、尿路感染等并发症和护理上的不便，避免了长期卧床导致骨量丢失从而出现的骨质疏松恶性循环，还可以预防椎体压缩和后凸畸形引起的背部疼痛、胃胀不适甚至直立困难等症状。

第四节 脊柱微创

82 全内镜下椎间孔成形减压术治疗伴钙化的腰椎间盘突出症1例

【病历摘要】

患者，男性，64岁。左腰臀部疼痛伴左下肢放射痛3个月。

【现病史】患者于入院3个月前活动后出现左腰臀部疼痛伴左下肢放射痛，活动后加重，休息后缓解，5天前活动后腰腿痛加重，就诊于外院，行输液治疗（甘露醇），症状无明显缓解，1天前就诊于我院。

【入院查体】L4椎体棘突叩压痛（+），左腰部外侧、左臀部、左小腿外侧感觉功能减退，左侧踇长伸肌肌力4级，左侧胫前肌、小腿三头肌肌力正常，左侧直腿抬高试验30°（+），右侧直腿抬高试验（–），双侧股神经牵拉试验（–），左侧膝、跟腱反射可引出，双足背动脉搏动正常。VAS评分：腰痛2分，左下肢痛7分。

【入院诊断】腰椎间盘突出症（L4/L5）；腰椎侧弯。

【治疗与转归】入院后完善相关检查，在全身麻醉下行全内镜下椎间孔成形减压术。术后影像学显示突出的钙化椎间盘已被彻底摘除，硬膜无压迫。

术前、术中、术后影像学表现及相关情况见图4–4–1 ~ 图4–4–12。

【病例分析】

腰椎间盘突出症是困扰人们日常生活的常见病症，严重时会引起腰痛及下肢放射痛、下肢麻木等症状，此外还有可能引起马尾神经综合征，严重时可能导致大小便失禁及下肢瘫痪，因

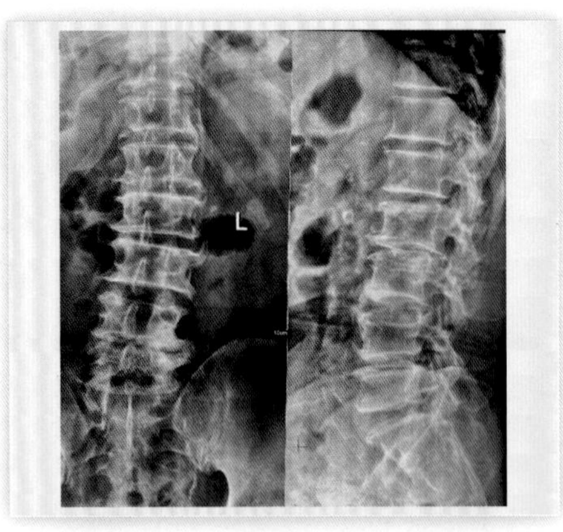

图 4-4-1 术前 X 线片（正侧位）

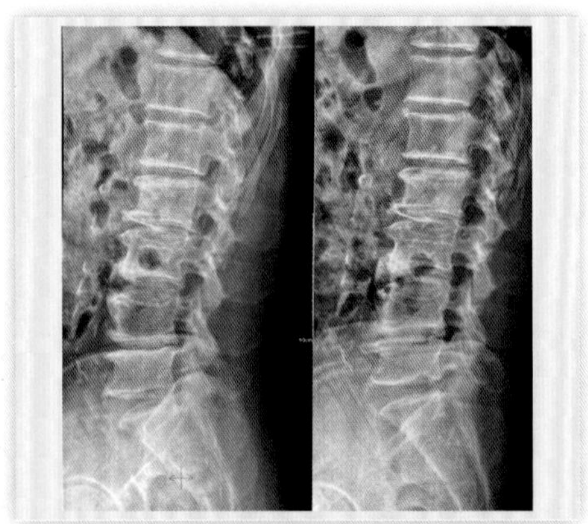

图 4-4-2 术前 X 线片（过伸过曲侧位）

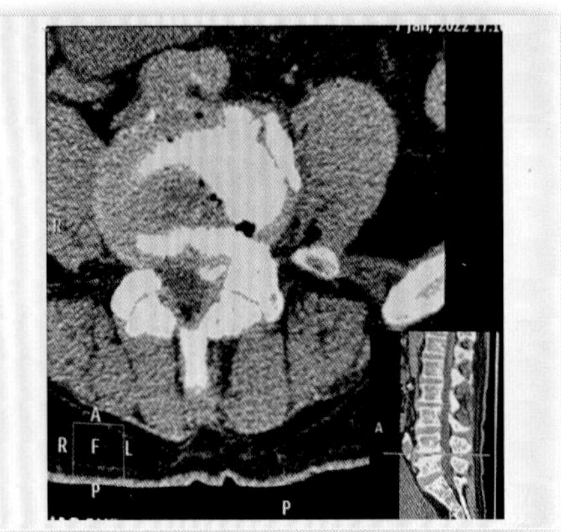

图 4-4-3 术前 CT 片（水平位）示椎管内椎间盘突出伴钙化

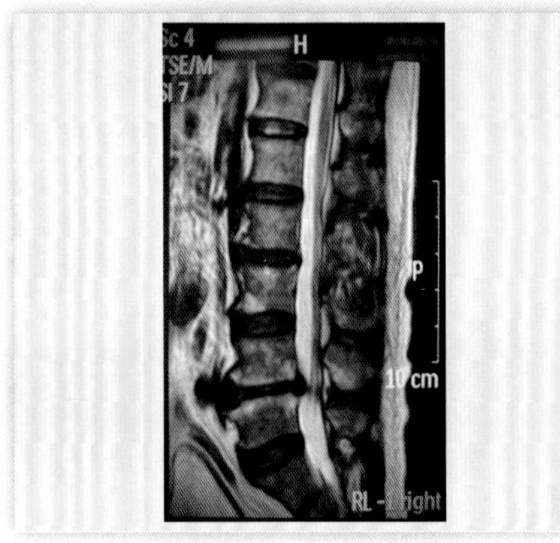

图 4-4-4 术前 MRI 片（矢状位）示 L4 ~ L5 椎间盘突出

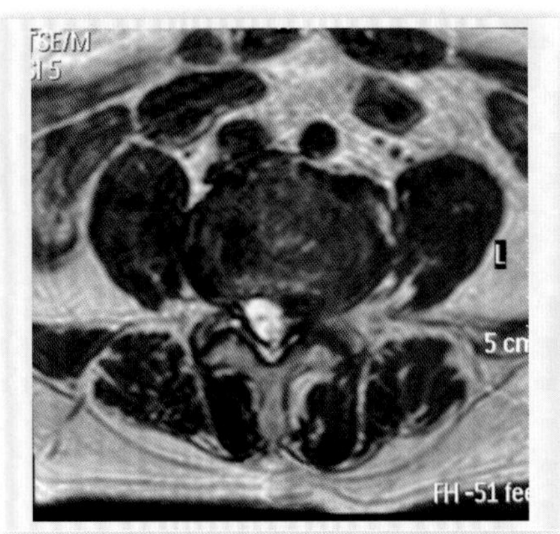

图 4-4-5 术前 MRI 片（水平位）示 L4 ~ L5 椎间盘突出左侧神经根受压

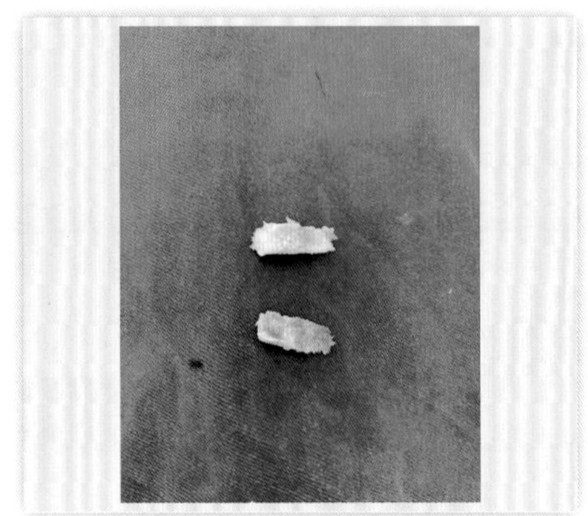

图 4-4-6 术中椎间孔成形取出的骨块

此需要尽快手术治疗。

椎间孔镜手术适应证：①各型腰椎间盘突出症（中央型、旁中央型、椎间孔型、极外侧型），压迫神经，导致腰痛、腰腿痛，行走受限，间歇性跛行等。②腰椎椎间孔狭窄（骨性侧隐窝狭窄、黄韧带肥厚），如中老年腰腿痛患者，由于椎间孔骨刺或韧带肥厚，形成椎间孔狭窄，导致神经通道受阻，扩大椎间孔可以做到神经减压。③腰椎间盘突出症诊断明确，经正

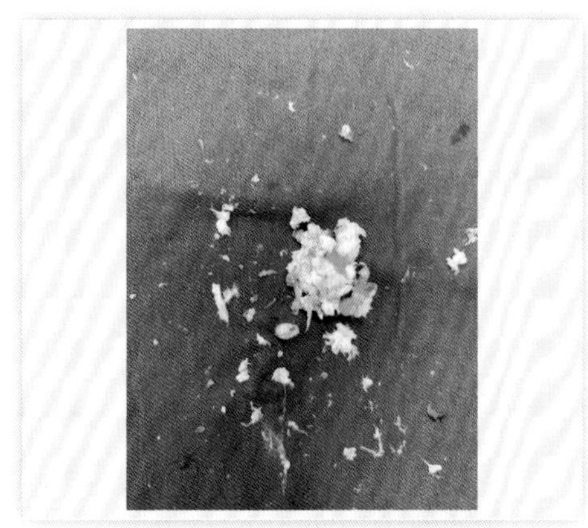

图 4-4-7　术中取出的髓核组织

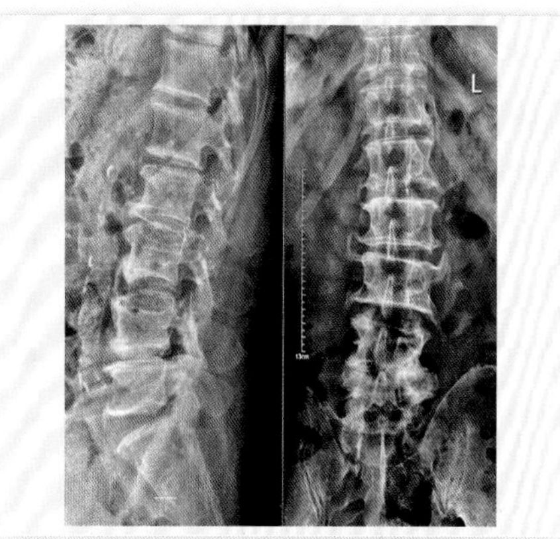

图 4-4-8　术后 X 线片

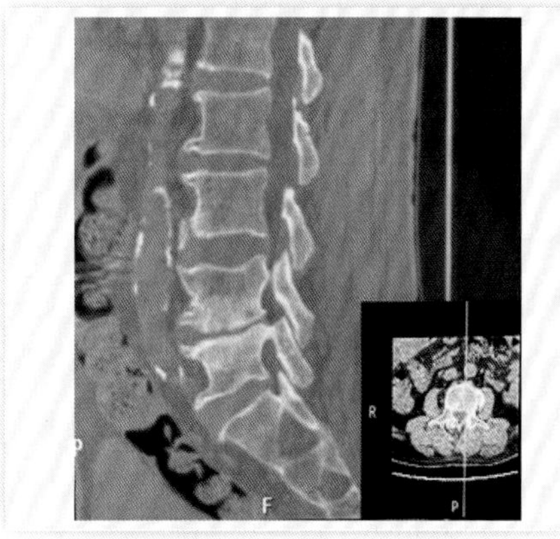

图 4-4-9　术后 CT 片（矢状位）示上关节突尖部已去除

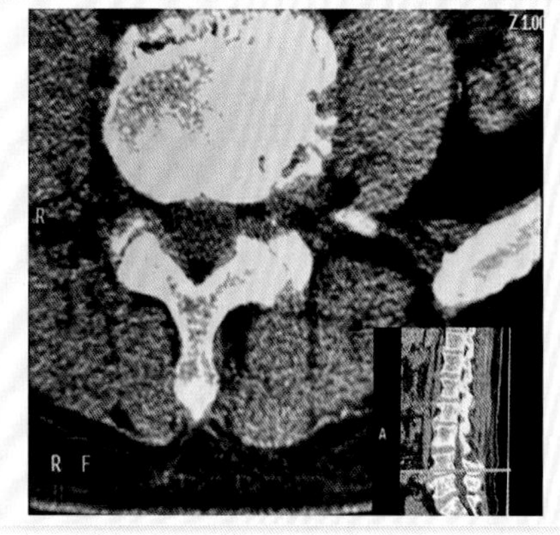

图 4-4-10　术后 CT 片（水平位）示术前伴钙化的突出椎间盘消失

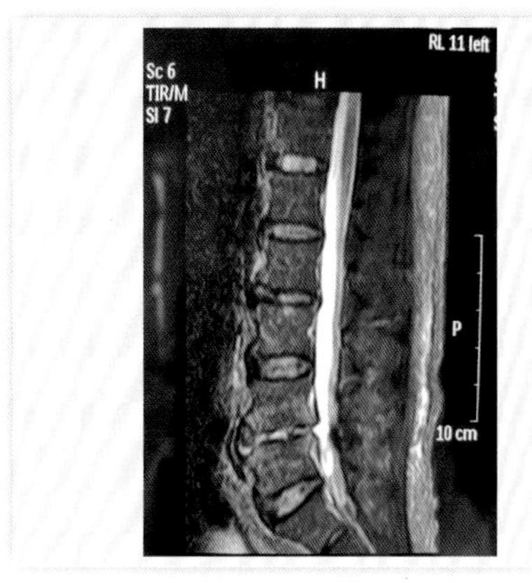

图 4-4-11　术后 MRI 片（矢状位）示硬膜囊复膨良好

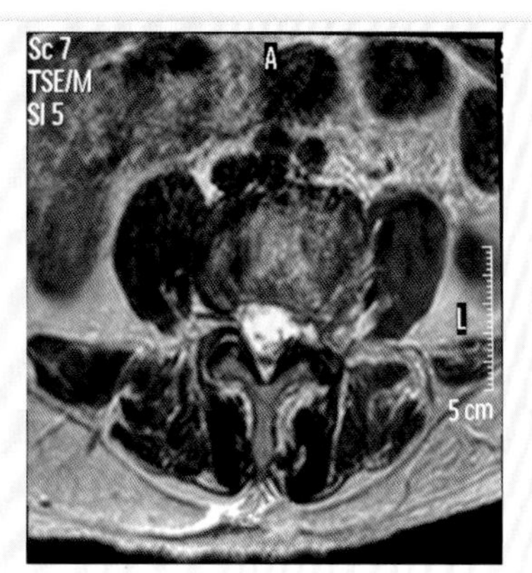

图 4-4-12　术后 MRI 片（水平位）示神经根受压解除

规保守治疗3个月无效，反复发作、症状严重者。④腰椎间盘中央型突出伴马尾神经受压损伤者。⑤术后再发椎间盘突出压迫神经根需要翻修者、老年椎管狭窄不能耐受全麻手术者。本例椎间孔区周围突出的椎间盘形成钙化骨，压迫硬膜囊，导致患者严重腰腿痛，影响日常生活。本例采用侧入路椎间孔镜将椎间孔扩大，充分减压神经根，实践证实术后效果良好，患者术后腰腿痛即刻明显减轻。第2天拔出引流管后，患者即可下床活动，避免了术后长期卧床的各种并发症，符合外科ERAS理念。

【病例点评】

本例术中需注意：①穿刺和置管技术是侧路孔镜的基础操作技术，精准的穿刺和良好的置管可以更加清晰地显露盘黄间隙，更加容易辨别神经、椎间盘及上关节突等镜下解剖标志，降低手术风险。②椎间孔成形技术是侧入路椎间孔镜手术的核心操作技术，一是有利于神经更好的显露，二是对于椎管狭窄的病例可以有效减压。③全程镜下止血技术是缩短手术时间，防止误伤神经和血管的关键，必须严格执行术中预止血、手术结束前关水探查出血点等细节。此外术前止血药物的应用也很重要。椎间孔成形术可以为孔镜通道顺利进入椎间孔提供足够的空间，而且切除部分上关节突能够起到椎间孔和侧隐窝减压的效果。但是，任何破坏关节完整性的操作均可能影响关节的稳定性，而且大面积骨创面渗血也会对镜下视野造成干扰。故术中椎间孔成形需做到适可而止，不应过度成形。

83 全内镜下单侧入路双侧减压融合固定治疗腰椎管狭窄症1例

【病历摘要】

患者，男性，65岁。腰痛伴右下肢麻木疼痛1年，加重伴双下肢疼痛、行走困难3个月。

【现病史】患者于1年出现腰痛伴右下肢麻木疼痛，活动后加重，休息后缓解，遂就诊于阳煤某医院，行腰椎MRI检查，诊断为腰椎间盘突出症，给予输液治疗等保守治疗后，症状未见明显缓解。3个月前感双下肢麻木疼痛，行走100米需休息，入住我科。

【既往史】既往有高血压病史数年，口服药物治疗，否认糖尿病病史，否认肝炎、结核病史，否认食物、药物过敏史，预防接种史不详。

【入院查体】腰椎叩压痛阳性，双侧臀部、双下肢后方、足底感觉减退，双侧髂腰肌、股四头肌、胫前肌、踇背伸肌、踝趾屈肌肌力5级，双膝反射可引出，双跟腱反射减弱；双侧直腿抬高试验（–）。双足背动脉搏动可，末梢血运良好。

【入院诊断】腰椎管狭窄症（L3～L4）；L3椎滑脱（Ⅰ度）；高血压病1级。

【治疗与转归】入院完善相关检查，在全身麻醉下行微创通道下L3～L4后路减压融合内固定术。术后X线片显示椎弓根螺钉位置良好，术后CT显示椎管容积明显扩大，双侧神经根管均获得彻底减压。

术前、术后影像学表现见图4–4–13～图4–4–18。

【病例分析】

腰椎管狭窄症是各种原因引起的椎管内径线、横线缩短，压迫硬膜囊、神经根而出现相应的神经功能障碍，分为中央管狭窄和侧隐窝狭窄。其狭窄因素主要来自三个方面，包括腹侧的间盘后突、钙化，椎体后缘骨质增生，后纵韧带肥厚、骨化；侧方的上关节突增生内聚，椎弓根旁沟骨质增生；背侧的黄韧带增厚，钙化，下关节突增生。其中上关节突的增生内聚是导致侧隐窝骨性狭窄的主要因素。全内镜下单侧入路双侧减压融合固定术（endoscopy-unilateral laminectomy for bilateral decompression，Endo-ULBD）治疗腰椎管狭窄症的优点是创伤小、手术时间短、恢复快，是治疗腰椎管狭窄症的有效替代方法。严格的手术适应证，合理的手术计

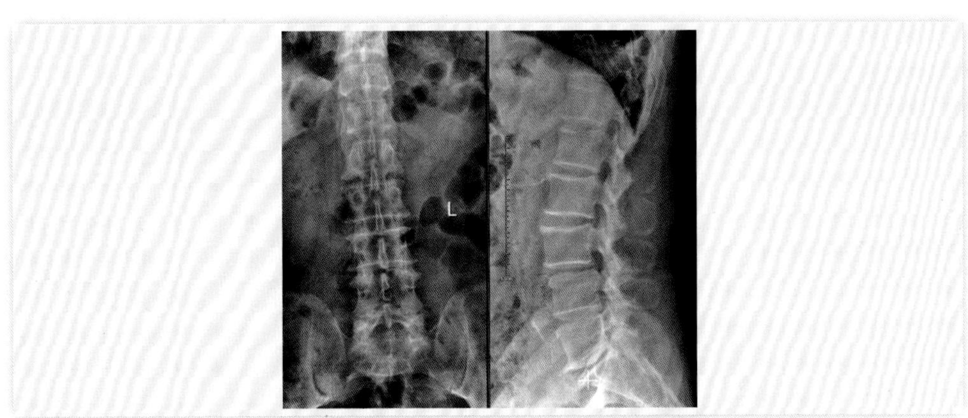

图 4-4-13　术前 X 线片（正侧位）示 L3 椎体向前方轻度滑脱

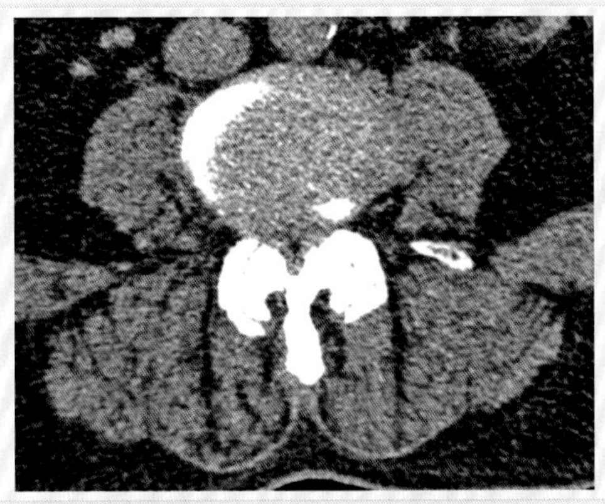

图 4-4-14　术前 CT 片（水平位）示相应水平椎管狭窄

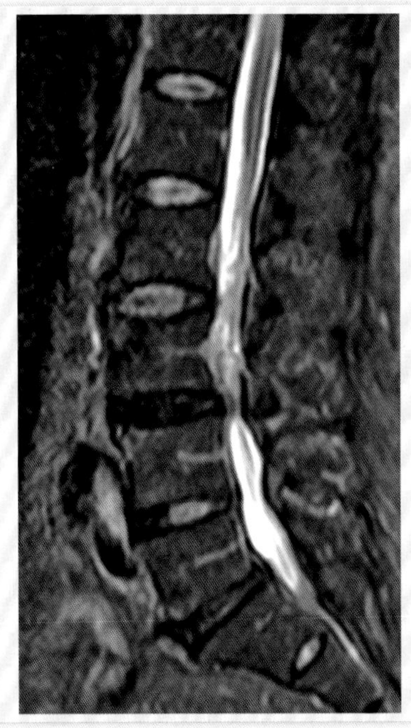

图 4-4-15　术前 MRI 片（矢状位）示 L3 ~ L4 水平椎管狭窄

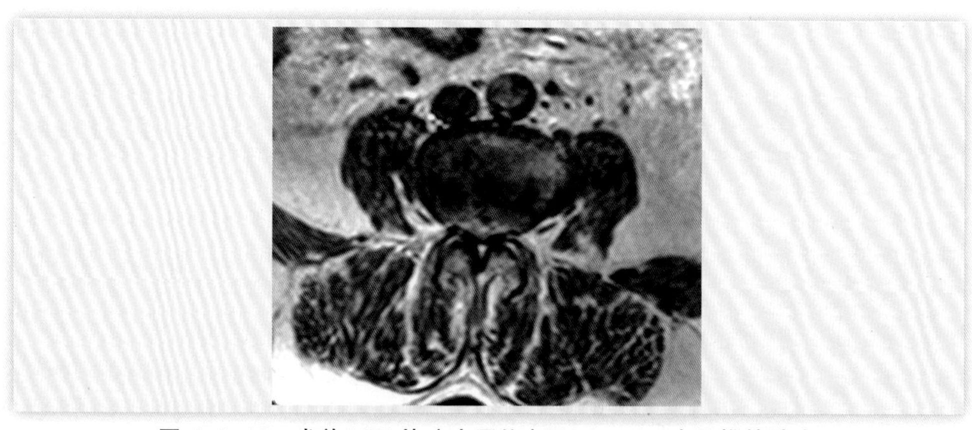

图 4-4-16 术前 MRI 片（水平位）示 L3 ~ L4 水平椎管狭窄

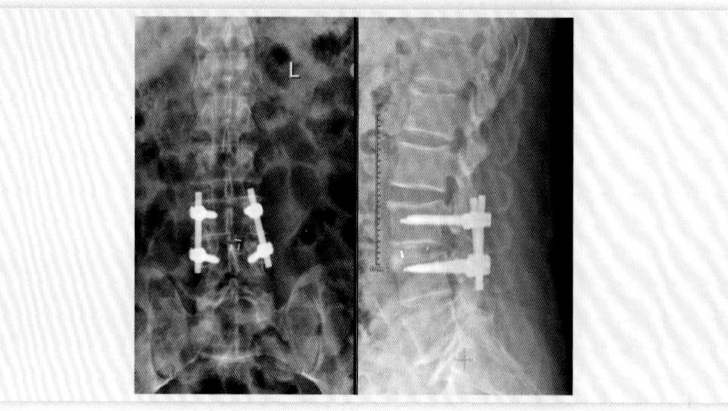

图 4-4-17 术后 X 线片（正侧位）示内固定物良好

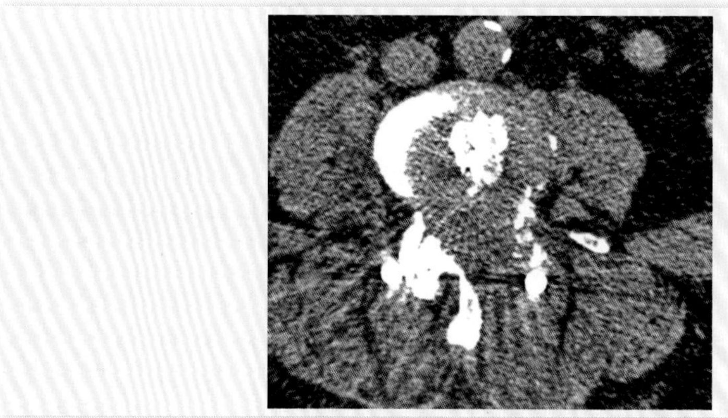

图 4-4-18 术后 CT 片（水平位）示椎管扩大

划和经验丰富的外科医生是确保安全和令人满意的术后疗效的重要因素。

本例患者为中老年男性，无外伤史，影像学检查提示腰椎管狭窄症（L3 ~ L4）及腰3椎滑脱（Ⅰ度），诊断明确，患者经保守治疗后效果差，L3 ~ L4椎管狭窄导致患者行走困难，间歇性跛行，严重影响日常生活，手术指征明确，术前各项检查，无明显手术禁忌证。本次手术目的是解除神经压迫、减轻腰腿痛、早期开始腰椎的功能锻炼，考虑患者年龄较大，经科室讨论后选择全内镜下单侧入路双侧减压融合固定术，手术方案合理。

手术记录：手术采用全麻，接患者入室，取俯卧位，麻醉成功后，常规消毒铺无菌单，C臂机下定位，确定进针路线，取L3棘突右侧正中线旁开1.5 cm进针，插入穿刺针确定L3/L4间隙，切开约1 cm切口，切开皮肤及筋膜，分离肌肉组织于椎板，置入工作套管，连接关节镜光源及射频，射频止血，消融清除术区肌肉组织，显露椎板间隙，找到L3/L4左侧椎板交界处"V"点，镜下刨刀去除部分L3下椎板、L4上椎板、神经根管，环锯继续扩大显露黄韧带，探查可见黄韧带增厚、与硬膜粘连，去除增厚的黄韧带，显露硬膜及L3、L4神经根，见腰神经根受压，张力大，用神经探钩分离，显露突出髓核，予以取出，镜下刮除软骨终板，显露骨性终板，椎间植骨，置入椎间融合器，探查可见神经根无受压，搏动良好，椎板钳潜行切除脊髓背侧黄韧带至对侧，显露观察到脊髓压迫松解及硬膜自主搏动后，以双极射频止血，并适度冲洗。取两侧微创入路于C臂机监视下置入L3～L4双侧共4枚椎弓根螺钉，透视见位置良好，安装连接纵杆，尾帽固定，再次观察术区无活动性出血后，关闭工作通道，放置引流，缝合皮肤，无菌敷贴护皮。手术顺利，麻醉满意，术毕患者安返病房。术后拔管后复查X线显示内固定位置良好，伤口愈合良好，无神经损伤等并发症，术后患者间歇性跛行明显改善。

【病例点评】

老年人腰椎管狭窄症几大典型症状为间歇性跛行、腰背痛、坐骨神经痛、马尾综合征。且常伴小腿、足背出现皮肤麻木、感觉功能减退，下肢肌肉萎缩出现足下垂，行走失稳等。老年人腰椎管狭窄症治疗方案的选择常常处于两难的境地，一方面，老年患者很难耐受大手术（广泛减压、植骨、内固定）；另一方面，老年患者的椎管广泛狭窄（包括中央椎管、侧隐窝及神经根出口），且常常伴有退变性侧凸畸形。这使得很多患者最终放弃手术治疗，而选择忍受疼痛和活动受限。Endo-ULBD术式的开展为这部分老年患者提供了很好的治疗选择。Endo-ULBD即全内镜下单侧入路双侧减压手术，由于Endo-ULBD减压后椎管形态类似大写拉丁字母的"Δ"（Delta，δ），所以称为Delta技术，该术式可以在充分保留腰椎后方稳定结构的前提下，对双侧侧隐窝及中央椎管进行有效的减压，是治疗老年人腰椎管狭窄症最常用且最有效的一种治疗方法。该技术全程在内镜中进行，以水为介质，视野清晰，同时高速磨钻和枪钳使手术更加快捷、安全、高效且降低了手术风险；患者术后第2天即可以下床行走。本例老年患者经内镜下单侧入路双侧神经根椎管减压术治疗效果明显，术后神经症状基本消失。

传统开放性手术减压彻底，患者症状改善满意，但其较大的手术创伤会对肌肉和韧带等组织产生负面影响，尤其对一般情况较差、合并基础疾病多的老年人是一项巨大的挑战。随着脊柱外科微创手术理念的深入，脊柱内镜的出现为腰椎疾病治疗提供了新的技术手段。对于具有双侧症状的腰椎管狭窄症患者，传统内镜下进行的单侧减压手术疗效有限，不能满足患者的需要。Young等于1988年首次提出了针对中央椎管狭窄和双侧神经根管狭窄等病变的单侧入路侧减压融合固定术，在此基础上逐步微创化、内镜化。2002年Khoo等报告了应用显微镜实施ULBD治疗腰椎管狭窄症。Rutten自2005年以来，发表了一系列内镜下ULBD的循证医学文章，并提出Endo-ULBD手术可以完成直视下对侧的侧隐窝和行走根的减压。随着内镜技术的发展，目前已经可以完整复制一台开放融合手术。

84 经皮椎间孔镜下髓核摘除术治疗腰椎间盘突出症1例

【病历摘要】

患者，男性，40岁。腰痛1年伴右下肢麻木10天。

【现病史】患者于1年前无明显诱因出现腰痛，不伴下肢麻木疼痛，活动后加重，休息后缓解。10天前出现腰痛伴右下肢麻木疼痛，给予休息、药物等保守治疗后，症状未见明显缓解，就诊于盂县某医院行腰椎MRI示腰椎间盘突出症，于今日就诊我院。患者为求手术治疗，遂入住我科。患者自起病以来，精神饮食好，大小便正常。

【入院查体】脊柱生理曲度存在，L5～S1棘突压痛阳性，鞍区感觉未见明显异常。右足背内侧、小腿外侧感觉减退，右侧胫前肌肌力4级，右踇背伸肌肌力3级、右踝趾屈肌肌力4级，左下肢肌力感觉未见明显异常。双膝反射可引出，右跟腱反射消失；右直腿抬高试验（+，60°）。双足背动脉搏动可，末梢血运良好。

【入院诊断】腰椎间盘突出症（L5/S1）。

【治疗与转归】入院完善相关检查，在全身麻醉下行经皮椎间孔镜下L5/S1髓核摘除术。术后影像学检查显示突出的椎间盘消失。

术前、术后影像学表现见图4-4-19～图4-4-26。

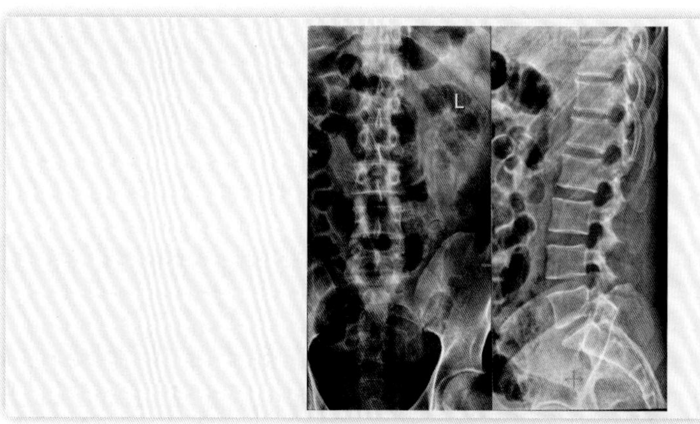

图 4-4-19 术前 X 线片（正侧位）

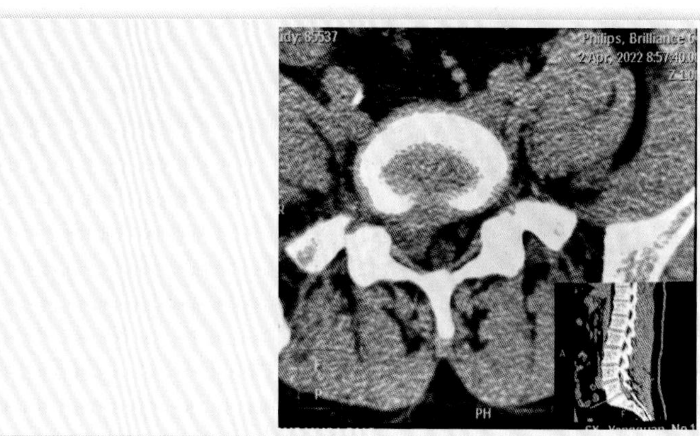

图 4-4-20 术前 CT 片（水平位）示椎管偏右侧巨大椎间盘突出

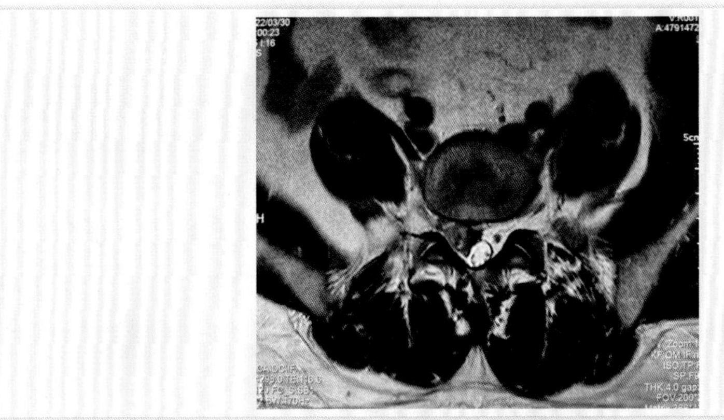

图 4-4-21　术前 MRI 片（水平位）示椎管偏右侧巨大椎间盘突出

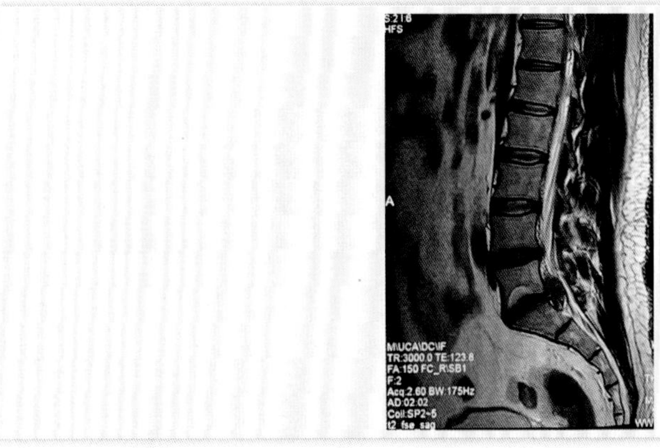

图 4-4-22　术前 MRI 片（矢状位）示椎管内巨大椎间盘突出压迫神经

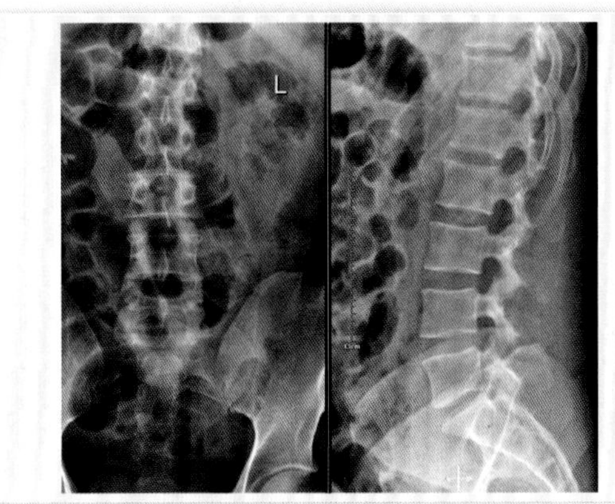

图 4-4-23　术后 X 线片（正侧位）

【病例分析】

腰椎间盘突出症是骨科常见病、多发病，常见表现为反复腰痛、下肢放射性疼痛、下肢麻木、感觉异常、下肢无力，严重者可导致行走困难、大小便失禁等。好发于20岁以上人群，年轻患者常有外伤史，老年患者以退变为主。主要是因为椎间盘的纤维环破裂，髓核组织从破裂之处突出（或脱出）于后方或椎管内，导致相邻脊神经根遭受刺激或压迫引起的一系列临床症状。目前脊柱内镜手术已成为治疗腰椎间盘突出症的主要术式，无论是侧路还是后路内镜

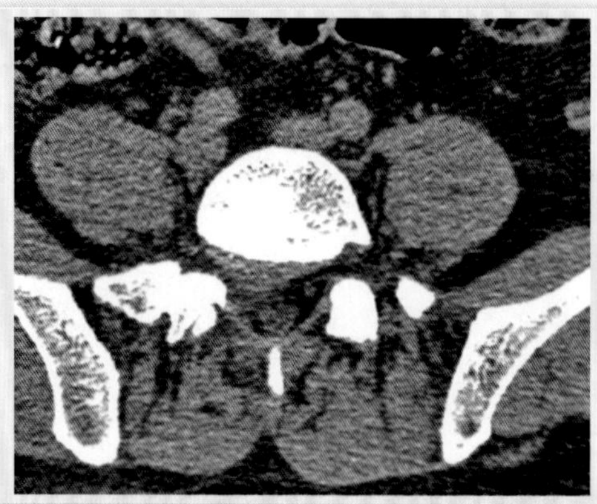

图 4-4-24　术后 CT 片（水平位）示椎管内巨大椎间盘突出消失

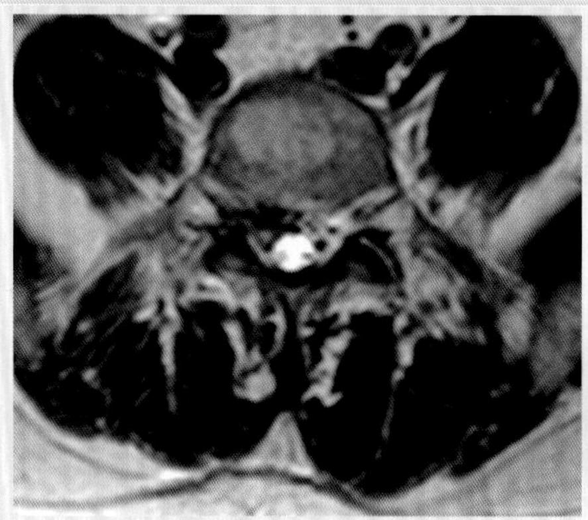

图 4-4-25　术后 MRI 片（水平位）示椎管内巨大椎间盘突出消失

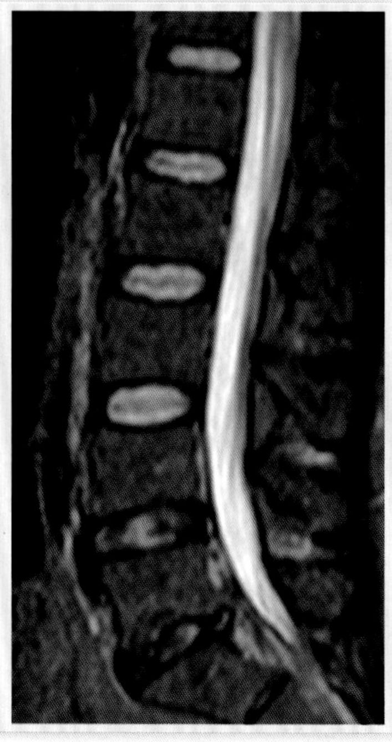

图 4-4-26　术后 MRI 片（矢状位）示椎管内硬膜囊复膨良好

手术，均具有创伤轻微、出血少、手术时间短、疗效确切等优点。本例患者采用后路椎间孔镜技术，C臂机定位穿刺点后，术中取旁开正中线10 cm进针，插入穿刺针确定L5、S1椎间盘位置，引入导丝到达预定位置。切开约1 cm大小切口，分别置入绿、黄、红导杆、套管，置入工作套管并用C臂机确定位置。连接椎间孔镜光源和成像系统，用不同髓核钳取出变性的髓核组织，给予摘除，观察到神经根自主搏动后，以双极射频止血，并适度冲洗。观察术区无活动性出血后，放置引流管，关闭工作通道，缝合皮肤。术中应用保温手术台床垫，可有效预防术中低体温。术后采用多模式镇痛，促进患者快速康复。术后患者下肢痛明显减轻，VAS评分仅为1分，术后第2天即可下床活动，微创手术效果显著。

【病例点评】

椎间盘突出症的主要有保守治疗和手术治疗。保守治疗主要为纠正不良姿势、卧床休息、药物治疗、运动疗法、硬膜外阻滞、腰椎牵引、手法治疗、热敷、针灸、按摩、中药等治疗；手术治疗主要为微创手术、开放手术、腰椎融合手术及腰椎人工椎间盘置换手术，每一种手术方案都有它的适应证和禁忌证。本例所采用的后路椎间孔镜下椎间盘摘除术便是微创手术中一种。

1991年，Kambin报道了经后外侧关节镜下腰椎间盘切除术。1997年，美籍华人AT Yeung设计的集成多通道的广角视野脊柱内镜系获得美国FDA批准，标志着脊柱内镜技术进入新的时代。2002年，Hoogland采用逐级钻孔器来完成关节突成形，使术者能直接通过扩大的椎间孔来取出突出的椎间盘组织，并减压侧隐窝，这一技术明显简化了这一手术的难度。时至今日，经皮内镜下腰椎间盘切除术已经发展得十分成熟，有希望成为治疗腰椎间盘突出症的金标准术式。我国脊柱内镜技术取得了丰硕的成果，提出了很多实用的技术（靶点技术、LESS技术、简式技术、BEIS技术、ULESS技术、UBE技术、ULBD技术）。椎间孔镜下手术较传统手术的优势：①安全性好，局麻下完成手术，不会有全麻等麻醉风险；②手术出血少，仅为5～10 mL；③创伤小，不破坏椎旁肌、韧带，不影响脊柱稳定；④手术时间短，大部分在两小时内完成手术；⑤手术切口小，手术切口长约1.5 cm；⑥术后康复快，手术效果好、恢复快、术后患者很快可以下地活动；⑦住院时间短，一般5～7天，费用相对较少；⑧复发率低，因创伤小，术后粘连少，患者腰背痛症状少。

85 单侧双通道内镜下腰椎间融合术治疗腰椎失稳症1例

【病历摘要】

患者，女性，55岁。腰部疼痛不适1年，加重1周。

【现病史】患者于1年前劳累后出现右侧腰背部疼痛伴左下肢麻木，休息后好转，活动后加重，曾行按摩治疗后症状可减轻，1年来症状间断出现，经常性腰扭伤发作，常有腰“卡住”的感觉，于弯腰或行走后腰痛加重，近1周来，症状严重，疼痛剧烈，弯腰后站立时感腰僵腰痛，不能立刻站直。

【入院查体】站姿尚正常，脊柱侧凸向左，右侧L3、L4水平压痛（+），叩痛（+），脊柱前屈后伸可引出疼痛，双侧直腿抬高试验、股神经牵拉试验、巴宾斯基征均为（-），双侧跟腱反射、膝腱反射可引出，双下肢肌力基本正常。腰痛VAS评分为8分。

【影像学检查】X线片可见腰椎多节段骨质增生，L3、L4间隙退变明显，椎间隙狭窄>10%。

【入院诊断】L3～L4节段不稳；腰椎管狭窄。

【治疗与转归】手术采用单侧双通道脊柱内镜下腰椎管减压、椎间融合、椎弓根钉内固定术。

手术记录：患者全身麻醉生效后，取俯卧位卧于体位垫上，并调节手术床，使腰椎间隙张开。确定手术切口部位，在C臂机透视下定位L3、L4间隙体表投影线，找到L3和L4椎弓根体表投影，作好标记。术区常规消毒铺无菌巾，在L3/L4棘突左侧3、4椎弓根投影部位各切开约1.5cm的皮肤切口，逐级置入扩张套管后，扩张深筋膜，安放工作通道，然后常规连接关节镜系统，镜下用90°射频清理关节突关节、黄韧带及椎板表面软组织，射频消融止血，镜下用骨刀、椎板咬骨钳去除部分L3左侧下关节突、L4左侧上关节突、部分L3椎板下缘及部分L4左侧上缘。去除左侧大部黄韧带，暴露出硬膜囊及相应L4行走根，见L3/L4水平椎间盘向左后方轻度突出，以神经拉钩推开硬膜囊及神经根并妥善保护，行髓核摘除及纤维环成形，髓核钳、刮匙、铰刀等交替使用去除L3/L4椎间盘并刮除上下软骨终板，冲洗后打入合适大小的自体碎骨块，然后置入合适大小的已填充碎骨块的椎间融合器1枚，镜下射频仔细止血，最后拔出镜头，退出工作套管。然后分别于L3、L4两侧椎弓根内置入定位针，X线透视见定位位置良好，分别于L3、L4双侧椎弓根体表投影处切开皮肤约2 cm，直至深筋膜（左侧利用原切口），分别于L3、L4两侧椎弓根内拧入6.5 cm×0.5 cm的空心椎弓根螺钉，X线透视见位置良好，并于两侧经皮肤安放预弯好的钛棒，撑开，拧紧顶丝固定两侧钛棒，X线透视见螺钉及钛棒位置良好。清点敷料及器械无误后，用2-0可吸收线及丝线逐层关闭刀口，手术顺利，未输血。患者麻醉苏醒后状况良好，平车推回病房，并将术中情况告知患者及家属，患者及家属表示满意。

术后管理及康复训练：术后密切观察患者头部活动、双下肢感觉运动情况，二便及伤口引流情况，尤其是踝、足踇指背伸肌肌力情况，术后48小时内拔除引流管；24小时内需卧床休息，指导患者进行双下肢静力锻炼，第2天开始在床上进行直腿抬高训练，术后3天指导患者进行腰背肌功能锻炼，每次3个，每天3次，以及双下肢踢腿锻炼，每条腿每次20个，每天3次，此时可复查术后X线片，然后在腰围保护下下地活动。应用脱水药物3天来减轻神经根水肿，应用神经营养药物结合理疗等进行对症处理。术后10～14天拆线，下地行走活动腰围保护6～8周。术后1个月恢复轻体力活动，嘱患者3个月内避免负重劳动。该患者术后下地未再出现明显腰痛，双下肢活动有力，术后半个月行走如常，术后1个月复查X片示内固定位置正常，双侧直腿抬高试验阴性，双下肢感觉运动正常，已进行轻体力活动，腰痛无复发。

疗效判定：根据中华医学会骨科学分会腰背痛手术评定标准进行疗效评定。①优：术前症状缓解，腰椎活动度、直腿抬高试验、神经功能均恢复，并能恢复原来的工作和生活。②良：术前症状部分缓解，腰椎活动度、直腿抬高试验、神经功能部分恢复，不能恢复原来的工作和生活。③差：治疗无效或症状加重，有关体征无改善。按照该标准，本病例的疗效评价为优。

术前、术后影像学表现见图4-4-27～图4-4-32。

【病例分析】

本病例结合患者症状、临床检查体征及影像学结果符合腰椎失稳症（L3/L4）、腰椎滑脱（L3/L4）、腰椎管狭窄（L3/L4），患者腰痛较剧烈，明显影响生活起居，保守治疗 3 个月无

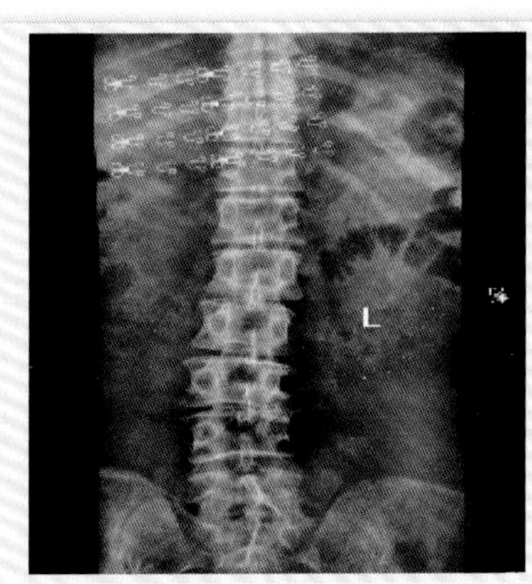

图 4-4-27　术前 X 线片可见腰椎多节段骨质增生，L3、L4 间隙退变明显

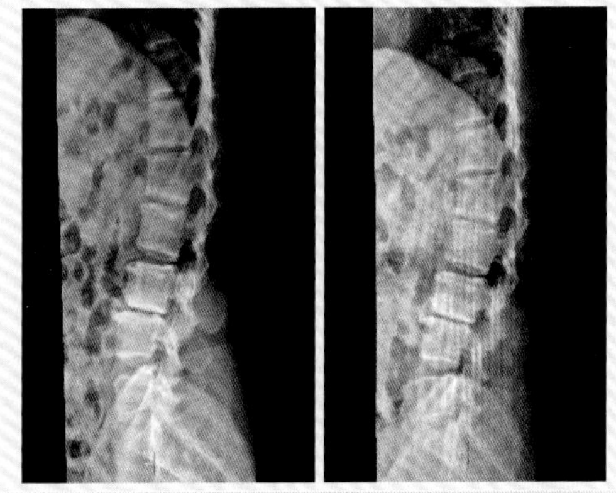

图 4-4-28　术前腰椎前屈后伸位可见 L3、L4 椎体之间明显滑移，相对水平位移＞ 3 mm，椎间隙角度变化＞ 10°

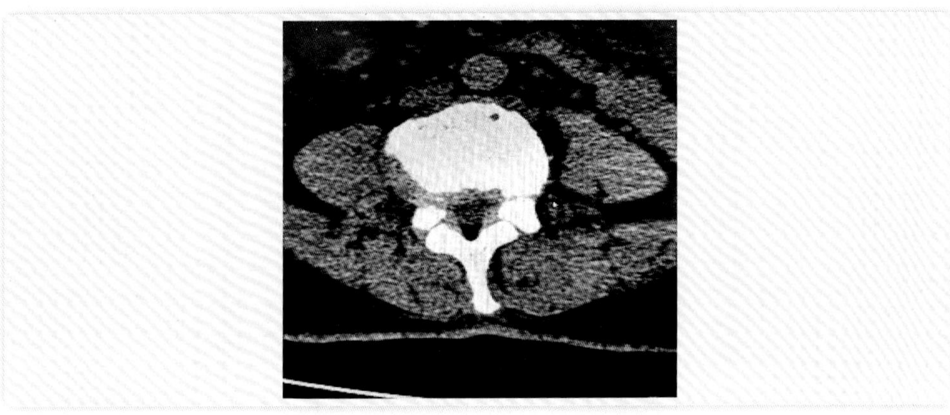

图 4-4-29　术前 CT 示 L3 ~ L4 水平腰椎管狭窄

效，可采用传统经椎间孔椎体间融合术或颈后路椎体间融合术，但手术创伤较大，增加了对脊柱稳定性的破坏，也增加了患者的痛苦和经济负担；考虑到患者年龄相对较小，对劳动能力的要求较高，而且不是多节段椎管狭窄、高度的腰椎滑脱，故选择了单侧双通道内镜下经椎间孔腰椎间融合术（unilateral biportal endoscopic transforaminal lumbar interbody fusion，UBE-TLIF），既恢复了L3/L4的稳定性，又矫正了滑脱和一定程度的侧弯。

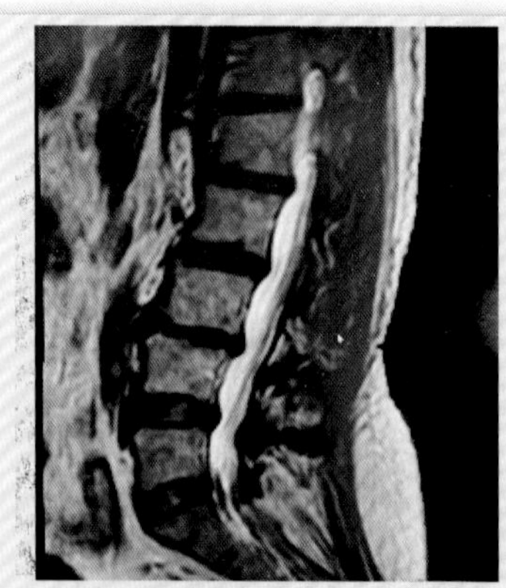

图 4-4-30 术前 MRI 示腰椎多个节段椎间盘突出，L3 ~ L4 间隙变窄

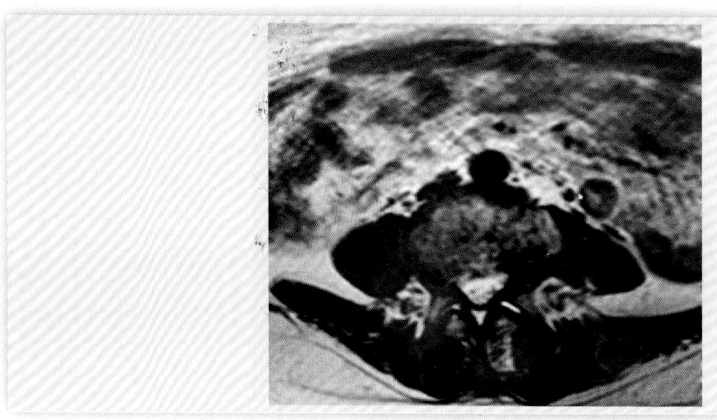

图 4-4-31 术前 MRI 示 L3 ~ L4 水平腰椎管狭窄

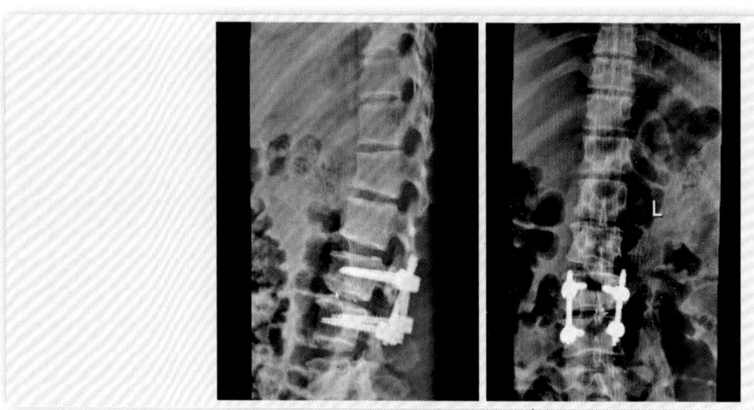

图 4-4-32 术后 X 片示腰椎内固定术后内固定物位置良好，L3 ~ L4 间隙融合

【病例点评】

UBE-TLIF是目前新兴的腰椎微创手术，它结合了内镜手术和传统开放手术的优点，将观察通道和操作通道分开，既是内镜监视下手术，又可以应用传统手术工具，处理腰椎管狭窄时较普通内镜更高效、安全，可以减压更充分，全程可视，是腰椎融合术的微创新选择。UBE-TLIF的优势：①应用广泛，适用于各脊柱节段的椎管减压术、椎体间融合术。②术野清晰，器械操作灵活、操作角度大。③定位简单，后入路方式穿过解剖结构较少，无须反复透视

定位，降低辐射量。④椎管减压彻底，椎间隙处理可视。⑤术中出血少，背部肌群损伤小。⑥UBE采用后入路方式，与传统开放手术和显微内镜手术所经过的解剖结构及手术视野相似，学习曲线相对较短。

由于本手术方法系小切口操作，结合腰椎解剖特点，在操作中应注意以下几点：①术前常规定位，避免节段性错误。对于经验较少者，提倡双次定位，放置好关节镜和通道后应再次定位。②因为和单通道不同，双通道镜子和器械易于发生移位导致节段移位、甚至错误。清理出目标椎间隙后，调整好镜下视野的实际解剖方位（特别是镜头为30°关节镜的情况），通常是脊柱中线的图像位于12点的位置，也可根据个人习惯而定。并探查椎板、关节突、黄韧带等解剖结构，以进一步证实方位正确。③由于椎管中央容积最大，一般在咬除椎板骨质时，术中应先尽量靠近棘突根部进入椎管，再咬除椎板外侧骨质，去除适当的黄韧带开窗后首先寻找硬脊膜，再沿硬脊膜分离找到神经根。④对于脊柱退变严重、关节突增生内聚、黄韧带肥厚者，术者应操作慎重，动作轻柔，以免刺激或损伤脊髓神经。⑤咬除椎板间黄韧带时，应先用“L”型剥离探子探查或剥离硬膜囊与黄韧带的粘连，对于病史较长，椎管内粘连、突出髓核钙化、解剖不清者，咬除黄韧带时，术者操作必须谨慎，勿暴力，否则易造成硬膜囊撕裂而引起脑脊液外漏。

本手术方法治疗可能出现神经根及硬膜囊损伤的不良现象。对于神经根及硬膜囊损伤的预防及处理：①术中出血导致镜下视野模糊。限于视野及镜下的放大效应，少量出血即可影响整个镜下视野，此时如果盲目操作，极易损伤神经根及硬膜囊，所以好的止血操作习惯，比如对血管丰富部位的预止血尤为重要。②分离或牵拉神经不当。在手术操作中，尤其在做椎间处理及放置融合器的过程中，必须在保护好硬膜囊及神经根后，再进行操作。③技术原因。与术者操作不熟练有关。术者必须具备脊柱外科手术基础，并进行过专门的关节镜下技术训练，在镜下熟悉解剖结构和操作技巧后，先选择病情相对简单的病例进行手术，积累经验后再逐步扩大手术适应证范围。